Eva Schmid-Gloor, Bérengère de Senarclens

Psychoanalyse zwischen Archäologie und Architektur

Das Anliegen der Buchreihe BIBLIOTHEK DER PSYCHOANALYSE besteht darin, ein Forum der Auseinandersetzung zu schaffen, das der Psychoanalyse als Grundlagenwissenschaft, als Human- und Kulturwissenschaft sowie als klinische Theorie und Praxis neue Impulse verleiht. Die verschiedenen Strömungen innerhalb der Psychoanalyse sollen zu Wort kommen, und der kritische Dialog mit den Nachbarwissenschaften soll intensiviert werden. Bislang haben sich folgende Themenschwerpunkte herauskristallisiert:

Die Wiederentdeckung lange vergriffener Klassiker der Psychoanalyse – beispielsweise der Werke von Otto Fenichel, Karl Abraham, Siegfried Bernfeld, W. R. D. Fairbairn, Sándor Ferenczi und Otto Rank – soll die gemeinsamen Wurzeln der von Zersplitterung bedrohten psychoanalytischen Bewegung stärken. Einen weiteren Baustein psychoanalytischer Identität bildet die Beschäftigung mit dem Werk und der Person Sigmund Freuds und den Diskussionen und Konflikten in der Frühgeschichte der psychoanalytischen Bewegung.

Im Zuge ihrer Etablierung als medizinisch-psychologisches Heilverfahren hat die Psychoanalyse ihre geisteswissenschaftlichen, kulturanalytischen und politischen Bezüge vernachlässigt. Indem der Dialog mit den Nachbarwissenschaften wieder aufgenommen wird, soll das kultur- und gesellschaftskritische Erbe der Psychoanalyse wiederbelebt und weiterentwickelt werden.

Die Psychoanalyse steht in Konkurrenz zu benachbarten Psychotherapieverfahren und der biologisch-naturwissenschaftlichen Psychiatrie. Als das ambitionierteste unter den psychotherapeutischen Verfahren sollte sich die Psychoanalyse der Überprüfung ihrer Verfahrensweisen und ihrer Therapieerfolge durch die empirischen Wissenschaften stellen, aber auch eigene Kriterien und Verfahren zur Erfolgskontrolle entwickeln. In diesen Zusammenhang gehört auch die Wiederaufnahme der Diskussion über den besonderen wissenschaftstheoretischen Status der Psychoanalyse.

Hundert Jahre nach ihrer Schöpfung durch Sigmund Freud sieht sich die Psychoanalyse vor neue Herausforderungen gestellt, die sie nur bewältigen kann, wenn sie sich auf ihr kritisches Potenzial besinnt.

BIBLIOTHEK DER PSYCHOANALYSE
HERAUSGEGEBEN VON HANS-JÜRGEN WIRTH

Eva Schmid-Gloor, Bérengère de Senarclens

# Psychoanalyse zwischen Archäologie und Architektur

## Aktuelle Überlegungen zur klinischen Arbeit mit Grenzfällen

Psychosozial-Verlag

Bibliografische Information der Deutschen Nationalbibliothek
Die Deutsche Nationalbibliothek verzeichnet diese Publikation
in der Deutschen Nationalbibliografie; detaillierte bibliografische Daten
sind im Internet über http://dnb.d-nb.de abrufbar.

Originalausgabe

E-Mail: info@psychosozial-verlag.de
www.psychosozial-verlag.de

Umschlagabbildung: Gradiva-Reliefteile auf einer von Emanuel Löwy
an Sigmund Freud geschriebenen Ansichtskarte
Umschlaggestaltung & Innenlayout nach Entwürfen von Hanspeter Ludwig, Wetzlar
Satz: metiTec-Software, me-ti GmbH, Berlin
www.me-ti.de
ISBN 978-3-8379-2721-4 (Print)
ISBN 978-3-8379-7335-8 (E-Book-PDF)

# Inhalt

# Einführung

Freud vergleicht die Arbeit des Analytikers mit derjenigen des Archäologen (Freud, 1907a, S. 65, 77f., 112; 1937d, S. 46), der zerstörte und verschüttete Wohnstätten oder Bauwerke der Vergangenheit ausgräbt. Ganz ähnlich könne man die Tätigkeit des Analytikers sehen, wenn dieser seinen Patienten dazu bringe, Erlebtes und Verdrängtes zu erinnern, und daraus seine Schlüsse ziehe, die er diesem dann als Interpretationen oder Konstruktionen vorlege.

Heute ist unsere Auffassung der psychoanalytischen Konstruktionsarbeit durch die erweiterte Auffassung der Gegenübertragung differenzierter und die Aufgabe des Analytikers komplexer geworden. Wir sprechen zum Beispiel von einer »Übersetzungs- oder Entgiftungsarbeit« (so etwa W. R. Bion), die wir in der Bearbeitung unserer Gegenübertragung zu leisten haben. Manchmal bauen wir auch Neues – dann, wenn im Zusammenhang mit traumatischem Erleben eine primäre Erfahrung nicht stattgefunden hat und erst innerhalb der psychoanalytischen Beziehung Form annehmen kann; dann, wenn es um nicht psychisierte Bereiche geht, um Ausgelassenes und nicht Erlebtes. Wäre es deshalb nicht sinnvoll, die Arbeit des Analytikers heute nicht nur mit derjenigen des Archäologen zu vergleichen, sondern auch mit derjenigen des Architekten? Der Archäologe findet wieder, was verloren und verschüttet war, und der Architekt baut Neues oder renoviert. Die Frage, ob etwas verdrängt, verloren wurde und wiedergefunden werden kann, oder ob es gar nicht stattgefunden hat und deshalb mittels Konstruktionsarbeit neu gebildet werden muss, ist für eine aktuelle psychoanalytische Technik von zentraler Bedeutung und führt zu diversen Fragen, denen wir in den Kapiteln dieses Buches nachgehen.

Freud spricht gegen Ende seiner Arbeit »Konstruktionen in der Analyse« (Freud, 1937d) davon, dass der Weg, der von der Konstruktion des Analytikers ausgeht, in der Erinnerung des Analysierten enden sollte. Nicht in jedem Fall führe er jedoch so weit. Oft gelinge es nicht, den Patienten zur Erinnerung zu bringen. Stattdessen erreiche man bei ihm jedoch durch korrekte Ausführung der Analyse eine sichere Überzeugung von der Wahrheit der Konstruktion, die therapeutisch dasselbe leiste wie eine wiedergefundene Erinnerung. Warum das so sei, erscheint ihm noch völlig unklar: »Unter welchen Umständen dies geschieht und wie es möglich wird, dass ein scheinbar unvollkommener Ersatz doch die volle Wirkung tut, das bleibt ein Stoff für spätere Forschung« (Freud, 1937d, S. 53). Wir können heute zurückblickend feststellen, dass die Weiterentwicklung der psychoanalytischen Theorie in dieser Richtung Wesentliches geleistet hat.

Wir möchten den Leser[1] in diesem Buch am klinisch-theoretischen Weg teilhaben lassen, den wir, Bérengère de Senarclens (Genf) und Eva Schmid-Gloor (Zürich) – beide Ausbildungsanalytikerinnen der Schweizerischen Gesellschaft für Psychoanalyse (SGPsa) – im Verlauf unserer mehr als 30 Jahren dauernden Aus- und Weiterbildung gegangen sind. Wir gehen davon aus, dass unsere deutschen Leser an unserer klinisch-theoretischen Reise der letzten Jahre interessiert sein könnten, da wir uns innerhalb der SGPsa in einem besonderen Spannungsfeld zwischen der französischen, der britischen und der deutschen Psychoanalyse bewegen. Die SGPsa besteht heutzutage zu zwei Dritteln aus französischsprachigen KollegInnen und zu einem Drittel aus deutschsprachigen. Dabei die Balance zu halten stellt für uns alle eine besondere Herausforderung dar. Im Austausch mit deutschen und britischen KollegInnen haben wir immer wieder erfahren, dass wir – durch die Zusammensetzung unserer Gesellschaft angebunden an die französische Psychoanalyse – der Triebtheorie in stärkerem Ausmaß verbunden geblieben sind als sie. Unser Weg mit der Triebtheorie hat jedoch im Verlauf der Jahre Sprünge und Einschnitte erfahren, die uns rückblickend besonders interessant erscheinen.

Bereits als Kandidatinnen unserer Gesellschaft begannen wir (Bérengère de Senarclens dem französischsprachigen Teil der SGPsa zugehörend und Eva Schmid-Gloor dem deutschsprachigen) unseren Dialog miteinander und haben ihn über all die Jahrzehnte bis zur Entstehung dieses Buches fortgesetzt. In den ersten Jahren standen wir – sei es vonseiten unserer AusbildungsanalytikerInnen, SupervisorInnen oder SeminarleiterInnen – vorwiegend unter dem Einfluss der klassischen Freud'schen Triebtheorie, so wie sie in unserer Gesellschaft mehrheitlich vertreten wurde. Selbstverständlich gab es auch einige Vertreter der

1 Wenn im Folgenden der Einfachheit halber die männliche Form verwendet wird, ist die weibliche Form mitgemeint.

Objektbeziehungstheorie unter den Ausbildnern in der SGPsa. Uns beschäftigte damals, dass die Triebtheorie in der Objektbeziehungstheorie weitgehend auf der Strecke geblieben war und andererseits in der klassichen Triebtheorie dem Objekt und damit oft auch der Gegenübertragung nur ein eingeschränkter Platz zugewiesen wurde.

Wir fühlten uns dem archaischen Anspruch und Erbe der ursprünglichen Triebtheorie immer nahe. Die damit verbundene sogenannt »klassische Technik« erweckte in uns mit fortschreitender klinischer und technischer Erfahrung jedoch ein gewisses Malaise: Wir erlebten eine Kluft zwischen der Technik, die wir im Zusammenhang mit der klassischen Triebtheorie aufgebaut hatten, und vielen Erkenntnissen, die uns die Objektbeziehungstheorie lieferte. Der triebtheoretische Blickwinkel erschien uns im Verlauf der Jahre limitiert und oft wenig hilfreich, vor allem in der Behandlung mit nicht-neurotisch strukturierten Grenzfall-Patienten. Mit »Grenzfall-Patienten« beziehen wir uns auf die Definition von Vincent Estellon (2010, S. 3f.), der diese Pathologien – den Borderline-Patienten verwandt – im Bereich zwischen Neurose und Psychose ansiedelt. Wir gehen mit Estellon einig, der sich mit dem Syndrom »Grenzfälle« von der Borderline-Diagnose abgrenzt, die er als zu vage kritisiert. Die Diagnose »Borderline-Störung« wurde im Verlauf der letzten fünfzig Jahre im Zusammenhang mit diversen Arten von Persönlichkeitsstörungen, bipolaren Erkrankungen, schweren narzisstischen Störungen wie auch psychopathischen Persönlichkeiten angewendet. Dabei wurde sie mehr und mehr zu einem diffusen Sammeltopf von diversen Symptomen und Pathologien. »Borderline« bezieht sich auf die Grenzen zwischen Neurose und Psychose und bestimmt daher als Diagnose ein Weder-Noch in einem Zwischenbereich: weder Neurose noch Psychose. Estellon grenzt sich von dieser »Nicht-nicht-Diagnose« ab und schafft eine neue Kategorie, indem er sich mit seinem Ausdruck »Grenzfall« auf die Grenze als Einschränkung des Ichs bezieht. Bei Grenzfällen steht ein gescheiterter Subjektivierungsprozess im Zentrum, die Konstruktion des Ichs bleibt brüchig und unstabil. Die Betroffenen leiden identitär wie auch in ihren Objektbeziehungen und neigen zu gefährlichem Agieren. Innere Unsicherheit, narzisstische Fragilität und ein Mangel an Selbstgefühl lassen sie in Beziehungen schnell in Abhängigkeit geraten, die sie existentiell fürchten. Sie werden von Ängsten vor Intrusion und Verlassenwerden gequält. Um sich in ihrer Verletzbarkeit zu schützen, errichten sie defensive Mauern. Oft sozial gut angepasst können sie relativ stabil in der Realität verankert sein. Trotzdem sind sie schnell von Erregung überflutet, erleben Zusammenbrüche oder Panikzustände und Verzweiflung. Ihr Denken kreist um Norm und Verrücktheit, Wahrheit und Lüge, Liebe und Hass, Leben und Tod.

Wir gewannen mehr und mehr den Eindruck, dass es in der Arbeit mit diesen PatientInnen von fundamentaler Bedeutung war, sich mit der Rolle des Objektes zu befassen, spezifisch mit seiner Antwort auf die Triebimpulse des Subjektes. Wir beschäftigten uns mit den Fragen, ob – und wenn ja, wie – das phantasmatische, in der Nachträglichkeit konstruierte/rekonstruierte Objekt vom realen Objekt zu unterscheiden ist – und welche Bedeutung diese Unterscheidung für unsere klinische Arbeit hat. Technisch konzentrierten wir uns vermehrt darauf, das Echo dieses Objektes, seiner Antwort oder Nicht-Antwort auf das Subjekt innerhalb von Übertragung und Gegenübertragung aufzunehmen. Mit unseren Grenzfall-PatienteInnen arbeiteten wir mehr mit Konstruktionen als mit Interpretationen, suchten Worte für Affekte, Emotionen oder körperliche Phänomene und Zustände, die erst innerhalb der analytischen Beziehung Form annehmen konnten, weil sie zuvor – ohne die Begleitung eines containenden Gegenübers – gar nie fassbar geworden waren.

Wir befassten uns mehr und mehr mit all dem, was die Kapazitäten des Ichs des Kindes in seiner frühesten Lebenszeit überflutet hatte, mit allem was – seiner eigenen Triebhaftigkeit entstammend und/oder aus der äußeren Realität einbrechend, seine Strukturen überfordernd – nicht hatte contained und elaboriert werden können und deshalb ohne jeglichen Sinngehalt traumatisch auf die Ich-Struktur einwirkte. Wir erforschten, wie unsere PatientInnen mit diesen aufgrund ihrer Ich-Schwäche nicht-integrierbaren Anteilen umgingen, wobei sich unser Interesse mehr und mehr speziell auf die präverbale Lebenszeit zentrierte, vor der Entstehung von Sprache und Worten. Es ging uns darum, für entsprechende Zustände Worte zu finden, um einen Prozess in Gang zu setzen, der seinerseits Abfuhrmöglichkeit für Triebenergie zur Verfügung stellt. Wir arbeiteten mit unseren PatientInnen an deren Triebintegration, was zugleich einer Trennungsbewegung vom Objekt entspricht, einer Trennungsbewegung vom Nicht-Ich, mit dem ihr Ich zunächst noch untrennbar verbunden und verschränkt war.

Im Laufe der Zeit realisierten wir, wie wichtig es für uns geworden war, uns selbst innerhalb von Übertragung und Gegenübertragung zum Spiegel des nachträglich in der Analyse sich formenden Erlebens unserer PatientInnen zu machen und zugleich auf das Echo der Antwort oder Nicht-Antwort des Objektes zu lauschen – dies bis zu dem Punkt, an dem sich die PatientInnen selbst erkennen in den verschiedensten, oft widersprüchlichen und paradoxen Aspekten ihres psychischen inneren Erlebens wie auch in der Erfahrung der äußeren Realität. Mehr und mehr erschien es uns absurd, dass die Rolle des realen Objektes in der klassischen Triebtheorie für so lange Zeit nicht beachtet worden war.

Wir ließen uns vor allem von Denkern wie André Green, René Roussillon und anderen vorwiegend französischen Autoren beeinflussen, die alle ihrerseits reiche Anleihen bei englischen Autoren wie Winnicott und Bion gemacht hatten und deren Denken mit der Triebtheorie verbanden. Zudem nahmen wir mit den Jahren immer entschiedener Distanz von jeglicher Art dogmatischer Positionen, wie sie in unserem beruflichen Feld auch heute noch anzutreffen sind, und lernten vor allem in unserer täglichen Arbeit von unseren PatientInnen.

Wir konzentrierten uns auf die letzten wegweisenden behandlungstechnischen Schriften Freuds, darunter wie bereits erwähnt »Konstruktionen in der Analyse« (Freud, 1937d), welche wir als wahre Fundgrube und Basis für interessante und ergiebige aktuelle technische Diskussionen erachten.

Eine gelungene Konstruktion kommt in der Arbeit mit Grenzfällen wohl vor allem unter Einbezug unserer Bearbeitung der Gegenübertragung zustande, welche zusammenführt, was durch Spaltungen zerstückelt als Körperempfindungen, Actings oder rohe Affekte im Material auftaucht. Dabei geht es darum, bisher nicht repräsentierte Spuren, die in frühester Zeit entleert und als Übererregung abgeführt worden waren, neu aufzunehmen, zu hören und dabei sinnvolle Verbindungen herzustellen, die deren psychische Integration ermöglichen und unterstützen.

Die Arbeit des Archäologen scheint uns heutzutage für die klassisch deutende analytische Interpretation zutreffend, während für die von Patient und Analytiker gemeinsam kreierte Konstruktion zur Arbeit des Architekten passt. Oszillieren wir in unserer Arbeit mit Grenzfall-PatientInnen nicht permanent zwischen diesen beiden Positionen?

In den letzten Jahren haben wir uns auch besonders eingehend mit Theorien der psychoanalytischen Psychosomatik befasst und interessierten uns dabei klinisch-theoretisch vor allem für Zusammenhänge zwischen der Pathologie von Grenzfall-Patienten und psychosomatischen Patienten. Dabei beschäftigten uns Fragen wie: Was führt beim einen Patienten zu einer bedrohlichen körperlichen Erkrankung und beim anderen zu massivem Agieren?

In unseren Arbeiten möchten wir mit dem Leser Reflexionen in Bezug auf die Technik mit Grenzfällen teilen. Wir möchten zeigen, wie sehr diese Art Patienten manchmal in einer Art »Überlebensmodus« und nicht wirklich »auf vollen Touren« leben, so sehr sind sie oft gefangen von übernommenen Schuldgefühlen oder so sehr verbarrikadieren sie sich hinter invalidisierenden, manchmal gar fetischisierenden Schutzmechanismen.

Das vorliegende Buch besteht aus einer über die Jahre entstandenen Sammlung von Arbeiten, die wir teilweise in diversen Fachzeitschriften (*Zeitschrift für psychoanalytische Theorie und Praxis*, *Revue française de Psychanalyse*, *Bulletin der Europäischen Psychoanalytischen Föderation* u. a.) veröffentlicht haben, sowie aus teilweise bisher unveröffentlichten Vorträgen.[2] Alle Texte wurden für diesen Band leicht redigiert; ursprünglich auf Französisch verfasste Texte wurden ins Deutsche übertragen. Die einzelnen Kapitel sind chronologisch angeordnet und erlauben dem Leser, die Entwicklung und Veränderung der Technik der beiden Autorinnen nachzuverfolgen. So erscheint als erstes Kapitel eine Arbeit von Eva Schmid-Gloor (» ›Die Schöne und das Biest‹ vor der Urszene«) mit einer Falldarstellung, in der eine eher klassisch geprägte Technik sichtbar wird, welche sich im nachfolgenden Kapitel (»Entliehene Schuld und falsches Über-Ich«) verändert. In beiden Kapiteln erscheint dieselbe Patientin, jedoch in unterschiedlichen, mehrere Jahre auseinanderliegenden Phasen ihrer langen Analyse. Der theoretische Blickwinkel ändert sich dabei hin zu einer stärkeren Gewichtung der Rolle des Objektes. Nachfolgend erscheint der Aufsatz »Zur Aktualität der Analität bei Grenzfällen« von Bérengère de Senarclens, der – wie »Entliehene Schuld und falsches Über-Ich« von Eva Schmid-Gloor – ein Stück eigene theoretische Konzeptualisierung enthält; beides waren Arbeiten, die wir innerhalb der Schweizerischen Gesellschaft vorlegten, um Ausbildungsanalytkerinnen zu werden. Danach folgen zwei Texte, die wir anlässlich eines Panels am Kongress der Europäischen Psychoanalytischen Föderation 2007 in Barcelona vorgestellt haben: »Patienten in Überlebensökonomie« (Bérengère de Senarclens) und »Angst vor der Erinnerung – vom Agieren und Wiederholen zum Symbolisieren« (Eva Schmid-Gloor). Aus gemeinsamen Diskussionen und Reflexionen über spezielle Schwierigkeiten mit bestimmten Grenzfall-Patienten entstanden die beiden Arbeiten über Fetisch-Fantasien »Eine Fantasie mit Fetisch-Funktion« (Bérengère de Senarclens) und »Die Fantasie des Kerkers und der Kerker der Fantasie« (Eva Schmid-Gloor). Die weiteren Kapitel bestehen aus Arbeiten, die Eva Schmid-Gloor im Verlauf der letzten Jahre in der *Zeitschrift für psychoanalytische Theorie und Technik* und Bérengère de Senarclens in der *Revue française de Psychanalyse* publiziert haben. Das letzte Kapitel – »Unterschiedliche Ausbildungsmodelle – unterschiedlicher Einfluss auf die Lehranalyse?« – ist ein Vortrag, den Eva Schmid-Gloor anlässlich des Forum on Education der Europäischen Psychoanalytischen Föderation, dem jährlichen Meeting europäischer Lehranalytiker, im Jahr 2012 in Wien gehalten hat. Dieser Text befasst sich mit der Transmission der Psychoanalyse innerhalb der beiden in Europa üblichen Ausbildungsmodelle, dem Eitingon-Modell und dem französischen Modell.

---

**2** Die Übersetzung und deutsche Veröffentlichung der Texte geschieht mit freundlicher Genehmigung der entsprechenden Verlage.

## Literatur

Estellon, V. (2010). *Les états limites.* Paris: PUF.
Freud, S. (1907a, 1906). *Der Wahn und die Träume in W. Jensens »Gradiva«. GW VII* (S. 29–122).
Freud, S. (1937d). Konstruktionen in der Analyse. *GW XVI* (S. 41–56).

# »Die Schöne und das Biest« vor der Urszene

## Zur Transformation einer Spracherregung

*Eva Schmid-Gloor*

Der Begriff »Sprachverwirrung« wurde von Sándor Ferenczi erstmals als psychoanalytisches Konzept verwendet (Ferenczi, 1932). Er meinte damit einen Prozess des gestörten Austausches zwischen Kind und Erwachsenem, wenn die erotische Sprache der Zärtlichkeit des Kindes mit der sexuellen Sprache der Leidenschaft des Erwachsenen zusammenprallt. Ferenczi beschreibt, wie das Kind auf einen solchen Übergriff anstatt mit Abwehr oder Zurückweisung mit ängstlicher Identifizierung mit dem Objekt, ja mit dessen Introjektion, reagiert, und wie dieses Geschehen sich in der Folge in einer Ich-Spaltung niederschlägt.

Ich möchte anhand eines Fallbeispieles den Wert illustrieren, den Ferenczis Konzept heute nach wie vor oder vor allem erneut für unsere klinische Arbeit haben kann. Eine meiner Patientinnen hat mir ermöglicht, ein Verständnis der psychischen Spuren zu erarbeiten, die ein solches Geschehen der »Sprachverwirrung« im Ferenczi'schen Sinn in ihr hinterlassen hat.

Ferenczi beschreibt, wie aus einem Verführungsmoment zwischen einem Erwachsenen und einem Kind entsteht, was er Sprachverwirrung nennt: Der Erwachsene verwechselt zärtliche Spielereien des Kindes, die durchaus auch erotische Formen annehmen können, mit den Wünschen einer sexuell reifen Person, verliert in der Folge seine Selbstkontrolle und agiert seine eigenen sexuellen Impulse mit seinem kindlichen Gegenüber aus.

Das Fühlen von Kindern nach einem derartigen Geschehen sei schwer zu erraten. Ferenczi meint, dass ihre unmittelbare Reaktion eine Paralyse durch ungeheure Angst sei: Die überwältigende Kraft und Autorität des Erwachsenen mache sie stumm und beraube sie oft gar der Sinne. Diese Angst zwinge sie, sich dem Willen des Angreifers unterzuordnen, sich mit dem Angreifer zu identifizieren, wobei sie sich selbst vergessen. Er spricht von einer Introjektion des Angreifers, durch die dieser als äußere Realität zu existieren aufhört und nur noch intrapsychisch vorhanden ist. In einer Art traumatischen Trance, in welcher der Übergriff verleugnet wird, gelinge es dem Kind, die frühere Zärtlichkeitssituation aufrechtzuerhalten.

Als bedeutsamste Wandlung, die das Kind nach einem derartigen Erleben präge, nennt Ferenczi die Introjektion des Schuldgefühls des Erwachsenen, die für das Kind ein bisher harmloses Spiel nun als strafwürdige Handlung erscheinen lasse. Das Kind fühle sich nach dem Geschehen konfus, gespalten, schuldlos und schuldig zugleich, mit einem gebrochenen Vertrauen zur Aussage der eigenen Sinne.

Ich werde in meinen nachfolgenden Ausführungen besondere Aufmerksamkeit der Rolle schenken, die ein solches übernommenes Schuldgefühl bei meiner Patientin in seinen Auswirkungen auf ihre Entwicklung innerhalb der ödipalen Konflikte einnahm.

Ferenczi spricht von der Identifizierung mit dem Angreifer und betont dabei die zerstörerische Wirkung der Übernahme von dessen Schuldgefühl, was zu einer eigentlichen Ich-Spaltung in der Psyche des Opfers führe. Es sei an dieser Stelle betont, dass es sich hier um eine andere Identifizierung mit dem Angreifer handelt als die von Anna Freud beschriebene Identifikation mit dem Aggressor. Matthias Hirsch machte 1996 in einer Arbeit mit dem Titel »Zwei Arten der Identifizierung mit dem Angreifer nach Ferenczi und Anna Freud« auf diesen entscheidenden Unterschied aufmerksam. Ferenczis Identifikation mit dem Angreifer meint die Reaktion völlig veängstigter, misshandelter Kinder, die sich vollständig dem Willen des Erwachsenen unterwerfen und sich nur so eine Möglichkeit verschaffen können, zu überleben. Er beschreibt, wie es dem Kind nur dank dieser Identifizierung gelingt, ein ausreichend gutes Bild des misshandelnden Erwachsenen zu bewahren, von dem es abhängt, und wie es ihm dadurch möglich wird, in halluzinatorischer Weise die prätraumatische Situation aufrechtzuerhalten. Ganz im Gegenteil dazu spricht Anna Freud bei der Identifikation mit dem Aggressor von Kindern, die selbst zu Aggressoren werden, um dadurch einer befürchteten Aggression zuvorzukommen. Während es sich bei Anna Freud um mäßige, harmlosere Aggressionen handelt, geht es bei Ferenczi um reale Bedrohung und Gefahr.

Mich interessiert nun im Besonderen die Entstehung des Schuldgefühles im Zusammenhang mit der von Ferenczi beschriebenen Introjektion. Um dieses Moment genauer zu untersuchen, richte ich meine Aufmerksamkeit auf Ferenczis Betonung einer Zweiphasigkeit des Geschehens, die meines Erachtens in der nachfolgenden psychoanalytischen Literatur über Verführung oder Missbrauch nicht gebührend aufgenommen und weiterentwickelt wurde.

Ferenczi spricht nicht nur von dem gewaltsamen, leidenschaftlichen sexuellen

Übergriff des Erwachsenen, sondern auch von einer ebenso leidenschaftlichen darauf folgenden Straftendenz eben dieses Erwachsenen dem unschuldigen, missbrauchten Kind gegenüber. Ferenczi schreibt:

> »Dazu kommt das barsche Benehmen des nun von Gewissenspein noch mehr geplagten und verärgerten erwachsenen Partners, das das Kind noch tiefer schuldbewusst und beschämt macht. Fast immer benimmt sich der Täter, als ob nichts geschehen wäre. Nicht selten wird der Verführer nach solchem Geschehnis übermoralisch oder religiös und trachtet, auch das Seelenheil des Kindes mittels solcher Strenge zu retten« (Ferenczi, 1932, S. 309).

Der Umschwung des Verhaltens im Erwachsenen ist für Ferenczi also ein wesentlicher traumatisierender Faktor.

Meines Erachtens lässt sich das Entstehen des Schuldgefühls im Kind im Zusammenhag mit diesem Moment des Umschwungs mithilfe unseres heutigen Vertändnisses von Spaltung, Verleugnung und projektiver Identifikation sehr viel genauer verstehen. Mittels dieser Konzepte kann der Ursprung des Schuldgefühls nicht nur als Folge einer Identifikation, sondern auch als verursacht durch einen projektiv-identifikatorischen Vorgang aufgefasst werden: Indem der Erwachsene nach dem Übergriff den für sein Über-Ich unerträglichen Teil seines triebhaften Verlangens in das Kind hinein verlagert und dieses in der Folge dementsprechend streng kontrollierend behandelt, erlebt sich das Kind, das nun als »Container« dieser Impulse seines Gegenübers fungiert, selbst als unkontrollierbar triebhaft, monströs und gefährlich und empfindet dementsprechend die Schuldgefühle, welchen der Erwachsene mittels der projektiven Identifikation ausweicht.

Bei der Enstehung der Schuldgefühle in der Psyche des Kindes sind also zwei wesentliche Vorgänge beteiligt. Zunächst findet eine Spaltung am Objekt statt: Als Folge der Verleugnung des Traumas und zur Erhaltung eines prätraumatischen, liebenden Objektes wird der Aggressor-Teil abgespalten. Gleichzeitig identifiziert sich das Kind mit diesem Aggressor-Teil, was durch das von Ferenczi beschriebene Verhalten des Erwachsenen, den projektiv-identifikatorischen Vorgang, untermauert und befestigt wird. Zur Linderung der Schuldgefühle kann das Kind – wie uns dies bei verführten Kindern vertraut ist – einen Masochismus entwickeln, der mittels der Selbstbestrafungstendenz sein Über-Ich entlastet.

Ferenczi folgerte aus seinen Erkenntnissen für die Technik, dass die zur klassischen analytischen Haltung gehörende Versagung Gefahr laufe, die Strenge des Aggressors von damals nach dem inzestuösen Geschehen zu reproduzieren. Er forderte vom Analytiker, dem Patienten als Objekt zu dienen, das innerhalb der

Übertragung eine Korrektur des einst erlittenen Traumas ermöglicht – eine Forderung, die in aktuellen Technik-Debatten ausführlich diskutiert, differenziert und relativiert wird. Wir können dem Patienten insofern korrigierend zur Verfügung stehen, als wir sein Trauma aufnehmen und uns in seine infantile Situation einfühlen können – am Erlittenen können wir jedoch gar nichts korrigieren.

Ferenczi betonte das exogene Moment des Traumas, rekurrierte auf das Objekt als traumaverursachend und unterstrich die Bedeutung der analytischen Beziehung im Hier und Jetzt im Dienst der Erinnerung des real vorgefallenen Traumas. Damit wurde er zum Stein des Anstoßes für Freud und die psychoanalytische Gemeinschaft seiner Zeit, die die Rolle einer realen Verführung in der Genese der Hysterie zugunsten der Fantasie aufgebeben hatten. Ferenczis Hervorhebung des exogenen Faktors wurde sowohl von seinen Zeitgenossen wie auch von vielen Nachfolgern kritisiert. Man warf ihm vor, dem Mechanismus der Nachträglichkeit nicht Rechnung zu tragen.

Ich selbst schließe mich der heute von Psychoanalytikern weitgehend vertretenen Position an, dass es nicht um eine Entweder-oder-Frage nach Fantasie oder Realität gehen kann, sondern um ein gegenseitiges Inbeziehungsetzen der beiden Bereiche. Entsprechend dieser Auffassung kann der ganze Prozess des Traumas, die Theorie der Verführung nur in Zusammenhang mit der Nachträglichkeit verstanden werden, einer Nachträglichkeit, die in der Aufeinanderfolge von Übersetzungen besteht.

Die Patientin, von der ich berichten möchte, gehört zu der von Ferenczi beschriebenen Kategorie. Für mein technisch-theoretisches Verständnis war die Art und Weise der phantasmatischen Verarbeitung ihrer Traumen zentral. Ich werde zu zeigen versuchen, wie sich innerhalb der Übertragung ein Prozess der Resymbolisierung entwickeln konnte und wie dabei frühere Übersetzungsvarianten des ursprünglich erlittenen Traumas, die die Patientin in spezifischer Weise zur Abwehr ihrer ödipalen Konflikte eingesetzt hatte, zutage traten, bearbeitet und modifiziert wurden.

Man könnte den Prozess, der sich zwischen mir und meiner Patientin entwickelte, als »Übersetzungsarbeit« einer »Sprachverwirrung« bezeichnen. Es gelang ihr zusammen mit mir, im Spiel von Übertragung und Gegenübertragung und dessen sukzessiver Bearbeitung und Erschließung, ihre »Sprachverwirrung«, in der viel sexuelle Erregung kondensiert war, in eine sinnvolle neue Version ihrer Geschichte zu transformieren. Ich werde in einige Stationen von Julias Analyse Einblick geben, die mir eine spezifische Dynamik aufzuweisen scheinen, und danach ergründen, was zum mutativen Geschehen in diesen Sequenzen beigetragen hat.

Zu Beginn der Analyse, vor fünf Jahren, erinnerte Julia verbale inzestuöse Übergriffe des Vaters, den sie mir im Übrigen als brutalen Schläger schilderte, unter dem sie selbst wie auch ihre Stiefgeschwister und die Stiefmutter litten. Wenn der Vater getrunken hatte – und das war nicht selten –, überfiel und erregte er Julia mit dem Erzählen bestimmter sexueller Szenen. Sie schilderte den Vater zunächst als Monstrum – erst später würden wir begreifen, dass sie sich selbst als eben dieses Monstrum erlebte, das sie auf ihn projizierte.

Die Sexualisierung der Sprache stellte mich in dieser Analyse vor eine besondere Problematik. Julia – identifiziert mit dem Vater – hatte Angst und Lust, mich mit ihrem Sprechen zu erregen. Ihr Sprechen war von Auslassungen und Vermeidungen geprägt. Über lange Zeit ließ sie mich fühlen, dass es in ihrem Erleben Dimensionen gab, von denen sie nicht zu mir sprach. Ich erlebte auch mich selbst in dieser Phase der Analyse als sprachlich eingeschränkt. Julia kontrollierte mich, sodass ich mich nur innerhalb enger, vorgegebener Grenzen bewegen konnte. Sprache hatte für Julia Handlungscharakter. Sie hätte mich gern mit Sprache erregt, wie es der Vater mit ihr getan hatte, fürchtete dies jedoch – für sie wäre es einer agierten Verführung gleichgekommen, die sie wiederholen und vermeiden wollte. In der Abwehr dieses Dranges fixierte sie mich in einer harmlosen Mutter-Kleinkind-Welt.

Später half ihr, dass sie nicht in ihrer ursprünglich österreichischen Sprache sprach, sondern in schweizerdeutschem Dialekt. Österreichisch sprechen konnte für Julia in bestimmten Zusammenhängen einem Agieren gleichkommen. In Schweizerdeutsch war diese Gefahr weniger gegeben. Diese Akzentverschiebung war bedeutsam: Die italienische Analytikerin Jacqueline Amati-Mehler beschreibt, wie für Patienten, die ihre Analysen in einer Fremdsprache durchführen, oft Inhalte zugänglich und bearbeitbar werden, die innerhalb der eigenen Muttersprache kaum zugänglich gewesen wären (Amati-Mehler et al., 1993). Ich denke, dass die Übersetzung der »Vatersprache« ins Schweizerdeutsche Julia ermöglichte, mehr und mehr peinliche und erregende Inhalte in dieser übersetzten Form an mich heranzutragen.

Damit verständlich wird, wie Julia das Geschehen mit ihrem Vater auffasste und in der Folge fantasierte, muss ich Ihnen vorerst einige Hintergrundinformationen aus ihrem frühkindlichen Leben geben, das von weiteren Traumen geprägt ist. Julia, eine heute 30-jährige Lehrerin, verheiratet mit einem Ingenieur, ist das Kind eines strengen, zu Gewalttätigkeit neigenden Milizoffiziers, der einer einfachen Bauernfamilie entstammt, und einer attraktiven Ärztin aus angesehener und vermögender Professorenfamilie. Julia hatte einen zwei Jahre älteren Bruder und eine ein Jahr ältere Schwester. Ihre Eltern gerieten in massive Eheschwierigkeiten, als Julia zwei Jahre alt war. Der Vater begann zu trinken, stritt sich oft mit der Mutter und wurde auch in brutaler Weise handgreiflich gegen sie. Später erzählte der Vater Julia, die Mutter habe sich ihm verweigert, sei frigide gewesen, was ihn mehr und mehr frustriert habe und ihn den Kopf verlieren ließ.

Die Mutter fühlte sich an Leib und Leben bedroht und flüchtete schließlich mit den Kindern zu ihren Eltern, in deren Villa die vier während eines Jahres wohnten. Die Mutter scheint in dieser Zeit, nach dem Scheitern ihrer Ehe, in eine schwere Depression gefallen zu sein. Nach einem Jahr – Julia war drei Jahre alt – beging sie eine Verzweiflungstat: Sie besorgte sich Gift und wollte sich samt den Kindern umbringen. Die Großeltern fanden Julia mit Mutter, Bruder und Schwester – Mutter, Bruder und Schwester bereits tot, Julia aber hatte überlebt.

In der Folge kam das Mädchen zum Vater. Zunächst lebte sie allein bei ihm und dessen Mutter. Nach fast zwei Jahren – Julia war inzwischen fünf – fand der Vater eine neue Frau, die er heiratete. Elsa war völlig anders als Julias Mutter: eine einfache, ungebildete Frau vom Land, die sich Julias zwar liebevoll annahm, aber als Rivalin von ihr tief gehasst wurde. Wenn Julia mir Elsa schilderte, schwang all dieser Hass mit: Elsa war dumm, blöd, hässlich, dick, schlampig, mit strähnigem Haar und geschmacklos gekleidet. Der Vater habe sie nicht geheiratet, weil er sie liebte, es ging ihm bloß darum, dass sie, Julia, wieder eine Mutter hatte, berichtete sie mir. Elsa zeugte jedoch zusammen mit dem Vater ein neues Kind, einen Halbbruder für Julia. Der Hass auf Elsa und den Vater ließ Julia mir gegenüber den Vater in der ersten Zeit ausschließlich als primitiven, betrunkenen Schläger und Vergewaltiger vorstellen, das Paar Elsa – Vater als sadomasochistische Urszene par excellence. Elsa habe ihr, Julia, jeweils blaue Flecken gezeigt – die stammten von den nächtlichen Quälereien des Vaters, erzählte sie.

Der Vater war schuldig an allem, was sie, Julia, erlitten hatte. Er hatte die Mutter dazu gebracht, sich umzubringen, hatte die ganze Familie immer wieder an Leib und Leben bedroht und vor allem Elsa in unendlichen Abfolgen sadomasochistischer Urszenen gequält. Äußerlich zeigte sich Julia als Kind wie auch später als Erwachsene als Schöne und asexuell Reine, in der Identifikation mit der präödipalen Mutter. Innerlich aber – das würde sich erst später herausstellen – lebte sie in einer Welt voller sadomasochistischer Fantasien, in welchen Frauen erniedrigt und gequält wurden. Innerlich lebte sie als Biest, identifiziert mit dem vergewaltigenden Vater. Sie war beides zugleich: nach außen die Schöne und nach innen das Biest. In diesem Zwiespalt war Julia befremdet von ihrer eigenen Fantasiewelt, fühlte sich davon überwältigt, bedroht und beschämt. Bis sie mir diesen Teil ihrer Innenwelt anvertraute, sollte einige Zeit in der Analyse vergehen.

Julia hatte mich mit 26 Jahren aufgesucht, nachdem sie die Totgeburt eines

Töchterches durchlitten und sich in einer tiefen Depression verfangen hatte. In dieser ersten Zeit der Analyse ging sie davon aus, in mir ihre leibliche Mutter wiederzufinden, eine schöne, dunkle Frau, die ihr liebevoll zuhört und ganz für sie da ist, ein ausschließlich gutes Objekt, entsprechend ihrer gespaltenen Innenwelt. Sie versuchte, unsere Beziehung in einer prätraumatischen Welt zu fixieren – ich sollte eine prägenitale Mutter für sie sein, ohne sexuelle Beziehung mit einem Dritten, dem Vater. Von ihrer anderen Fantasiewelt zeigte sie mir noch nichts – sie ließ mich ihre sadomasochistische Welt erahnen, wenn sie darüber klagte, wie sie sich bei ihrem Mann, bei Kollegen oder Schülern immer wieder masochistisch unterwarf.

Julia hatte ihre Traumata mithilfe verschiedener Spaltungen überlebt. Die Tatsache, dass die Mutter sich, Julias Schwester und Bruder umgebracht hatte und auch Julia um ein Haar vergiftet hätte, verleugnete Julia, indem sie den mörderischen Aspekt ihrer Mutter abspaltete und auf den Vater projizierte. Dadurch war es ihr gelungen, ihr ganzes Leben lang eine geheime innere Verbindung zum idealen Bild der verstorbenen Mutter aufrechtzuerhalten. Ein Teil von ihr war in der vortraumatischen Zeit verblieben. Sie stellte sich die Mutter vor, auf einer Wolke sitzend, über Julia wachend – eine gütige, liebevolle, zugewandte Mutter. Mit ihr führte Julia innere Dialoge oder sie führte ihr in einer Art Traumwelt allerlei Theater vor. Wie entrückt scheint sie stundenlang verkleidet für sich allein Theater gespielt zu haben, immer in der Vorstellung, die Mutter schaue ihr zu. So flüchtete sie sich jederzeit, wenn sie sich von der äußeren Realität überfordert fühlte, in diese, ihre andere Welt.

Diese erste Spaltung wurde in der ödipalen Phase erneuert und unterstützte eine zweite Spaltung, mit welcher Julia auf die Beziehung zwischen dem Vater und Elsa reagierte. Die Genfer Psychoanalytikerin Danielle Quinodoz hat auf die spezifische Schwierigkeit bei adoptierten Kindern hingewiesen, die guten und bösen Objekt- und Selbstanteile zu integrieren und die Trauerarbeit in der ödipalen Situation zu leisten, da diese Kinder immer eine idealisierte, nicht frustrierende Elternfigur von einer bösen, frustrierenden Figur abgespalten sein lassen können, und je entsprechend auf die Adoptiv- oder ursprünglichen Eltern projizieren können (Quinodoz, 1999).

Lange Zeit konnte Julia nur von Ekel reden, den der Vater mit seinen Erzählungen in ihr ausgelöst hatte. Nur im Gewand von Abscheu und Scham durfte sie von ihrer Faszination für ihren Vater sprechen. Julias Schuldgefühle stammten aus zwei Quellen. Eine Quelle waren ihre ödipalen Konflikte. Es ging dabei um die Liebe für den Vater, nachdem sie Mutter, Schwester und Bruder überlebt hatte und sich zwischen drei und fünf Jahren als einzige Partnerin ihres Vaters sah, wie auch um die spätere Rivalität mit Elsa. Diese Schuldgefühle wurden jedoch massiv verstärkt und angeheizt durch die tiefer liegende Schuld, die aus der Identifikation mit dem inzestuös verführerischen Vater stammte. Diese Sichtweise hatte für mich technische Implikationen: Ich sah Julias regressive Fixierung in direktem Zusammenhang mit ihren Schuldgefühlen und konzentrierte mich technisch deshalb auf deren Bearbeitung – wo immer möglich in der ödipalen Prägung innerhalb der Übertragung. Damit bemühte ich mich, dem regressiven Sog ihrer Abwehr zu begegnen.

Das Bild, das Julia von ihrem Vater zeichnete, entspricht dem von Ferenczi beschriebenen gespaltenen Verführer: Sein Verhalten schien in ihren Darstellungen geprägt von unberechenbaren Umschwüngen – einerseits konnte er Julia mit plötzlichen Triebdurchbrüchen überfallen, sie andererseits kurz darauf mit martialisch-preußischer Strenge kontrollieren und bestrafen. Julia war mit ihrem Vater als einem gespaltenen Objekt identifiziert: Sie erlebte sich selbst als monströs, den zärtlich geliebten Vater-Teil hatte sie auf die Mutter abgespalten. Die mit ihrer Identifikation zusammenhängenden Schuldgefühle vertieften und verschärften ihre ödipale Schuld, die Julia re-externalisierte, indem sie den Vater leidenschaftlich anklagte, womit sie ihn zugleich für seine Versagung bestrafte.

Mithilfe der Analyse konnte Julia mit der Zeit erkennen, dass sie von den Geschichten des Vaters in sexuelle Erregung versetzt worden war, und sie entdeckte, wie all ihre sexuellen Fantasien um diese seine Geschichten kreisten. Julia erinnerte, wie er ihr immer wieder erzählte:

> »Ach, weißt, wir auf dem Land, wo wir aufwuchsen, da war man nicht so kompliziert – wir habens mit einem Mädchen schon als Jungen getrieben. Eine ganze Gruppe, einer nach dem andern ist über sie gegangen. Und die, die hat gern die Beine breit gemacht. die war so jung, hatte noch nicht einmal Haare zwischen den Beinen.«

Julia war auch ein Mädchen, das dort noch keine Haare hatte. Nachts fantasierte sie, wie sie von Männergruppen verfolgt und vergewaltigt wurde oder wie sie selbst einer der Gruppe war und das Mädchen zwang …

Zugleich war sie angewidert von dieser Welt in sich. Gewisse Wörter konnte mir Julia nicht sagen, sie wollte mich damit nicht »beschmutzen«. »Eine schöne, mondäne Frau wie die Mutter sind Sie – das ist nichts für Sie«, sagte sie. Sie hatte Angst, dass ich für sie zu Elsa würde, wenn sie mir die »Schweinereien« erzählen würde, an die sie dachte. Und gleichzeitig konnte sie den Drang, diese Geschichten in mich hineinzuzwingen, kaum kontrollieren. Julia wollte mich in neugierige Erregung versetzen und schloss mich zugleich aus. Sie ließ mich dadurch ihre Gefühle vor dem Paar Vater – Elsa erahnen, die sie zu jener Zeit noch erfolgreich abwehrte.

Nun möchte ich eine Sequenz ausführlich darstellen, welche meines Erachtens eine entscheidende Wende einleitete: Ich realisierte in diesen Stunden besonders deutlich, wie sehr Julia mich eifersüchtig kontrollierte. Es gelang ihr nicht mehr, die illusionäre duale Idylle mit mir aufrechtzuerhalten, unübersehbar waren die Spuren von Dritten. Sie stand immer etwas früher vor der Tür und reagierte äußerst verstimmt, wenn sie der Meinung war, ich sei auch nur eine Minute zu spät. Wenn sie – weil sie zu früh war – im Wartezimmer warten musste und mitbekam, dass eine andere Patientin vor ihr bei mir gewesen war, begann sie die Stunde mit langem, gekränktem Schweigen.

Ihre Kontrolle begann, mich zu irritieren und zu nerven. Ich fühlte mich von ihr eingesperrt in ihrer idealisierten dualen Mutterwelt, gefangen in der Rolle eines asexuellen Wesens, in dessen Leben es nichts Drittes neben Julia zu geben hatte. Ich begann diese Figur, zu der sie mich machte, zu hassen. Sie erschien mir kalt und unlebendig. Ich spürte Impulse, sie anzugreifen, vom Thron zu holen. Es ist anzunehmen, dass ich in meiner Gegenübertragung einen in Julias Vorbewusstem zugänglich gewordenen Hass auf ihre bisher durch eine idealisierende Abwehr geschützte Mutter wahrnahm.

Vor dem Hintergrund dieser meiner bewusst wahrgenommenen Gegenübertragung ereignete sich folgendes Geschehen zwischen uns: Mitten in einer ihrer Stunden läutete der Postbote an der Tür und ich musste kurz hinaus. Julia war ärgerlich und sauer, als ich zurückkehrte. Sie sagte: »Undenkbar, wenn ich über Sexuelles zu reden anfangen würde, und Sie gingen raus!« Ich reagierte: »Dann wär ich eine, die Sie in Ihrer Lust zurückstößt, wie Sie sich vorstellen, die Mutter tat es mit dem Vater!« Julia nahm meine Deutung auf. Sie sagte: »Sie hat immer nicht mit ihm schlafen wollen, erzählt der Vater. Und er war doch so verliebt.« Mit tiefem Staunen in der Stimme entdeckte sie: »Er war ein verliebter Mann – ein verliebter Mann, das war er.« Sie fuhr fort: »Mutter musste in die Psychoanalyse, haben die Großeltern erzählt, weil sie frigid war und ihn zurückstieß.«

Julia transformierte die bisherige Urszene der asexuellen Schönen mit dem sadistischen Biest in die Variante der kalten Mutter mit einem liebenden, zurückgewiesenen Vater. Die Version der versagenden, kalten Mutter, hinter der später auch die mörderische Mutter auftauchen wird, ermöglichte das Erscheinen des liebenden Vaters. Die Spaltung »gute Mutter – böser Vater« wurde damit aufgehoben. »Ich kann gar nicht sagen, was mir durch den Kopf geht«, sagte Julia, »mit Mutter wollte er wahrscheinlich ganz normal schlafen, der Vater. Er plagte sie gar nicht nur, er liebte sie.« Damit tauchte für Julia erstmals eine Urszene auf, die sie auch mit schmerzlichen Gefühlen des Ausgeschlossenseins konfrontierte, denen sie bisher ausgewichen war.

Was war in dieser bedeutungsvollen Sequenz zwischen uns geschehen? Oberflächlich betrachtet hätte man dieses Szenario, Julias Reaktion auf mein Intermezzo mit dem Postboten, mit Gefühlen des Ausgeschlossenseins innerhalb des positiven oder negativen Ödipus verbinden und dementsprechend interpretieren können. Mir schien zu diesem Zeitpunkt jedoch die Deutung ihrer Bemühung, mich in eine asexuelle Position zu drängen, was ich deutlich wahrnahm, zentral und damit dynamisch wertvoller. Die Gegenübertragungswahrnehmung von Julias Hass gegen die Mutter prägte meine Deutung mit und ließ mich die Mutter als zurückweisend darstellen, was Julias Aggression den Weg ebnete: »Wenn ich über Sexuelles zu reden anfangen würde, und Sie gingen raus …«, das war ihre Verknüpfung, die sie herstellte zwischen ihrer sexuellen Rede und meinem Verlassen des Raumes. In meiner Deutung – »Dann wäre ich eine, die Sie in Ihrer Lust zurückstößt, wie Sie sich vorstellen, die Mutter tat es mit dem Vater!« – sprach ich sie an als identifiziert mit ihrem Vater. In dieser Vaterrolle, in der sie den Vater in sich verbarg und hemmte, hatte sie lange Zeit versucht, die Wiederholung der Traumata der Urszene und der Verführung zu verhindern: Sie, als Vater, mit sexuellen Wünschen, vor mir, der kalten Frau, hielt sich zurück, damit es nicht zur Zurückweisung und allen darauffolgenden Dramen kommen konnte. Sie hatte das Sprechen über Sexuelles vermieden, weil dieses für sie die Bedeutung einer Verführung und zugleich die Einleitung einer Wiederholung des Traumas gehabt hätte.

Wie Julias Reaktion zeigt, gelang es ihr, mithilfe meiner Deutung die Spaltungen zu modifizieren, welche sich in den Repräsentanzen des nur bösen, brutalen, triebhaften Vater-Biestes und der nur guten, reinen Mutter-Kind-Schönen dargestellt hatten. Die nur gute Mutter erschien nun klarer als abweisendes, kaltes, später auch mörderisches Objekt, der nur böse Vater als liebendes, verletztes Objekt.

Ich war beeindruckt, wie selbverständlich Julia meine Interpretation aufnehmen konnte – den verliebten Mann entdeckte –, und fragte mich im Nachhinein, was mit dazu beigetragen hatte, dass diese Dynamik möglich geworden war. Es scheint von Bedeutung, dass Julia die Wut und Gewalttätigkeit ihres Vaters im Zusammenhang mit seiner Kränkung verstehen konnte. Dies bereitete ihr den Weg für die Integration der Identifikation mit ihm, was ihr zugleich erleichterte, eigene Aggressionen im Zusammenhang mit Gefühlen des Ausgeschlossenseins innerhalb der ödipalen Konstellation zu tolerieren. Julia wurde sich in der Folge ihrer massiven Eifersucht bewusst. Sie war nun in der Lage, das ödipale Dreieck und die damit zusammenhängende Wut zuzulassen. Die Identifikation mit dem liebenden Vater erleichterte ihr das Akzeptieren ihrer Aggression. Als Liebender übernahm der Vater ihr gegenüber auch eine Schutzfunktion vor den mörderischen Aspekten innerhalb der Mutter-Kind-Symbiose.

Hinter der Mutter, die sich verweigert und mordet, erscheint die Möglichkeit einer sexuellen Mutter, die genießen kann, und sie, Julia, ist das ausgeschlossene Kind. Indem sie den Vater aus seiner monströsen Rolle entlässt und ihn auch als verliebten Mann sieht, eignet sie ihn sich in seiner positiven väterlichen Schutzfunktion an. Meine Deutung ermöglichte Julia eine Art Rehabilitation des Vaters, die sie sofort mit weiteren Assoziationen verknüpfte. Wenig später fand Julia eine Erklärung, was der Hintergrund für das Erzählen der erregenden sexuellen Geschichten des Vaters war:

> »Er suchte mein Verständnis, er wollte, dass ich ihm verzeihe, dass er Mutter so misshandelte, bis sie sich umbrachte. Er wollte mir sagen: ›Weißt du, ich kam vom Land, da hatten die Frauen Freude, wenn mit ihnen sexuell etwas gemacht wurde – Mutter nicht – das machte mich wahnsinnig, deshalb schlug ich sie.‹ Er muss selbst entsetzliche Schuldgefühle gehabt haben für die Katastrophe, die geschah.«

Später erinnerte sich Julia, wie sehr sie als kleines Mädchen ihre Wut fürchtete und zähmen musste – nicht nur, dass sie annahm, mit ihren Wut- und Trotzanfällen womöglich die Mutter dazu gebracht zu haben, sich umzubringen – nein, sie hatte sogar den Vater mit ihren Tobsuchtsanfällen in eine Hilflosigkeit versetzt, die sie dermaßen erschreckte, dass sie sich schwor, dieser Wut nie mehr freien Lauf zu lassen. Er hatte sie zunächst angeschrien und geschlagen, war danach in Weinen ausgebrochen und hatte sie schließlich um Verzeihung gebeten. Es war dieser hilflos weinende Vater, den sie am meisten fürchtete, weil er sie nicht würde beschützen können. Sie verwandelte ihn lieber in ein übermächtiges Monster, auf das sie all ihre eigene von ihr als monströs erlebte Wut projizieren konnte.

Nach der geschilderten Sequenz, die zu einer Veränderung an ihren Repräsentanzen führte, veränderte sich auch Julias Übertragung: Ihre unterwürfige, angepasste Haltung verschwand – sie reagierte mit unverhohlenem Ärger, wenn ich in Ferien reiste und sie sich klein, unbedeutend und ausgeschlossen fühlte. Wir befanden uns inmitten ihrer ödipalen Problematik.

Meines Erachtens entspricht die eben berichtete Szene einer Schlüsselszene, die eine Wende in dieser Analyse brachte. Julia konnte nun mit dem Sprechen freier umgehen. Ihre Assoziationen flossen ungehemmter. Sie hatte die Mehrdeutigkeit von Sprache durch den sich ihr eröffnenden Bedeutungswandel in der Geschichte des Vaters unmittelbar und überraschend erfahren. Dies und die Veränderung der väterlichen Imago, mit der sie identifiziert war, milderte ihre Angst, mich durch Sprache zu erregen, verführen und überwältigen.

In der Folge erinnert Julia eine Verführungsszene mit ihrem Vater. Es ist, als ob sie mich erst hätte testen müssen, bevor sie dieses intime Erlebnis mit allen verwirrenden und widersprüchlichen Gefühlen, die es in ihr hervorrief, erinnern und vor mir ausbreiten konnte. Es scheint, dass ich ihren Test durch meinen Beitrag zur neuen Sicht auf ihren Vater bestanden hätte. Julia erinnerte:

> »Es war Sommer an einem See. Vater und ich schwammen zu einer kleinen Insel hinaus. Ich war etwa elf Jahre alt. Ich schlang meine Arme um Vaters Hals – hatte ein inniges, seeliges, geborgenes Gefühl, eine große Liebe zu ihm – ich und mein Vater – ich hätte ewig so weiter schwimmen wollen, zärtlich an ihn geschmiegt. Als wir bei der Insel ankamen, stiegen wir aus dem Wasser. Vater sagte zu mir: ›Schau, was Du mit mir gemacht hast!‹, er nahm meine Hand, schob sie unter seine Badehose und ließ mich seinen erigierten Penis fühlen. Es war, als ob die Welt unterging. Ich hätte in den Boden versinken mögen. Alles, was eben noch warm und lebendig in mir pulsiert hatte, erstarrte zu Eis. Später schwammen wir zurück ans Ufer. Zur Scham und dem Schrecken gesellte sich nun ein anderes Gefühl – eine Art Stolz – Vater und ich haben jetzt ein Geheimnis, das uns für ewig verbindet. Ich würde es Elsa nie sagen – wollte es in mir vergraben.«

Erst jetzt, nachdem sie einigermaßen sicher war, dass ich ihren Vater und auch sie nicht verurteilen würde, konnte Julia zu mir von dieser Szene mit all den für sie darin enthaltenen widersprüchlichen Gefühlen und Impulsen sprechen. Und erst jetzt, nachdem die Gefahr gebannt war, dass sich diese Szene zwischen uns wiederholen könnte, indem sie mich sprechend erregen würde, konnte sie in meiner Gegenwart erinnern, was zwischen ihr und dem Vater damals geschah.

Nicolas Abraham und Maria Torok, die sich mit den Schriften Ferenczis zum realen sexuellen Trauma befasst haben und seine theoretischen Vorstellungen weiterentwickelt haben, beschreiben in ihrer Arbeit über die »endokryptische Identifikation« eine Art konservierende Verdrängung, die nach Traumatisierungen, wie sie Julia erlebte, einsetzen kann. Sie sprechen von einer Einschließung einer zu verschweigenden Szene, einer »Krypta«, die es wiederzueröffnen gelte, was einem mutativen Moment in Analysen solcher Patienten entspreche (Abraham & Torok, 1972).

Sie beschreiben, wie diese Patienten oft während einer langen Zeitspanne, in welcher die Analyse zu stagnieren drohe, das Gehör des Analytikers verstohlen auf seine Vorurteile prüfen. Mit großer Gefahr verbunden sehen die Autoren den Moment der Öffnung der »Krypta«: Es komme zur Katastrophe, wenn das inzestuös verführende Objekt in diesem Augenblick vonseiten des Analytikers verdammt werde, sei es explizit oder implizit – wo doch im Gegenteil die Fähigkeit gewonnen werden soll, die Trauer um das Objekt zu leisten, das heißt: sich die libidinösen Quellen anzueignen, die mit ihm verbunden geblieben sind. Wenn anstatt und anstelle der Scham der narzisstische Wert der kryptisch eingeschlossenen Erfahrung angenommen werden kann, schafft dies den Boden, den ödipalen Herausforderungen narzisstisch gestärkt zu begegnen.

Ich denke, Julia passt in die Kategorie der von Abraham und Torok beschriebenen Patienten. Sie prüfte mein Gehör auf Vorurteile – die Veränderung ihrer Vater-Imago erwies sich als wegbereitend für die Aufdeckung ihrer »Krypta«. Sie konnte nun die Verführungsszene mit ihrem Vater vor mir ausbreiten und ausloten, sowohl im Hinblick auf deren traumatische Auswirkungen wie auch auf den in der Liebesszene enthaltenen narzisstischen Wert für sie.

Julia hatte gefürchtet, in der Übertragung eine Wiederholung ihres Traumas zu erleben. In der Identifikation mit ihrem Vater ging sie davon aus, mich – wenn sie ihre Assoziationen frei laufen lassen würde – erregend zu verführen oder ihrerseits von mir erregt verführt zu werden. Sprache entsprach für Julia ursprünglich erregendem Agieren, das der Entleerung psychischer Spannung diente. Im Laufe ihrer Analyse entdeckte sie die integrierende, elaborierende Funktion von Sprache – in der Folge konnte sie sich angstfreier dem Fluss ihrer Assoziationen überlassen. Zudem konnte sie erst nachdem sie sich vergewissert hatte, dass ich weder ihren Vater noch sie verurteilen würde, über die tief in sich verschlossene Verführungsszene sprechen und sie sich dadurch – sich erinnernd – im vollen wiersprüchlichen und vielschichtigen emotionalen Wert, den sie für sie hatte, aneignen.

Ich habe versucht, Ihnen Ferenczis Konzept der »Sprachverwirrung« anhand des Falles Julia in Erinnerung zu rufen und dabei seine Auffassung einer Zweiphasigkeit des Geschehens im Zusammenhang mit der Entstehung des Schuldgefühles als von zentraler Bedeutung betont. Ich zeigte Ihnen, wie die aus der Identifikation mit dem verführenden gespaltenen Objekt stammenden Schuldgefühle die ödipalen Schuldgefühle verschärfen, was Julia in einer regressiven Abwehr den ödipalen Herausforderungen ausweichen ließ.

Um dem regressiven Sog ihrer Abwehr zu begegnen, konzentrierte ich mich technisch auf die Bearbeitung ihres Schuldgefühles in der ödipalen Prägung, wo immer dies möglich war. Schließlich versuchte ich, zu zeigen, wie Julia erst als sie sicher war, dass ich auf ihre Erinnerung der Verführung nicht verurteilend reagieren würde, sich ihre Liebesgefühle für den Vater und den damit verbundenen narzisstischen Wert wieder aneignen konnte.

Die Verwandlung der Sprache von einem potenziell erregenden Agens in ein elaborierendes, Mehrdeutigkeit eröffnendes Medium erwies sich als Grundlage auf der die Transformation von Julias »Sprachverwirrung – Spracherregung« möglich wurde.

## Literatur

Abraham, N. & Torok, N. (1972). Deuil ou mélancolie. In Dies. (1978), *L'écorce et le noyau* (S. 259–275). Paris: Aubier-Montaigne. [Engl. Übers. 1994: *The Shell and the Kernel*. Hrsg., übers. u. eingel. von N. Rand. Chicago/London: Univ. of Chicago Press.]

Amati-Mehler, J., Argentieri, S. & Canestri, J. (1993). *The Babel of the Unconscious. Mother Tongue and Foreign Languages in the Psychoanalytic Dimension*. Madison, Connecticut: Int. Univ. Press Inc.

Ferenczi, S. (1932). Sprachverwirrung zwischen den Erwachsenen und dem Kind. In Ders. (1970), *Schriften zur Psychoanalyse. Bd. 2* (S. 303–313). Hrsg. v. M. Balint. Frankfurt a. M.: Fischer.

Hirsch, M. (1996). Zwei Arten der Identifizierung mit dem Angreifer nach Ferenczi und Anna Freud. *Praxis der Kinderpsychologie und Kinderpsychiatrie, 45*(6), 198–205.

Quinodoz, D. (1999). The Oedipus Complex revisited: Oedipus abandoned, Oedipus adopted. *The International Journal of Psychoanalysis, 80*(1), 15–30.

# »Entliehene Schuld« und »falsches Über-Ich«

*Eva Schmid-Gloor*

In meiner klinischen Arbeit mit bestimmten Grenzfall-Patienten hat mich im Verlauf der vergangenen Jahre ein spezifischer Aspekt in der Genese von Schuldgefühlen immer wieder zu theoretischem Nachdenken veranlasst und in der Literatur nach theoretischer Erklärung suchen lassen.

Die Analysen dieser Patienten waren geprägt von einem zweizeitigen Prozess. Der Übergang von der ersten in die zweite Phase gestaltete sich entweder über die Passage einer negativ therapeutischen Reaktion oder über einen vorübergehenden unspezifischen Stillstand in der Analyse, der einen massiven Widerstand markierte. Ich habe diese Sequenzen einer Blockierung, die sich zunächst wie Sackgassen anfühlten, als Ausdruck eines spezifischen unbewussten Konfliktes um eine bestimmte Integration verstehen gelernt.

Während die erste Phase in den Analysen der Patienten von einer Übertragung geprägt war, für die mir rückblickend am ehesten das von Donald Meltzer beschriebene Konzept der »adhäsiven Identifizierung« passend erscheint (Meltzer, 1975), kam es nach der beschriebenen schwierigen Übergangsphase zu einer Entwicklung, die ich als »Phase der Integration« bezeichnen möchte. Diese war begleitet von intensivem Erleben von Schmerz und Trauer – aber auch von Befreiung. Mit Integration meine ich die Strukturierung von Triebimpulsen innerhalb der Übertragung, die erst möglich nach Trennungsschritten wurde, gegen welche in der Übergangsphase massiver Widerstand bestanden hatte.

Die spezielle Entwicklung und Veränderung der Schuldgefühle im Verlauf des Prozesses boten mir Anlass, über deren besondere Genese zu reflektieren. Während es zu Beginn bei diesen Patienten eine Art »Schuldgefühl per se« gab, eine Spannung ohne Repräsentation, mehr quantitativ Druck ausübend als sich qualitativ-inhaltlich strukturierend – oft drückte es sich nur in einem masochistischen Lebensstil aus –, veränderte sich dies in der zweiten Phase der Analyse. Jetzt gelang es, Schuldgefühle mit in der Übertragung auftauchenden Triebimpulsen und entsprechenden Phantasmen zu verbinden. Ich kam zu dem Schluss, dass diese Patienten sich in einer spezifischen Beziehung zu ihren Primärobjekten eine Schuld von diesen »entliehen« hatten. Diese »fremde Schuld« zeigte sich als massiver Widerstand gegen die Integration von Triebimpulsen und prägte die erste Zeit in ihren Analysen.

In dieser Arbeit möchte ich zunächst mit dem Verlauf einer Analyse zeigen, wie es zur »Rückgabe« eines solchen Schuldgefühles und im weiteren Verlauf zur Integration des eigenen Triebgeschehens und damit zusammenhängenden »authentischen« Schuldgefühlen kommen kann. Im anschließenden theoretischen Teil dieser Arbeit werde ich den Begriff »entliehene Schuld« diskutieren. Das Fallmaterial, auf welches ich mich als klinische Basis stütze, besteht aus einer kurzen Darstellung der infantilen Geschichte, in zwei Deckerinnerungen, auf welche ich in meinen theoretischen Überlegungen sowie in der Darstellung des Übergangs zwischen erster und zweiter Phase dieser Analyse rekurrieren möchte.

## Der Fall »Julia«

### Infantile Geschichte

Julia, eine in Österreich geborene, damals 25-jährige arbeitslose Lehrerin, verheiratet mit einem Ingenieur, suchte mich auf, als sie sich nach der Totgeburt von Zwillingen in einer Depression verloren hatte. Im Verlauf der Erstgespräche wurde klar, dass ihr bisheriges Leben von einem starken Masochismus geprägt war.

Julia ist das Kind eines strengen, zu Gewalttätigkeit neigenden Milizoffiziers, der einer einfachen Bauernfamilie entstammt, und einer attraktiven Ärztin aus angesehener und vermögender Professorenfamilie. Julia hatte einen zwei Jahre älteren Bruder und eine ein Jahr ältere Schwester. Ihre Eltern gerieten in massive Eheschwierigkeiten, als Julia zwei Jahre alt war. Der Vater begann zu trinken, stritt sich oft mit der Mutter und wurde auch in brutaler Weise handgreiflich gegen sie. Die Mutter fühlte sich an Leib und Leben bedroht und flüchtete mit den Kindern zu ihren Eltern, in deren Villa die vier während eines Jahres wohnten.

Die Mutter scheint in dieser Zeit, nach dem Scheitern ihrer Ehe, in eine schwere Depression gefallen zu sein. Nach einem Jahr – Julia war drei Jahre alt – beging sie eine Verzweiflungstat: Sie besorgte sich Gift und wollte sich samt den Kindern umbringen. Die Großeltern fanden Julia mit Mutter, Bruder und Schwester – Mutter, Bruder und Schwester bereits tot, Julia aber hatte überlebt.

In der Folge kam das Mädchen zum Vater. Zunächst lebte sie allein bei ihm und dessen Mutter. Nach fast zwei Jahren – Julia war inzwischen fünf – fand der Vater eine neue Frau, die er heiratete. Elsa war völlig anders als Julias Mutter: eine einfache, ungebildete Frau vom Land, die sich Julias zwar liebevoll annahm, aber als Rivalin von ihr tief gehasst wurde. Elsa zeugte zusammen mit dem Vater ein neues Kind. Der Hass auf Elsa und den Vater ließ Julia mir gegenüber den Vater in der ersten Zeit ihrer Analyse ausschließlich als primitiven, betrunkenen Schläger und Vergewaltiger vorstellen, das Paar Elsa – Vater als sadomasochistische Urszene par excellence.

Äußerlich zeigte sich Julia als Kind wie auch später als Erwachsene als Schöne und asexuell Reine, in der Identifikation mit der präödipalen guten Mutter. Innerlich aber – das würde sich erst später in der Analyse herausstellen – lebte sie in einer Welt voller sadomasochistischer Fantasien, in welchen Frauen erniedrigt und gequält wurden. Innerlich lebte sie als Biest, identifiziert mit dem vergewaltigenden Vater. In diesem Zwiespalt war Julia befremdet von ihrer eigenen Fantasiewelt, fühlte sich davon überwältigt, bedroht und beschämt. Sie setzte alles daran, sich von ihr zu distanzieren. Ein paranoides Verhältnis zwischen ihrem Über-Ich und ihrem Ich war offenkundig.

## Zwei Deckerinnerungen

Julia erinnert sich, wie sehr sie als kleines Mädchen ihre Wut fürchtete und zähmen musste. Als sie ganz zu Beginn ihres Lebens beim Vater als Dreijährige einmal nicht schlafen wollte und trotzte, geriet er außer sich, tobte und schlug sie. Was sie an der Szene am meisten erschreckte, war jedoch, dass er in der Folge in eine Verzweiflung geriet, vor ihr auf die Knie fiel und, sich die Haare raufend, schrie: »Sieh, was Du getan hast, so weit hast Du mich getrieben – das darfst Du nie – niemehr tun!«

Sie weiß heute noch, wie sie sich als Dreijährige schwor, sich ab sofort zusammenzunehmen, damit nie mehr Ähnliches geschehen würde. Dies alles ist ebenfalls vor dem Hintergrund des Todes ihrer Mutter, Schwester und des Bruders zu verstehen, für welchen sie sich irgendwie verantwortlich fühlte.

Eine weitere Deckerinnerung ist die folgende Verführungsszene. Julia berichtet:

> »Es war Sommer an einem See. Vater und ich schwammen zu einer kleinen Insel hinaus. Ich war etwa elf Jahre alt. Ich schlang meine Arme um Vaters Hals – hatte ein inniges, seeliges, geborgenes Gefühl, eine große Liebe zu ihm – ich und mein

> Vater – ich hätte ewig so weiter schwimmen wollen, zärtlich an ihn geschmiegt. Als wir bei der Insel ankamen, stiegen wir aus dem Wasser. Vater sagte zu mir: ›Schau, was Du mit mir gemacht hast!‹, er nahm meine Hand, schob sie unter seine Badehose und ließ mich seinen erigierten Penis fühlen. Es war als ob die Welt unterging. Ich hätte in den Boden versinken mögen. Alles, was eben noch warm und lebendig in mir pulsiert hatte, erstarrte zu Eis. Was hatte ich getan!«

Die berichtete Szene lässt an Ferenczis Begriff der »Sprachverwirrung zwischen dem Kind und dem Erwachsenen« denken (Ferenczi, 1932). Sie illustriert, wie Julia als Verführte sofort bereit ist, die vom verführenden Vater delegierte Schuld zu übernehmen.

Die beiden Deckerinnerungen – obwohl völlig unterschiedlichen Entwicklungsstufen entstammend – zeigen in ihrem interaktionellen Ablauf dieselbe Dynamik zwischen Julia und ihrem Vater und sollen hier als illustrative Vignetten eine zentrale Stelle in der klinischen Basis für mein Nachdenken über »entliehene Schuld« einnehmen.

In einer früheren Arbeit habe ich mich speziell mit Ferecnzis Beschreibung der Übernahme der Schuld des Verführungsopfers befasst (Schmid-Gloor, 2001). Während ich dort noch davon ausging, dass die übernommene Schuld die eigene Schuld verstärkt, bin ich inzwischen zu der Überzeugung gekommen, dass sie vielmehr defensiv gegen Schuldgefühle für eigene Triebimpulse eingesetzt wird. Über die Entwicklung meiner Vorstellungen und Gedanken diesbezüglich werde ich ausführlicher im theoretischen Teil dieser Arbeit berichten.

## Der zweizeitige Übertragungsverlauf

### Erste Phase

Julia entwickelte sich in der ersten Phase der Analyse in ihrem äußeren Leben auffallend positiv, was zu eindrücklichen beruflichen Erfolgen führte und sich in ihrem Beziehungsleben bereichernd auswirkte. Sie wurde erneut schwanger und gebar einen Sohn.

In ihrer vorwiegend positiv gefärbten Übertragung zeigte sich eine »Lieblingskind«-Fantasie, die sie erblühen ließ und mich entsprechend dazu brachte, ihr Deutungen innerhalb der ödipalen Thematik anzubieten. Sie nahm alles willig auf. Vor allem die Interpretation von ödipalen Schuldgefühlen führte im Leben der Patientin zu auffällig progressiven Schritten.

Rückblickend würde ich heute sagen, dass sich in dieser ersten Phase in der Analyse eine vorläufige Schuldversion konstruieren ließ, die einer »Neurotisierung« des Materials entsprach. Das damals qualitativ-inhaltlich noch nicht oder kaum elaborierte Schuldgefühl drängte zur Elaboration und fand in dieser ersten Phase in einer vorläufigen Version innerhalb ödipaler Themen eine Einschreibung. Der französische Analytiker Jacques Goldberg spricht von Schuldgefühl als »großartig in seiner Unbestimmtheit« (Goldberg, 1985), da es, wie Freud meinte, einer »topischen Variante der Angst« entspricht und somit generell verstanden werden kann als eine der Angst verliehene Repräsentanz). Die Analysandin übernahm in dieser Zeit identifikatorisch meine deutende Funktion, was dem Prozess diente. Es ging also darum, einem drängenden Schuldgefühl in einer ersten Fassung Namen und Inhalt zu geben und ihm Sinn zu verleihen, was unmittelbar Erleichterung schuf.

Wie die Urfantasien bei Freud als eine Art »Organisatoren« verstanden werden können, über deren Strukturierung Trieb und Trauma verknüpft werden (Grubrich-Simitis, 1987) können, diente das Übernehmen und die Strukturierung ihrer ödipalen Schuldgefühle als vorläufiges Gerüst, welches ihr eine Stabilität verlieh, die ihr für die zweite Phase erst echte Introspektion und damit die Zuwendung zu ihrem triebhaften Erleben ermöglichte.

Die konstruierte vorläufige Fassung ihrer ödipalen Konflikte ermöglichte Julia auch das Wiederfinden der libidinösen Besetzung ihres Vaters als inzestuösem Objekt, die es – neben allen massiven Traumata, die sie erlebt hatte – auch gegeben hatte. Diese Reintegration der zuvor verloren gegangenen positiven Besetzung bot ihr mit den Boden für die schwierige Bearbeitung ihrer tieferliegenden Konflikte und Schichten in der zweiten Phase der Analyse, die in der Beziehung zur Mutter wie zum Vater lagen.

Auf dem gleichen Weg wie sie früher willig Schuldgefühle übernommen hatte, übernahm sie in der ersten Phase meine Deutungen und damit eine Schuld in der Übertragung. Diese ihre allzu willige, unterwürfige Bereitschaft zur Schuldübernahme ließ mich stutzen und regte mich zu theoretischem Nachdenken an, das unter anderem Ausgangspunkt für die hier dargelegten Vorstellungen wurde.

## Der Übergang

Nach zwei Jahren drohte die Analyse zu einem Stillstand zu kommen. Julia verschloss sich in einem Widerstand, indem sie über lange Zeit kein analytisch relevantes Material mehr einbrachte. All meine Deutungsversuche blieben wirkungslos. Was diese Phase ausgelöst hatte, war schwer fassbar. Es gab kein spezifisches auslösendes Erleben in der Übertragung, das ich hätte erkennen können.

In mir schlich sich ein Gefühl der Ohnmacht ein und ich entwickelte die beklemmende Vorstellung, mit Julia auf immer und ewig in unbeweglicher Verschmelzung verbunden zu bleiben – als ob sich in der Beziehung zwischen ihr und mir alles in einem zeitlosen Raum, jenseits aller Realität abspielen würde. Ich ertappte mich beim Gedanken, dass sie wohl den Rest ihres Lebens bei mir bleiben würde. Sie erschien mir wie eine von Christopher Bollas als »Transference addicts« (Bollas, 1999) beschriebene Patientin, die die Analyse und ihre Übertragungsbeziehung süchtig zur Abwehr gegen Entwicklung und Reifung einsetzen. Ich spürte, wie ich mit Julia feststeckte, als ob wir in einer Art zeitlosem Niemandsland gelandet wären, in welchem weder Veränderung noch Bewegung stattfinden dürften. Sie hatte sich in mir eingenistet.

Irritierend war für mich die Tatsache, dass mich die Bedrohung, die die Blockierung ihrer Analyse darstellte, einerseits tief beunruhigte, ich sie andererseits jedoch nie wirklich als hoffnungslos empfand. Obwohl mir viele Stunden als »verschwendet« und unproduktiv erschienen, empfand ich in der ganzen Situation auch etwas Theatralisches, Unwirkliches. Die Vorstellung, dass Julia irgendwann »erwachen« und sich das ganze Geschehen wie ein Spuk auflösen könnte, prägte meine Gegenübertragung mit. Den Widerstand erlebte ich vor allem als gegen Trennungsschritte gerichtet und fühlte mich in einer Umklammerung fixiert.

Ich erkläre mir den Eindruck des Unwirklichen innerhalb der Widerstandsphase als durch Inkorporationen zustande gekommen, die in dieser Phase der Analyse spürbar wurden – Inkorporationen, die auf etwas anderes, »Eigentliches« verwiesen, an dessen Stelle sie sich gebildet hatten; auf Triebimpulse, die in der Beziehung zu den Primärobjekten allzu gefährlich gewesen und deshalb suspendiert worden waren.

Während der »Übergangsphase« kündigte sich die Integration dieses eigenen Triebgeschehens und damit zusammenhängender Konflikte und Schuldgefühle an. Ich verstand Julias Haltung im Nachhinein nicht nur als Widerstand gegen die Trennung im Zusammenhang mit der Integration ihrer Triebe, sondern auch als agierte Verweigerung, die einem nicht integrierten analen Trotz entsprach, den sie sich nur über diese Passage der agierten Form aneignen konnte. Zudem entsprach sie einer Bastion gegen ungelebte Trauer.

Die Tatsache, dass ich die Hoffnung für sie auch während der schwierigen »Übergangsphase« aufrechterhielt, verstehe ich im Zusammenhang mit der darin im Hintergrund sich vorbereitenden und ankündigenden Neurotisierung und Integration.

Für Momente konnte in Julia eine unbändige, explosive Wut auflodern. Immer dann, wenn sie etwas wahrnahm, was auf meine Realität außerhalb unserer Beziehung verwies – wenn sie mich beispielsweise vom Wartezimmer aus am Telephon hörte oder Spuren anderer Patienten wahrnahm. Mit solchen Wahrnehmungen verbundene Fantasien irritierten sie zutiefst: »Sie sollen mir helfen, diese lästigen Gefühle loszuwerden, nicht meinen Fantasien Raum geben«, sagte sie.

Deutungen ihres Konfliktes um die Integration erwiesen sich als hilfreich. Wir verstanden, dass sie mich einerseits als Objekt verwenden wollte, das ihr bei der Integration ihrer Liebe und ihres Hasses half, andererseits diese Hilfe zurückwies und von mir nichts als die magische Reparatur ihres Narzissmus forderte.

## Zweite Phase

Nach einiger Zeit des Stillstandes entwickelte ich die Fantasie, Julia laufe eines Tages aus der Analyse weg, ohne ihren Prozess wirklich gelebt zu haben, und war irritiert durch ein heftiges Gegenübertragungsgefühl, sie halten und mich nicht von ihr trennen zu wollen, bevor wir uns »wirklich angetroffen hätten«.

Wiederholt sprach sie in der Folge über die Unzufriedenheit ihres Mannes mit der langen Dauer ihrer Analyse und seinem Verdacht, ich halte sie in einer künstlich erzeugten Abhängigkeit. Entsprechende Deutungen ihrer Projektion nahm sie auf und konnte das Phantasma als eigenes preisgeben: Ich war eine Hexe, die sie auf immer und ewig abhängig machen und finanziell ausbeuten wollte.

Ich verstand nun meine Angst, sie könne mir davonlaufen und meine Impulse, sie halten zu wollen besser als externalisierte Wünsche von Julia. Meine Befürchtung, sie könnte mir abhandenkommen, bevor wir uns »wirklich angetroffen hätten«, entsprach ihrem Erleben mit der Mutter, die sie verloren hatte, bevor sie die Triebwünsche ihr gegenüber hatte integrieren können. Meine Interpretation der Umkehrung nahm sie an: Sie war diejenige, die eine Mutter in mir suchte, die ihr nie mehr abhandenkommen sollte.

Nachdem sie während der Übergangszeit lange nur konkretistisch über ihren Alltag geplaudert hatte, erwachten nun ihre phantasmatischen Fähigkeiten. Unter dem Triebdruck, der – kurz zuvor in meiner Gegenübertragung spürbar – jetzt von ihr übernommen worden war, entwickelte sie archaische Fantasien, vor allem oraler Prägung, beispielsweise folgende Szene: Teilweise aktiv in passiv wendend, stellte sie sich vor, sie werde als kleines Dinosaurierbaby von ihrer Dinosauriermama gefressen, in einer Höhle, während der Dinosauriervater draußen schnaubend warte, ebenfalls in der Absicht, sie zu fressen – eine Fantasie, die für sie die Situation während des Mordversuchs ihrer Mutter zu fassen suchte. Sie versuchte dabei, sich zu schützen, indem sie sich eingrub, was zugleich einer Penetrationsfantasie und der aktiven Bewältigung der oralen Fantasie (gefressen zu werden) entsprach.

Diese ganzen Fantasien waren begleitet von intensiven Körperempfindungen, die sie mir vermitteln konnte. Das »Sich-Eingraben« verband sie mit der Situation im Krankenhaus, in dem sie als einzig Überlebende der drei nach der Katastrophe mehrere Tage oder Wochen alleingelassen worden war. Sie erinnerte, wie sie sich in der trostlosen Qual dieses Zustandes, als niemand für sie da gewesen war, in die Matratze hatte »eingraben« wollen. Esther Bick (1986) hat über die Bedeutung der Haut und das Gefühl des »Angeklebtseins« am Primärobjekt im Zusammenhang mit der »adhäsiven Identifikation« geschrieben.

Später erschien eine Fantasie, in welcher es ihr gelang, sich einzugraben und sich dabei geschützt zu fühlen – als ob sie sich in meiner Gegenwart eine eigene Haut geschaffen hätte. Die Höhle, in der sie gefressen werden sollte, wurde ihr nun zum Schutz.

Kurz darauf konnte sie fantasieren, mich zu fressen. »Ich möchte spielen mit ihnen, nicht arbeiten«, sagte sie oft, »hier über die Couch zu ihnen nach hinten laufen, ein Löwe würde ich, und sie zuerst lecken und dann fressen«. Ich fühlte mich mit ihr für Momente wie in einer Kinderanalyse – als ob sie den Anschluss an ihre eigene Triebhaftigkeit nur über den Zugang zu der Dreijährigen, die sie einmal war und die sie in sich konserviert hatte, hätte schaffen können. Zugleich entsprach die kindliche Form, in der sie ihre Triebhaftigkeit einbrachte, einer Verharmlosung und Abwehr, die sie in dieser Phase der Analyse brauchte.

Die Fantasie, geprägt vom Druck, zu agieren, indizierte eine Grenze: Sie konnte nun in Worte fassen, dass sie mich fressend inkorporieren wollte, um mich nie mehr loszulassen. Indem sie in mir ein Objekt fand, an dem sie ihren Wunsch integrieren konnte, wurde es ihr jedoch möglich, sich zu trennen. Nicht nur inhaltlich führte die Fantasie zur Trennung, sondern auch durch sein Auftreten selbst: Es sprach von einer noch wenig strukturierten, aber lustvollen, oral geprägten Triebhaftigkeit, deren Auftauchen parallel die enteignenden Inkorporationen verstehen ließ. Zugleich markierte es die Zulassung der vollen Objektverwendung (Winnicott, 1968). Sie machte sich zu eigen, was sie von mir brauchte.

Die im »Aufsaugen« meiner Deutungen bisher spürbare Inkorporation wurde in ein verbalisiertes Phantasma der Inkorporation überführt, das zugleich ihre oralen Einverleibungswünsche enthielt, wie auch den Akt, mit dem sie sich vom Objekt trennte. In der Folge gelang es ihr, ihre Analität und später auch die Genitalität zu entdecken und Phantasmen zu elaborieren, die von ihr als Kind angelegt, aber immer wieder vorschnell abgebrochen worden waren.

Ich denke, ein wichtiger Beitrag meiner Hilfe für sie bestand darin, dass ich in der Analyse mit ihr minutiös auf körperliche Empfindungen und Sinneseindrücke in meinem Gegenübertragungserleben achtete. Diese gaben oft den Hintergrund für Deutungen ab, die sie in der unmittelbaren Körperlichkeit der Dreijährigen in ihr berührten. (Danielle Quinodoz schreibt in ihrem Buch *Des mots qui touchent* (2002) über die Bedeutung von Körperempfindungen als Basis für Deutungen, die Patienten in Schichten ihrer frühesten Lebenszeit erreichen sollen.)

So galt es beispielsweise das Bollwerk ihres Ekels vor der tiefen Faszination ihren eigenen Fäzes gegenüber als Spur der Haltung ihres Vaters zu verstehen. Er konnte außer sich geraten, wenn Julia als Dreijährige regressiv die Sphinkterkontrolle verloren hatte. Für den Vater bewies der regressive Verlust der Erfolge ihrer Reinlichkeitserziehung sein Versagen als Vater, was ihn erneut seine Schuld in Julia externalisieren ließ.

Wie ich bereits betonte, brauchte Julia meine Worte für ihre Körperempfindungen, um ihre Triebhaftigkeit neu zu besetzen. Worte, die beispielsweise das »stinkende Monstrum«, welches die väterlichen Beschimpfungen aus ihr gemacht hatten, in ein dreijähriges Mädchen verwandelten, das seine Fäzes als anales Baby fantasierte, welches es seinem Vater schenken wollte. Ich diente Julia aber auch als Container für aggressive Impulse, die ich ihr im Verlauf dieser Phase immer selbstverständlicher zurückgeben konnte.

Je besser sich Julia ihre Analität aneignete, desto mehr wandelte sich der Widerstand innerhalb der Übertragug auch in ein libidinisiertes Spielen/Agieren mit Verweigerung und Trotz. Es handelte sich um einen Trotz, den es nun zu strukturieren galt, der ihr als Dreijährige – wie wir verstehen konnten – als Ursache des Selbstmordes, Mordes an Schwester und Bruder und Mordversuch der Mutter erschienen war.

Die Trennung, das Objekt zu verlassen, ging nur über einen destruktiven Akt, der ihr niemals möglich geworden war, weil er dem Muttermord entsprach, der für sie grausame Realität geworden war. Diese Realität hatte sie als Trauma in die Zukunft zu projizieren und verhindern versucht, worin sie durch die projektiv-identifikatorischen Schuldzuweisungen ihres Vaters unterstützt worden war.

Der in der Übertragung Schritt für Schritt möglich werdende und sich vollziehende Trennungsprozess an sich milderte ihre Schuldgefühle. Es ging nicht mehr primär um die Elaborierung der Schuld an sich, sondern vielmehr um sexuelle Strukturierung auf allen Ebenen, was wiederum als Nebenwirkung zur

Veränderung ihrer Schuldgefühle beitrug. Mir wurde klar, dass das Festkrallen am Schuldgefühl per se einem Bollwerk gegen die Strukturierung des eigenen Triebhaften entsprochen hatte. Durch die Trennung vom Objekt konnte die von diesem übernommene Schuld zugleich zurückgegeben werden. Was ver-rückt gewesen war, wurde zurechtgerückt: Die vom Objekt übernommene projektive Identifikation mit einer Schuld rückte sich zurecht, zurück ins Objekt.

Julia entwickelte ihre eigene Deutung ihrer Beziehung zum Vater: Der Vater hatte geglaubt, durch seine Gewalttätigkeit die Verzweiflungstat der Mutter verursacht zu haben. Mit dieser Schuld kam er nicht zurecht und schob sie ihr wie auch andern zu, wann immer möglich. Wenn er mit Julia in Schwierigkeiten geriet, konfrontierte ihn das jedes Mal mit seiner unerträglichen Schuld und führte ihm vor, dass er als Vater versagte, was zu erneuten Schuldzuweisungen Julia gegenüber führte. Unbewusst setzte Julia in der Folge alles daran, ihm zu beweisen, dass er ein guter Vater war, indem sie ein makellos braves Kind war und ihn zu keinerlei Wutausbrüchen provozierte. Weinen, Schreien, Trotzen, Gier oder Sexuelles in Julia hätten den Zorn des Vaters heraufbeschworen und damit dessen Schuld bewiesen, wogegen sie alles mobilisierte, was ihr möglich war, bis zum Verzicht auf ein eigenes psychisches Leben.

Eine Verschränkung der Übernahme von fremder Schuld mit narzisstischem Missbrauchtwerden tritt am Beispiel Julias deutlich zutage. Abschließend möchte ich über einen Traum berichten, der illustrieren soll, wie Julia in ihrem Erleben der sich strukturierenden Übertragung und der sich anbahnenden Auflösung ihrer Inkorporationen zwischen Überwältigtwerden und Bewältigung schwankte.

## Julias Traum

> Julia ist bei mir in Analyse – sie ist wieder ein Kind, voller Trotz und sagt kein Wort zu mir. Ich versuche auf alle Arten, an sie heranzukommen. Julia denkt: »No chance, sie wird es nie schaffen!« Nun fange ich an, Theater zu spielen. Julia denkt: »Sie muss nicht meinen, dass ich es ihr so einfach mache!« Ich fange an zu trällern. Julia denkt: »Die lasse ich zappeln, die soll sich jetzt ein bisschen mehr anstrengen.« Ich bemühe mich mehr und mehr um sie, aber Julia lässt sich um nichts in der Welt erweichen. Nun komme ich mit einem Pantoffel, streife ihr den Pantoffel an den Fuß. »Mama«, steigt es in Julia vom Bauch her auf – das Wort, sie spürt es körperlich, ein tiefer Schmerz, der in einem explosiven Schluchzen ausbricht und ihren Körper aus dem Innersten durchdringt. Diese schreiende, unmittelbar kör-

perliche Sehnsucht nach Mama – als ob Julia aus nichts anderem bestehen würde.

Julia assoziiert dazu, dass ihr nach dem Tod der Mutter wohl niemand mehr je einen Pantoffel angezogen hatte und das, was sie im Traum erlebt hatte, eine unmittelbar körperliche Erinnerung an die Zeit vor dem Trauma sein müsse, gegen deren Auftauchen und die damit verbundene Trauer sie sich mit allem ihr verfügbaren Trotz gewehrt habe.

Zugleich verband sie ihr Trotzen mir gegenüber mit ihrem Trotzen der Mutter gegenüber – mit welchem sie diese wohl zur Verzweiflung und schlussendlich in den Tod getrieben habe. Dasselbe Trotzen – so erinnert sie – habe sie später in Gegenwart ihres Vaters nur noch einmal gespürt und nach der »Katastrophe«, die sie damit bei ihm anrichtete, für immer in sich vergraben.

Die im Zusammenhang mit der Auflösung der Inkorporationen in der Übertragung geweckte Sehnsucht nach der Mutter und das Wiederfinden ihres analen Trotzes führten zu Erinnerungen, die einen Trauerprozess einzuleiten vermochten.

## Diskussion

In der Analyse mit Julia zeichnete sich später eine Neuversion der ödipalen Themen ab. Entsprechend der Triebintegration, die Julia in der Zwischenzeit möglich geworden war, war diese Neufassung geprägt von einer reichen phantasmatischen Tätigkeit. Nach der ersten – mehr von meinen Konstruktionen geprägten Fassung – schrieb Julia nun ihren »eigenen« Ödipus.

Mit meiner Falldarstellung wollte ich jedoch nichts anderes als eine klinische Basis für die nachfolgenden theoretischen Überlegungen bieten, die »entliehene Schuld« betreffen. Vor allem Julias Deckerinnerungen mit dem Vater scheinen mir besonders geeignet, eine Eltern-Kind-Interaktion zu illustrieren, welche wir als Schuld-vermittelndes projektiv-identifikatorisches Geschehen verstehen können.

Natürlich wäre eine Diskussion darüber interessant, was die strukturellen Voraussetzungen sind, die Patienten besonders empfänglich für die Übernahme von fremder Schuld machen. Bei Julia war es sicher der traumatische Verlust der Mutter, den sie primär schuldhaft erlebte und dann mit der Schuldübernahme abwehrte. Die orale Abhängigkeit von der Mutter hatte sie zu dieser Schuldübernahme prädisponiert.

Im Verlauf der Analyse erkannte sie die doppelte Schuld der Eltern. Hinter der väterlichen Schuld verbarg sich die Schuld der mörderischen Mutter, die sich als am schwersten zugänglich erwies. Wie ich beschrieben habe, setzte Julia lange alles daran, sich mit spaltenden Mechanismen den »Mutter-Engel« zu erhalten, indem sie den Vater zum »Teufel« machte.

Für mich stellte sich die Frage, ob die Mutter, die lange Zeit vor ihrem Suizid schwer depressiv war (ihre Rückkehr zu den Eltern lässt an eine anaklitische Depression denken), auch als »kaltes« Objekt – indem sie Julia ihrer Erregung überließ – Schuld übermittelnd wirkte. Jean Cournut macht sich über entsprechende Zusammenhänge zwischen einer zur Trauer unfähigen Mutter und der Übermittlung von Schuldgefühlen Gedanken (Cournut, 1988).

## Theoretische Überlegungen zu »entliehener Schuld«

Wie ich bereits erklärte, ließen mich ähnliche Erfahrungen auch mit anderen Patienten im Verlauf meines theoretischen Nachdenkens zur Hypothese einer im Subjekt eingelagerten, »vom Objekt entliehenen Schuld« kommen.

Entliehene Schuld: ursprünglich dem Objekt zugehörig, nun als wenig oder kaum elaborierte Inkorporation im Subjekt präsent, oft auch nur in ihrer Verwandlung in ein Strafbedürfnis oder in einen masochistischen Lebensstil erkennbar.

Meine Beschäftigung mit Schuldgefühlen und entsprechende Literaturstudien ließen mich auf Freuds Begriff der »entliehenen Schuld« stoßen, welchen er im Zusammenhang mit der negativen therapeutischen Reaktion in einer viel beachteten Fußnote erwähnt.

### »Entliehene Schuld« bei Freud

In »Das Ich und das Es« schreibt Freud innerhalb seiner Ausführungen über die negative therapeutische Reaktion von einem daran beteiligten Schuldgefühl, das sich nicht als solches, jedoch erkennbar als Gefühl des Patienten, krank zu sein, ausdrücke. Dazu führt er in einer vielbeachteten Fußnote aus:

> »Der Kampf gegen das Hindernis des unbewußten Schuldgefühls wird dem Analytiker nicht leicht gemacht. Man kann direkt nichts dagegen tun, indirekt nichts anderes, als daß man langsam seine unbewußt verdrängten Begründungen aufdeckt, wobei es sich allmählich in bewußtes Schuldgefühl verwandelt. Eine besondere

Chance der Beeinflussung gewinnt man, wenn dies ubw Schuldgefühl ein entlehntes ist, das heißt das Ergebnis der Identifizierung mit einer anderen Person, die einmal Objekt einer erotischen Besetzung war. Eine solche Übernahme des Schuldgefühls ist oft der einzige, schwer kenntliche Rest der aufgegebenen Liebesbeziehung. Die Ähnlichkeit mit dem Vorgang bei Melancholie ist dabei unverkennbar. Kann man diese einstige Objektbesetzung hinter dem ubw Schuldgefühl aufdecken, so ist die therapeutische Aufgabe oft glänzend gelöst, sonst ist der Ausgang der therapeutischen Bemühung keineswegs gesichert. Er hängt in erster Linie von der Intensität des Schuldgefühls ab, welcher die Therapie oft keine Gegenkraft von gleicher Größenordnung entgegenstellen kann« (Freud, 1923b, S. 279).

Betty Raguse diskutierte in ihrem anlässlich des Symposiums in der SGPsa 2002 gehaltenen Vortrages diese Fußnote und war zusammen mit anderen Autoren, die diese Stelle in Freuds Werk zum Ausgangspunkt für eigene Überlegungen nahmen, einig, dass sie sehr viel Rätselhaftes und Unklares enthalte. Ich möchte mich dieser Meinung anschließen, aber ihren Wert gerade in ihrer Unbestimmtheit und Offenheit sehen, die uns anregen und die Freiheit lassen, weiterzudenken.

Während Freud das Thema der unbewussten Schuldgefühle als Hindernis für den Erfolg der Kur in »Das ökonomische Problem des Masochismus« und in Kapitel VII und VIII von »Das Unbehagen in der Kultur« wieder aufnimmt, spricht er vom Phänomen einer »entliehenen Schuld« nur an dieser erwähnten Stelle.

## Nachfolger Freuds zum Begriff »entliehene Schuld«

Im Folgenden sollen einige der Autoren, die mir wichtige Anregungen für das Verständnis von »entliehener Schuld« gegeben haben, zu Wort kommen.

Jean Cournut nennt Freuds Hinweis auf die mögliche Herkunft eines unbewussten Schuldgefühles durch Entlehnung eine wenig erforschte Intuition Freuds, die es als Hypothese ermöglicht, in der libidinösen Vorgeschichte des Betreffenden deutbare Verknüpfungen aufzufinden, die einen Ausweg aus der negativen therapeutischen Reaktion aufzuzeigen vermögen (Cournut, 1988). Er verbindet dieses Schuldgefühl mit einer Unfähigkeit des Objektes, Trauerarbeit zu leisten.

Er fragt sich zunächst, ob das unbewusste Schuldgefühl sprachlos sei, ob es bei demjenigen, von dem es entlehnt wurde, eine Sprache hatte oder unbewusst war. Er regte mich mit diesen Gedanken an, zu meinen Vorstellungen einer inkorporierten präsymbolischen Schuld zu kommen. Weiter stellt er die Frage, ob die Übernahme »entliehener Schuld« einem inkorporativen, magischen, asymbolischen Akt entspreche, der von einem versteinerten Objekt ausging.

Die klinischen Bilder, die den theoretischen Zugang zum unbewussten Schuldgefühl als einem entlehnten rechtfertigen, ähneln – so sagt er – Fällen, die er als »misslungene Trauer« versteht. Er nennt die entsprechenden Patienten die »Verödeten« und die »Bodenlosen« und meint, es gehe um die Entlehnung eines Schuldgefühles, von dem man vermuten könne, dass es eine schlecht trauernde Mutter mächtig beseelte, um dessen identifikatorische oder inkorporative Entlehnung.

Ebenso wie das verführende Objekt kann auch die innerlich abwesende, in scheiternder und dadurch chronisch bleibender Trauer gefangene Mutter dem Kind nicht als Objekt dienen, mithilfe dessen es seine Triebe introjiziert. In ihrer Nichtverfügbarkeit wird sie genauso wie das verführende Objekt zu einem übererregenden Objekt, das das Kind seinen Trieben überlässt. Für Cournut ist die Klinik des Loches und der Leere, die A. Green mit dem Syndrom »mère morte« beschreibt, darum eine Klinik des Zuviels, des Zuviels an Erregung.

Danielle Quinodoz vertritt mit ihrem Konzept des »objet trou« eine ähnliche Auffassung: In ihrer Arbeit über die Analyse einer adoptierten Analysandin beschreibt sie eine Übertragung, die auf einer oberflächlichen Ebene einer Leere entspricht, darunter jedoch überladen von überquellenden Repräsentanzen erscheint (Quinodoz, 2000).

Auch für Joyce McDougall ist die kalte Mutter eine erregende Mutter, indem sie unfähig ist, ihren Reizschutz zu erfüllen (McDougall, 1988). Es kann sein, dass sie ihr Kind wie einen Ersatz oder ein Füllsel für ihren durch ungeleistete Trauer beschädigten Narzissmus benutzt und sich mit dem Körper ihres Kindes als eines Teiles ihrer selbst erregt. Das Kind wird dabei ein Objekt der Verführung. Das dadurch entstehende Zuviel an Erregung wird schuldhaft verarbeitet.

René Roussillon beschreibt im Zusammenhang mit seinem Konzept einer »culpabilité de l'innocence«, in Verbindung mit der negativ therapeutischen Reaktion, die Bildung des entsprechenden Schuldgefühles als Prozess einer introjektiven Identifikation – das heißt hier: einer Inkorporation – und rückt sie damit in die Nähe der Melancholie (Roussillon, 1991). Auch er fasst diese Art Schuldgefühl im Zusammenhang mit nicht geleisteter Trauer über einen Objektverlust auf, wobei es diesmal jedoch um die Trauer des Subjektes selbst geht – Trauer, die es in der Übertragung in Gang zu setzen gelte.

Abraham und Torok beschreiben im Zusammenhang mit ihrem Konzept der »Krypta« wie das Subjekt besessen scheint: »nicht durch sein eigenes Ubewußtes, sondern durch das Unbewußte eines anderen« (Abraham & Torok, 1978). Als »Phantom« bezeichnet Abraham eine Bildung im dynamischen Unbewussten, das sich dort nicht wegen der Verdrängungsleistung des Subjekts, sondern wegen seiner Einfühlung in den unbewussten Inhalt eines elterlichen Objektes eingenistet hat. Im Unterschied zu einer dynamischen oder konstitutiven Verdrängung nennen Abraham und Torok den zur Krypta gehörenden Mechanismus die »konservierende Verdrängung«.

Konserviert wird dabei nebst der »Lust eines Momentes« auch die Hoffnung, das gute Objekt, das einem bei der Integration der eigenen Triebimpulse hilft, eines Tages doch noch zu finden. Als zentraler Bestandteil des Traumas gilt auch bei Freud das Fehlen eines bei der Integration der Reizüberflutung hilfreichen Objektes.

Ähnlich – über Inkorporationsprozesse, die anstelle von Trennung und Individuierung einsetzen – konzeptualisiert Christopher Bollas in seiner Studie über Hysterie das Zustandekommen der malignen hysterischen Struktur (Bollas, 2000). Sein Begriff eines »interjects« half mir, meine Vorstellungen der Funktion von »entliehener Schuld« innerhalb des Triebhaushaltes zu klären: Mit »interject« meint Bollas die durch projektive Identifikation der Primärobjekte oder durch traumatische äußere Einflüsse zustande kommenden Inkorporationen, die die Funktion angenommen haben, das Subjekt dem eigenen Triebhaften zu entfremden, ja enteignen, indem sie seine elaborierende Funktion zerreißen und sich dadurch im Kern der Entstehung eines falschen Selbstes ansiedeln (Bollas, 1999).

Bertrand Cramer und Francisco Palacio-Espasa haben Auswirkungen elterlicher projektiver Identifikation auf das Kind untersucht und unterscheiden in diesem Zusammenhang mögliche pathogene von strukturierenden, in der Identitätsbildung hilfreiche Auswirkungen (Cramer & Palacio-Espasa, 1993a, b). Als hilfreich beschreiben sie von libidinöser Besetzung geprägte projektive Identifikationen, die im Zusammenhang mit empathischen Fähigkeiten ihre Rolle spielen und den Eigenarten des Kindes Rechnung tragen. Als pathologisch wirksam bezeichnen sie narzisstisch geprägte, aggressiv geladene Selbst- oder Objektanteile, die vom Primärobjekt expulsiv ins Kind gezwängt werden. Ähnlich wie Cournut im Zusammenhang mit »entlehntem Schuldgefühl« sehen auch sie als ausschlaggebend für das Zustandekommen pathogener projektiver Identifikation eine spezifische Schwierigkeit aufseiten der Eltern, Trauerarbeit um ein in der Vergangenheit verlorenes Objekt zu leisten. Die dabei verleugneten Schuldgefühle können dazu führen, dass aggressive Impulse ins Kind evakuiert werden und sich in der Folge ein paranoides Verhältnis zu demselben etabliere.

Das Kind fantasiere seine Bedürfnisse und spontanen Impulse in der Folge als aggressiv geladen, was wiederum mit Schuldgefühlen verbunden sei und zu einem Grundgefühl von Ineffizienz sowie mangelndem Vertrauen in die eigene Initiative führe.

Haydee Faimberg hat in ihrer Arbeit über Telescoping (Ineinanderrückung der Generationen) unter anderem mit Holocaust-Traumatisierten untersucht, was Eltern dazu führt, ihre Kinder als Behälter von ihnen verhassten Selbstanteilen zu missbrauchen und was Kinder dazu veranlasst, diese Teile zu übernehmen und festzuhalten (Faimberg, 1993).

Faimberg spricht von einer Fremdbestimmung des Subjektes durch etwas, das einem Fremden gehört und von diesem nicht als zu ihm gehörig anerkannt, sondern durch die narzisstische Objektbeziehungsregulation, durch Kontrolle und Eindringen ins Kind ausgestoßen wird, sich jeder Repräsentanzenbildung widersetzt und deshalb nicht gehört werden kann. Was dabei entsteht, nennt Faimberg »negative Identität«. Der Übergang von der Inkorporation zur Repräsentanz sei nur im Gefolge der rekonstruktiven Deutung möglich. Als klinisches Faktum könne dieses Entfremdungsgefühl mit dem von Winnicott und anderen beschriebenen Gefühl der »Entrückung« in Beziehung gesetzt werden. Faimberg beschreibt, wie nur über den Prozess der Ent-Identifizierung die Bedingung zur Befreiung der Lust und zur Konstituierung der Zukunft gegeben ist. Die eigentliche Vergangenheit, die mit der Arbeit der Ent-Identifizierung errichtet wird (in unserem Fall die Rückgabe der Schuld), ist immer befreiend. Faimberg meint, die Analyse dieses Typus von narzisstischer Regulierung seitens der inneren Eltern könnte in vielen Fällen dabei helfen, eine rätselhafte negative therapeutische Reaktion besser zu verstehen.

Serge Lebovici betont die Rolle der Mutter in der Über-Ich-Bildung und spricht in diesem Zusammenhang von einer »Verführung der Schuld« (Lebovici, 1971). Die Mutter übermittle mit der Pflege unbewusste Schuldgefühle, die im Zusammenhang mit der eigenen verdrängten konflikthaften infantilen Sexualität zu verstehen seien. Lebovici situiert diese Art mütterliche »Schuld vermittelnde Verführung« nahe bei Laplanches »rätselhaften Signifikanten«.

Janice de Saussure untersucht die Bedeutung, die Schuldgefühle im Zusammenhang mit dem Widerstand einnehmen, stellt dabei die Verbindung zwischen Schuldgefühlen und narzisstischer Befriedigung wie auch Allmachtsfantasien eindrücklich dar und betont, wie die Aufrechterhaltung von übertriebenen Schuldgefühlen dazu eingesetzt wird, einer realen, in Grenzen gebliebenen Schuld auszuweichen und die Fantasien um die ödipalen Objekte nicht auflösen zu müssen (de Saussure, 1982).

Wir können »entliehene Schuld« als spezifische Form einer »übertriebenen Schuld« auffassen.

## »Entliehene Schuld« und Entfremdung

Während manche Autoren (z. B. Hirsch, Cournut u. a.) das eine »entliehene Schuld« tragende Subjekt primär als Opfer sehen, geht es mir vor allem darum, zu verstehen, was das Subjekt dazu bringt, eine derartige fremde Schuld zu übernehmen. Ebenso interessiert mich, was mit einer Inkorporation dieser Art innerhalb der Weiterentwicklung geschieht und welche Funktionen sie innerhalb des psychischen Geschehens einnehmen kann.

Was mich beschäftigt, ist vor allem die durch die Übernahme der entliehenen Schuld zustande kommende Entfremdung von den eigenen Triebimpulsen, die ich bei meinen Patienten feststellen konnte. Der defensive Aspekt, den ich in dem Symdrom wahrnehme und über den ich im Folgenden ausführliche schreibe, steht im Zentrum meines Interesses.

Zu den Voraussetzungen, die nötig sind, damit es überhaupt zu einer Übernahme fremder Schuld kommen kann, gibt es nur wenig Spezifisches zu sagen. Jedenfalls lässt sich keine spezifisch klinisch identifizierbare Patientengruppe ausmachen, die dazu besonders prädisponiert wäre. Wir können von einer Schuld-Inkorporation sowohl bei Patienten sprechen, die wir mit André Green dem Komplex der »toten Mutter« zuordnen, wie auch bei Patienten, die im Zusammenhang mit einer Verführungsszene ein »Phantom« in sich tragen, wie sie von Abraham und Torok beispielhaft beschrieben wurden. Während bei den einen der depressive Besetzungsabzug die maßgebliche Rolle spielt, ist es bei den anderen die Verführung. Offenbar scheint, wie dies Joyce McDougall eindrücklich beschrieben hat, auch eine Kombination beider Konstellationen nicht selten.

Fest steht, dass es bei beiden um eine Dynamik des »Zuviels« an Erregung geht, die nicht integriert werden kann. Sowohl beim Komplex der »toten Mutter« wie auch bei der »konservierenden Verdrängung« der »endokryptischen Identifikation« geht es um das Festhalten an einem Moment, in dem vom Objekt Befriedigung gewährt wurde. Dieses Moment wird verinnerlicht und festgehalten, mit der Hoffnung, es wiederzufinden.

Dass gerade durch dieses Festhalten die Introjektion, die Aneignung der eigenen Triebe verunmöglicht wird, gehört zum Paradox der Situation: Die Trennung vom unfähigen, da erregenden oder innerlich nicht verfügbaren Objekt, gelingt nicht und dadurch bleibt das Subjekt in seinen Möglichkeiten blockiert. Indem es auf die Wiederkehr des guten Objektes wartet, bleibt es seiner eigenen Möglichkeiten beraubt.

## Inkorporation und Introjektion – zwei gegenläufige Konzepte

Ich kann an dieser Stelle nicht auf den Begriffsdschungel eingehen, der um die Konzepte von Identifikation, Inkorporation und Introjektion existiert. Freud selbst und auch viele Autoren nach ihm verwenden die Begriffe für unterschiedliche Mechanismen. Einige wie zum Beispiel Sandler haben versucht, Ordnung in das Durcheinander der Begriffe zu bringen.

Zum Zwecke der Unterscheidung des Mechanismus der fremden Schuldübernahme vom Mechanismus der Integration einer Schuld für eigene Triebimpulse scheinen mir die Begriffe »Inkorporation« und »Introjektion«, wie sie von Maria Torok verwendet werden, die sich ihrerseits auf Ferenczi bezieht, passend (Abraham & Torok, 1978). Torok meint, dass wir im Zusammenhang mit dem Konzept der Introjektion in ein »begriffliches Gelände voller Fallen« geraten, da sich dessen Bedeutung im Verlauf seiner Entwicklung nach der ursprünglichen Einführung durch Ferenczi im Jahr 1909 völlig verändert habe. Sie will der ursprünglich von Ferenczi eingeführten Bedeutung von Introjektion wieder zu Gehör verhelfen. Ferenczi ging es mit der Introjektion um die Integration der Erfahrung der eigenen Triebhaftigkeit, deren Vermittler das begehrte und danach verlorene Objekt ist. Es handelt sich dabei nicht um einen kompensatorischen Mechanismus, sondern um einen Prozess von Ich-Erweiterung und -Wachstum.

Torok versteht nun den oralen Modus der Inkorporation als einen dieser Introjektion gegenläufigen Mechanismus. Sie setze den traumatischen Verlust des Objektes voraus, noch bevor die ihm geltenden Wunschregungen befreit worden sind. Dieser Verlust komme einem Verbot gleich und mache deshalb die Introjektion unmöglich. Um die verlorene Lust und die verfehlte Introjektion zu kompensieren, würde das verbotene Objekt innerlich festgehalten.

Inkorporation wird hier also nicht wie üblich als »Vorläufer« von Introjektion und Identifikation verstanden, sondern sie entspricht der phantasmatischen defensiven Übernahme von Anteilen des Objekts und dient der Abwehr der Integration eigener Triebimpulse. Die so aufgefasste Inkorporation entspricht einem Mechanismus, der letztlich zu einer Evakuierung der eigenen Triebhaftigkeit und damit zu der Tendenz der teleskopischen Weitergabe des Traumas führt, während Introjektion mit Elaboration verbunden ist.

Inkorporation können wir verstehen als fantasierten Versuch, die Wunde eines Verlustes imaginär zu verdecken, Introjektion im Gegenteil dazu als Beispiel gelingender seelischer Verarbeitung eines traumatischen Erlebnisses oder Verlustes. Inkorporation als regressiver und reflexiver Ersatz einer Introjektion. Die »magische Heilung« qua Inkorporation erspart die schmerzhafte Mühsal der Verarbeitung mittels Introjektion. Inkorporation hinterlässt eine verdeckte Lücke in der Seele, einen Mangel an genau dem Ort, an dem eine Introjektion hätte stattfinden sollen.

Was auf den ersten Blick als Identifikation imponiert, wäre hinsichtlich seiner Funktion als eher dem inkorporativen oder introjektiven Mechanismus entsprechend zu analysieren. So liegt die primäre Identifikation sicher der Inkorporation nahe oder kommt ihr gleich, während sekundäre Identifikationen dem hysterischen, narzisstischen, depressiven usw. Typus der Introjektion näherstehen. Inkorporation eines Objektes entsteht im Zusammenhang mit dem Wunsch, sich das »gute Objekt« zu erhalten und damit dasjenige, das bei der Introjektion behilflich ist.

So verstanden ist die »entliehene Schuld« die Folge einer Inkorporation und die eigene Schuld das Ergebnis einer Introjektion und Integration. Bei der Inkorporation wird die Schuld des Objektes in den Selbstrepräsentanzen eingelagert und die Objektrepräsentanzen werden ausgestattet mit den Aspekten des prätraumatisch guten Objektes.

## Die defensive Funktion »entliehener Schuld«

»Entliehene Schuld« – begonnen hat meine Beschäftigung mit diesem Thema im Zusammenhang mit dem Schreiben meiner Arbeit »›Die Schöne und das Biest‹ vor der Urszene. Zur Transformation einer Spracherregung« (Schmid-Gloor, 2001). Ich beschäftigte mich dabei unter anderem mit Ferenczis Arbeit »Sprachverwirrung zwischen dem Kind und dem Erwachsenen« (Ferenczi, 1932) und stieß dabei auf eine Stelle, die mein Interesse besonders weckte. Damit ich den Weg meines Denkens aufzeigen kann, möchte ich hier auf sie zurückkommen.

Ferenczi beschreibt als bedeutsamste Wandlung, die das Kind nach einem Verführungserleben prägt, die Inkorporation des Schuldgefühls des Erwachsenen. Dadurch erscheine für das Kind ein bisher harmloses Spiel nun als strafwürdige Handlung. Die Übernahme des Schuldgefühles komme nicht nur durch das Bemühen des Kindes zustande, den prätraumatischen Zustand und damit das »gute Objekt« wieder herzustellen, sondern auch durch den Umschwung im Verhalten des Erwachsenen, der nach dem gewaltsamen, leidenschaftlichen Übergriff oft überwechsle zu einer ebenso leidenschaftlichen Straftendenz dem unschuldigen, missbrauchten Kind gegenüber und dadurch aktiv zur Übernahme der Schuldgefühle durch das Kind beitrage. Ferenczi schreibt:

> »Dazu kommt das barsche Benehmen des nun von Gewissenspein noch mehr geplagten und verärgerten erwachsenen Partners, das das Kind noch tiefer schuldbewußt und beschämt macht. Fast immer benimmt sich der Täter, als ob nichts geschehen wäre. Nicht selten wird der Verführer nach solchem Geschehnis übermoralisch oder religiös und trachtet, auch das Seelenheil des Kindes mittels solcher Strenge zu retten« (Ferenczi, 1932, S. 519).

Ich überlegte mir nun, dass sich das Entstehen eines inkorporierten Schuldgefühles im Kind im Zusammenhang mit diesem Moment des Umschwungs mithilfe unseres heutigen Verständnisses von Spaltung, Verleugnung und projektiver Identifikation sehr viel genauer verstehen lässt, als dies Ferenczi zu seiner Zeit möglich war.

Der Ursprung eines so entstandenen Schuldgefühles kann nicht nur als Folge einer Inkorporation, sondern auch als verursacht durch einen projektiv-identifikatorischen Vorgang aufgefasst werden: Indem der Erwachsene nach dem Übergriff den für sein Über-Ich unerträglichen Teil seines triebhaften Verlangens in das Kind hinein verlagert, und dieses in der Folge dementsprechend streng kontrollierend behandelt, erlebt sich das Kind, das nun als »Container« dieser Impulse seines Gegenübers fungiert, selbst als unkontrollierbar triebhaft, monströs und gefährlich und empfindet dementsprechend die Schuldgefühle, denen der Erwachsene mittels der projektiven Identifikation ausweicht.

Von zentralem Interesse war in der Folge für mich jedoch, was auf der Seite des Kindes dazu führt, dass es diese Schuld übernimmt. Bei der Enstehung der Schuldgefühle in seiner Psyche sind zwei wesentliche Vorgänge beteiligt. Zunächst findet eine Spaltung am Objekt statt: Als Folge der Verleugnung des Traumas und zur Erhaltung eines prätraumatischen, liebenden Objektes wird der Aggressor-Teil abgespalten. Gleichzeitig identifiziert sich das Kind mit diesem Aggressor-Teil, was durch das von Ferenczi beschriebene Verhalten des Erwachsenen, den projektiv-identifikatorischen Vorgang, untermauert und befestigt wird.

Für das Kind bedeutet dies, dass es eine besondere Schwierigkeit in seinem Individuierungsprozess antreffen wird. Der Erwachsene hat nicht nur einen verhassten, sondern auch einen begehrten Teil ausgelagert und will sich deshalb vom Kind als Träger seiner Lust nicht trennen. Durch die Bedeutung, die es für sein

Objekt hat (narzisstische Gratifikation), bleibt das Kind an das Objekt gebunden und in seiner eigenen Triebhaftigkeit enteignet.

In der Falldarstellung »Julia« entsprechen die Deckerinnerungen derart projektiv-identifikatorischen Prozessen. Ferenczi hatte nur den Teil beschrieben, in dem der Erwachsene seine Lust im Kind deponiert und dort paranoid kontrolliert. Im Falle Julias ist entscheidend, dass der Vater ihr suggerierte, sie sei Urheberin seines Triebdurchbruches. Dadurch scheint er dazu beigetragen zu haben, dass sie seine Triebhaftigkeit für ihre eigene substituierte, die ihr in jeder Hinsicht als monströs erscheinen musste.

In der vorliegenden Arbeit fasse ich den Beitrag, den die väterliche Schuldzuweisung zu Julias Strukturbildung leistete, nicht mehr als ihre eigene Schuld untermauernd auf, wie ich das ursprünglich tat, sondern in seiner defensiven Funktion: Julia klammerte sich identifikatorisch an die väterliche Schuldzuweisung und wehrte damit Schuldgefühle für eigene triebhafte Wünsche ab.

## Die Etablierung eines »falschen Über-Ichs«

Es scheint, dass eine Vielzahl von Faktoren das Subjekt dazu bringt, fremde Schuld zu übernehmen. Goldberg beschreibt, wie jedes Gefühl, jede Unlust oder jede intrastrukturelle Spannung als Schuldgefühl transformiert und als solches vom Subjekt wahrgenommen werden kann (Goldberg, 1985). Die Traumatisierung von Verführung oder Vernachlässigung und die dabei freiwerdende Reizüberflutung und Angst werden repräsentierbar in Schuldgefühlen.

Wie Freud in »Hemmung, Symptom und Angst« zeigt (Freud, 1926d), erzeugt Angst Unlust und sucht nach Abfuhr. Wahrnehmungen, die Abfuhrprozesse begünstigen und die Spannung erleichtern helfen, werden gesucht. Zwischen der Angst und der Angst vor dem Über-Ich ergibt sich eine Passage zur Repräsentation. Sobald eine Repräsentation der Schuld gefunden ist, ergeben sich Abfuhr und dabei auch Wiedergutmachungsvorstellungen oder Fantasien über Versuche, die Gefahr in Zukunft zu verhindern.

Zu den traumatischen Situationen von Verführung oder Vernachlässigung gehört das Fehlen eines Objektes, das bei der Integration der erlebten Erregung und Reizüberflutung hilft. Weist das Objekt dem Subjekt eine Schuld zu, entspricht dies einem Angebot zur Repräsentation. Die Übernahme der Schuld hilft dem Subjekt, nach dem traumatischen Riss, der die Verführung für die Psychisierung bedeutete, dieselbe zu reaktivieren. Zugleich ermöglicht die angebotene Repräsentanz die Erhaltung des prätraumatischen guten Objektes.

Ich hatte zunächst im Zusammenhang mit meiner Beschäftigung mit Ferenczi angenommen, diese Art übernommener, fremder Schuld verstärke die inzestuöse Schuld. Heute bin ich jedoch der Auffassung, dass diese Art »entliehener Schuld« vor allem defensive Funktionen hat und die Schuld für eigene inzestuöse Impulse abwehrt.

Wenden wir uns als Beispiel der Verführungsszene zwischen Julia und ihrem Vater zu. Sie zeigt, wie es nicht zu einem Ablauf kommt, in welchem Julia ihre Triebimpulse über eine Antwort des Objektes kontrollieren und in der Folge Verantwortung für sie übernehmen kann. Vielmehr kommt es zu einem Bruch im Ablauf des Geschehens. Um das prätraumatische Objekt aus der Zeit vor der Verführung zu erhalten, übernimmt Julia die vom Vater angebotene Version des Geschehens und erlebt sich als einzig Schuldige, Gefährliche, Verführende.

Der Ablauf ermöglicht es Julia nicht, Schuldgefühle für ihre eigenen inzestuösen Wünsche zu entwickeln, die ein integraler Bestandteil ihres eigenen Über-Ichs wären, sondern lässt sie eine Art Fremdkörper inkorporieren, der in der Funktion eines »falschen Über-Ichs« nach dem Muster einer sadomasochistischen Interaktion ihre eigene Triebhaftigkeit kontrolliert. Das »falsche Über-Ich« enthält die Lust des inzestuösen Objekts und seinen rigiden Kontrollzwang. Das heißt: Vordergründig herrscht Verurteilung des Triebhaften als monströs, unbewusst eine masochistische Erotisierung dieser Triebverurteilung. Anstelle des vom Objekt garantierten Verbotes, das eine Introjektion und Strukturierung unter Einbezug des Über-Ichs ermöglichen würde, steht hier die »entliehene Schuld«, die die Elaborierung des Geschehenen im Hinblick auf die eigenen Impulse »kurzschließt«. Julia wird ihre Befriedigung im Masochismus suchen, in der Erotisierung des Schuldgefühles.

An den unterschiedlichsten Stellen macht sich Freud Gedanken über die Strenge des Über-Ichs, die er einerseits aus den Niederschlägen der Identifikationen mit den Eltern und andererseits aus den aggressiven Triebkräften des Es herleitet. Freud beschreibt, wie die Strenge der äußeren Autorität durch die eigene gegen diese versagende Autorität gerichtete Aggression potenziert wird. Die Identifizierungen, die das reife Über-Ich im Zusammenhang mit der ödipalen Struktur bestimmen, sind dadurch geprägt, dass sie ihre Objekte zugleich loslassen und in sich aufnehmen, wodurch desexualisierte Objektbeziehungen und sublimierte Triebziele überhaupt erst möglich werden.

Demgegenüber repräsentiert die aus »entliehener Schuld« entstandene Struktur des »falschen Über-Ichs« die inkorporierende Umklammerung des inzestuösen Objektes in einer sadomasochistischen Abhängigkeit. Es kann also als Extrembeispiel für einen Nicht-Verzicht aufgefasst werden. Alle eigenen lebendigen Impulse, welche die Strukturierung ödipaler Konflikte überhaupt erst ermöglichen und damit letztlich auf eine Trennung von Objekt und Subjekt hinauslaufen würden, werden gnadenlos verfolgt. Deshalb hat das »falsche Über-Ich« eine statische Qualität und bleibt assimilatorisch-identifikatorischen Prozessen verschlossen. Das inkorporierte schuldzuweisende Objekt wird in der Über-Ich-Struktur als Fremdkörper etabliert, der vom Subjekt nicht beeinflusst werden kann. In der Starre und Unbeweglichkeit des »falschen Über-Ichs« manifestiert und wiederholt sich damit das Trauma von Hilflosigkeit und Überwältigung.

Freud bezeichnet das Schuldgefühl als »topische Variante der Angst« und erkennt als Urquelle aller Angst den Zustand der Hilflosigkeit, des traumatischen Erlebens einer Reizüberflutung. In diesem Sinne findet sich hinter einem Schuldgefühl, das oft »großartig in seiner Unbestimmtheit« (Goldberg, 1985) ist, ein Angstaffekt, der im Namen der Schuld leichter erträglich ist. Die Annahme einer fremden Schuld ist von daher als ein Bewältigungsversuch zu verstehen, der allerdings gravierende Folgen hat. Das »falsche Über-Ich« wird im Sinne einer Fixierung jede Wunschvorstellung in etwas Schuldhaftes verwandeln und damit einen Wiederholungszwang auslösen, der der Integration des Triebhaften entgegenarbeitet.

## Literatur

Abraham, N. (1991). Aufzeichnungen über das Phantom. Ergänzung zu Freuds Metapsychologie. *Psyche, 45*(8), 691–698.

Abraham, N. & Torok, M. (1978). *L'écorce et le noyau.* Paris: Aubier-Montaigne.

Abraham, N. & Torok, M. (2001). Zum metapsychologischen Begriff der Realität. Trauer *oder* Melancholie. Introjizieren – inkorporieren. *Psyche, 55*(6), 539–559.

Bick, E. (1986). Further considerations on the Function of the Skin in Early Object Relations. Findings from Infant Observation Integrated Into Child and Adult Analysis. *British Journal of Psychotherapy, 2*(4), 292–299.

Bollas, C. (1999). *Mystery of things.* London: Routledge.

Bollas, C. (2000). *Hysteria.* London: Routledge.

Cournut, J. (1988). Ein Rest, der verbindet. Das unbewusste Schuldgefühl, das entlehnte betreffend. In *Jahrbuch der Psychoanalyse 22* (S. 67–98). Stuttgart: frommann-holzboog.

Cramer, B. & Palacio-Espasa, F. (1993a). L'identification, la projection et l'identifcation projective dans les relations précoces mère-bébé: l'apport des thérapies conjointes. In *La pratique des psycho-thérapies mères-bébés.* Paris: Presses Universitaires de France.

Cramer, B. & Palacio-Espasa, F. (1993b). Les contributions maternelles aux identifications du bébé. In *La pratique des psycho-thérapies mères-bébés.* Paris: Presses Universitaires de France.

De Saussure, J. (1982). Das Schuldgefühl als Quelle narzisstischer Befriedigung. La culpabilité comme source de gratification narcissique. *Bulletin der SGPsa, 13*, 3–21.

Donnet, J.-L., (1995). *Surmoi I. Le concept freudien et la règle Fondamentale.* Monographie de la Revue française de Psychanalyse. Paris: Presses Universitaires de France.

Faimberg, H. (1993). Le téléscopage des générations. À propos de la généalogie de certaines identifications. In R. Kaes, H. Faimberg, M. Enriquez & J. J. Baranes (Hrsg.), *Transmission de la vie psychique entre générations* (S. 59–79). Paris: Dunod.

Ferenczi, S. (1909). Introjektion und Übertragung. In Ders. (1970), *Schriften zur Psychoanalyse. Bd. I* (S. 12–47). Frankfurt a. M.

Ferenczi, S. (1912). Introjektion und Übertragung. In Ders. (1927), *Bausteine zur Psychoanalyse, Bd. I.* Wien: Verlag Internationale Psychoanalyse.

Ferenczi, S. (1932). Sprachverwirrung zwischen den Erwachsenen und dem Kind. In Ders. (1964), *Bausteine zur Psychoanalyse*, Bd. 3: Arbeiten aus den Jahren 1908–1933 (S. 511–525). Stuttgart/Bern: Hans Huber.

Freud, S. (1916–17g). Trauer und Melancholie. *GW X* (S. 427–446).

Freud, S. (1923b). *Das Ich und das Es. GW XIII* (S. 235–289).

Freud, S. (1924c). Das ökonomische Problem des Masochismus. *GW XIII* (S. 369–383).

Freud, S. (1926d). Hemmung, Symptom und Angst. *GW XIV* (S. 111–205).

Freud, S. (1937c). *Die endliche und die unendliche Analyse. GW XVI* (S. 57–99).

Goldberg, J. (1985). *La culpabilité. Axiome de la psychanalyse.* Paris: Presses Universitaires de France.

Green, A. (1983). Narcissisme *de vie, narcissisme de mort.* Paris: Les editions de minuit.

Grubrich-Simitis, I. (1987). Trauma oder Trieb – Trieb und Trauma. Lektionen aus Sigmund Freuds phylogenetischer Phantasie von 1915. *Psyche, 41*(11), 993–1023.

Hirsch, M. (1995). Fremdkörper im Selbst. In *Jahrbuch der Psychoanalyse 35* (S. 123–151). Stuttgart: frommann-holzboog.

Hirsch, M. (1998). *Schuld und Schuldgefühl.* Göttingen: Vandenhoeck & Ruprecht.

Kestemberg, J. (1989). Neue Gedanken zur Transposition. Klinische, therapeutische und entwicklungsbedingte Betrachtungen. In *Jahrbuch der Psychoanalyse 24,* (S. 163–189). Stuttgart: frommann-holzboog.

Laplanche, J. (1988 [1986]). *Die allgemeine Verführungstheorie.* Tübingen: Edition Diskord.

Lebovici, S. (1971). *Les sentiments de culpabilité chez l'enfant et chez l'adulte.* Paris: Hachette.

McDougall J. (1988). *Theater der Seele.* München/Wien: Verlag internationale Psychoanalyse. [Frz. Orig. 1982: *Theatre du Je.* Paris: Editions Gallimard].

Meltzer, D. (1975). Adhesive Identification. *Contemporary Psychoanalysis, 11*(3), 289–310.

Quinodoz, D. (1996). An Adopted Analysand's Transference of a »Hole-Object«. *Int. J. of Psychoanal., 77*, 323–336.

Quinodoz, D. (2000). Sentiment transférentiel d'indifférence chez une analysante adoptée. *Revue française de psychanalyse, 2000/2*(64), 513–528.

Quinodoz, D. (2002). *Des mots qui touchent.* Paris: Presses Universitaires de France.

Raguse, B. (2002). Vom Sinn des Schuldgefühls. Einige Überlegungen zu seiner Funktion bei der Erhaltung von Objektbeziehungen und als Behälter von Destruktivität. Vortrag, gehalten anlässlich des Symposiums der SGPsa 2002.

Roussillon, R. (1991). Paradoxes et situations limites de la psychanalyse. Paris: Presses Universitaires de France.

Roussillon, R. (1999). *Agonie, clivage et symbolisation.* Paris: Presses Universitaires de France.
Sandler, J. (1964). Zum Begriff des Über-Ichs. *Psyche, 18*(4), 721–743.
Schmid-Gloor, E. (2001). »Die Schöne und das Biest« vor der Urszene – zur Transformation einer Spracherregung. *Zeitschrift für psychoanalytische Theorie und Praxis, 16*(1), 13–26.
Winnicott, D.W. (1954). Withdrawal and Regression. In *Collected Papers. Through Paediatrics to Psychoanalysis* (S. 243–255). London: Tavistock. [Dt. 1983: Zustände von Entrückung und Regression. In *Von der Kinderheilkunde zur Psychoanalyse* (S. 208–220). Frankfurt a.M.: Fischer Taschenbuch Verlag]
Winnicott, D.W. (1958). Psychoanalysis and the Sense of Guilt. In *The Maturational Proccess and the Facilitating Environment: Studies in the Theory of Emotional Development* (S. 15–19). London: Hogarth. [Dt. 1984: Psychoanalyse und Schuldgefühl. In *Reifungsprozesse und fördernde Umwelt* (S. 17–33). Frankfurt a.M.: Fischer Taschenbuch Verlag].
Winnicott, D.W. (1968). The use of an object and relating through identification. In Ders. (1980), *Playing and Reality* (S. 86–95). Harmondswort: Penguin. [Dt. 1979: Objektverwendung und Identifizierung. In *Vom Spiel zur Kreativität* (S. 101–110). Stuttgart: Klett-Cotta].

# Zur Aktualität der Analität bei Grenzfällen

*Bérengère de Senarclens*

> »Die anfängliche Hilflosigkeit des Menschen ist die Urquelle aller moralischen Motive.«
>
> *Freud (1950c, S. 411)*

## Einführung

Meine tägliche Praxis mit Grenzfällen und die Besonderheit ihres Anliegens haben mich dazu geführt, mich für bestimmte Aspekte der Analität und deren Implikationen zu interessieren. Mit Absicht lasse ich die Problematik des analen Charakters beiseite. Ich möchte die Analität als Angelpunkt betrachten, als Nachtrag zum »Frühen«, wie auch als Vorläufer dessen, was folgen und von ihr beeinflusst sein wird. Es handelt sich um einen Moment der Organisation und eine Periode der Veränderung der Beziehung zu anderen und zu sich selbst, eine Zeit starker Stimulierungen, in der die verschiedenen Reaktionen der Umwelt und das, was das Kind daraus machen kann, den Beginn einer Ich-Organisation und von Differenzierung mit sich bringen. Die Analität kann wie eine libidinöse Kreuzung begriffen werden, an der sich Narzissmus und Objektbeziehung begegnen. Winnicott spricht von einer Zeit, in der sich die Fähigkeit, in Gegenwart der Mutter allein zu sein, entwickelt (Winnicott, 1985). Er weist auf die große Bedeutung der Schaffung eines psychischen Ortes, eines subjektiven Raums des »Spielens« hin, um späteren Herausforderungen gewachsen zu sein und um unabhängig von Überwältigung oder Vernachlässigung seitens des Objekts leben zu können. Es geht darum, diese subjektive Aneignung zu vollziehen, die auf einem Symbolisierungsprozess vor dem Hintergrund der Erfahrung des eigenen Selbst beruht.

Die Analität könnte auch eine Zeit möglicher Wundheilung oder einer »nachträglichen« Neubearbeitung primärer Traumen sein. Ich verstehe darunter Verletzungen oder Reizüberflutungen unterschiedlicher Art, sinnliche oder wahrnehmungsbezogene, die aufgrund der Unreife des Ichs des Kindes keinen wirklichen Ort in der Psyche hatten finden können und deshalb gewissermaßen »außerhalb des Ichs« geblieben sind. Man weiß, dass diese archaischen, nicht repräsentierten Erlebnisse in Wartestellung verharren, aber durch die unablässige Forderung des Triebes automatisch in Form von Wahrnehmungen, Halluzinationen oder als aktuelle und reelle Erlebnisse zurückkehren. Das Ich hat es ebenso schwer, diese anzunehmen wie sie abzuwehren.

Ich möchte in meinem Text die Hypothese wiederaufnehmen, die in dieser analen Periode und deren Verarbeitung einen besonders wichtigen Moment in der Entwicklung der Persönlichkeit sieht. Im ersten Teil werde ich auf Arbeiten einiger Autoren zum Thema eingehen. Dann werde ich mich auf diese Zeit der Subjektwerdung konzentrieren sowie auf die spezifischen Schwierigkeiten, die diese bedrohen können. In der Tat sind die verschiedenen Prozesse, die in der Zeit der Analität auf dem Spiel stehen, anfällig; sie können gebremst werden, dysfunktional bleiben oder Störungen der Symbolisierungsfunktion, der tertiären Funktion im weitesten Sinne hervorbringen. Ich möchte vor allem die Beziehungen zwischen diesen Prozessen und bestimmten Charakteristika der Pathologie der Grenzfälle herausarbeiten. Im letzten Teil werde ich untersuchen, inwieweit dies bereits unsere Technik beeinflusst oder uns ermöglichen könnte, diese mit dieser Art von Patienten anders zu theoretisieren.

In diesem ersten Teil meiner Arbeit möchte ich zunächst auf die Theorie der *divided line* hinweisen, ein von Robert Fließ, Schüler von Karl Abraham, vorgeschlagenes Konzept. Der Autor ist Sohn von Wilhelm Fließ, dem »Vertrauten« von Freud. Er situierte den Zeitpunkt der analen Organisation als eine Art »Kippunkt« zwischen den neurotischen und den nicht-neurotischen Strukturen (Fließ, 1950). Im Zusammenhang mit der klassischen Freud'schen Psychogenese Oralität – Analität – Genitalität zeigt er auf, wie »mit den Fixierungen und Regressionen, die damit einhergehen können, zwei verschiedene Tendenzen sich herausbilden können, die man klinisch in der Persönlichkeitsstruktur ausmachen kann: die psychotische und die neurotische Lösung«. Er unterstreicht den Wert einer Grenzlinie *(divided line)* zwischen den »beiden möglichen ›prägenitalen‹ und ›genitalen‹ Strukturierungen« und illustriert deren Bedeutung im Hinblick auf die spätere ödipale Entwicklung. Die »Überquerung« dieser Linie markiert »den Beginn der Fähigkeit des Subjekts, über eine effiziente anale Kontrolle zu verfügen«. Wenn dies mißlingt, organisieren die vorangegangen frühen Fixierungen »die Erotisierung der heftigen anfänglichen Triebbewegungen unter dem Primat einer global überwältigenden Aggressivität, die die Psychotisierung begünstigt«. Jean Bergeret leitet daraus ab, dass die Grenzfälle mit ihrer typischen mangelnden Strukturierung ihren Ursprung in einer Art »ambivalenten, die Entwicklung stark hemmenden Fixierung auf diese *divided line*« haben, »mit dem entsprechenden Hin und Her zwischen Organisierungstendenzen in psychotischer oder neurotischer Richtung« (Bergeret, 1995, S. 659–682, Übers. S. H.-W.).

Bereits 1924 hatte Karl Abraham (Abraham, 1966) vorgeschlagen, von zwei Phasen des anal-sadistischen Stadiums auszugehen; für jeden dieser Zeitabschnitte hatte er zwei einander entgegengesetzte Verhaltenstypen in Bezug zum Objekt unterschieden. In der ersten Phase ist die Analerotik an das Ausscheiden gebunden, der sadistische Trieb an die Zerstörung des Objekts; in der zweiten Phase ist die Analerotik an das Zurückhalten gebunden und der sadistische Trieb an die besitzergreifende Kontrolle. Die Entwicklung von der einen Phase zur nächsten ist für Abraham ein wichtiger Fortschritt in Richtung Objektliebe.

Das beliebige und fragile Geschehen der narzisstischen Organisationen oszilliere um diese »Grenze« herum; der Grenzfall hätte im Großen und Ganzen die anale Periode des heftigen Ausstoßens überwunden, ohne aber die narzisstische Integration vollzogen zu haben, die im Prinzip die Phase der späteren analen Kontrolle, von der Abraham spricht, begleitet.

Jean Bergeret ermutigt die Analytiker, sich für die »Analität« ihrer Patienten zu interessieren; hier finde sich die Grundlage ihrer Geschichte. Er spricht von einem Angelpunkt, um das anale Stadium zu illustrieren. Dieser Ausdruck scheint mir auf einen dynamischeren Prozess zurückzuverweisen als der einer »Grenzlinie«. Er zeigt die Bedeutung des Beitrags von Fließ mit der *divided line* auf, schlägt aber vor, diese Hypothese mehr zu nuancieren und, wie René Henny (Henny, 1998), die zahlreichen nachträglich möglichen Modifikationen und Übergänge zu berücksichtigen, vor allem in der Adoleszenz.

André Green zeigt mit seiner Theoretisierung in seinem Artikel über die primäre Analität (1993) auf exemplarische Weise die Verbindungen zwischen den Grenzstrukturen und bestimmten Erscheinungsformen der Analität. Für ihn unterscheidet sich die anal gefärbte Objektbeziehung dieser Patienten von der klassischen Analität, denn er versteht die Natur ihrer Besetzungen als vorwiegend narzisstisch. Er spricht von *Oranalität*, um herauszustreichen, wie sehr die affektive Gier und die Spuren der oralen Beziehung die Analität noch infiltrieren.

Er beschreibt für diese Subjekte »einen tief verletzten, zerstückelten Narzißmus, wobei die narzißtische Wunde der Kindheit nicht verheilen konnte. Sie ist wie offen, unbehandelbar, und verursacht einen starken psychischen Schmerz«. Green spricht hier von einer »Störung der Ich-Grenzen, wobei trotz eines normal scheinenden Sozialverhaltens das Ich ständig den Rückwirkungen einer prekären chaotischen narzißtischen Ökonomie ohne klar empfundene Grenzen ausgesetzt ist«. Er zeigt auf, dass diese Patienten die Empfindung vermitteln, nur eine ganz dünne Haut zu haben, über keine Abwehr zu verfügen und allen möglichen Aggressionen ausgesetzt zu sein. Aber paradoxerweise beschreibt er sie als

> »mit einem rigiden Knochenbau ausgestattet, der den Eindruck von Festigkeit vermitteln kann, aber es handelt sich hier um unverständlichen Eigensinn und Dickköpfigkeit. Der anale Narzißmus verleiht diesen Subjekten eine innere Achse, eine unsichtbare Prothese, die nur durch die unbewußte Erotisierung der Konflikte hält. Der Widerspruch ist vital für diese Subjekte, er verhilft ihnen dazu, ihre Identität, ihre Differenz besser einzugrenzen. Das Subjekt unterhält auf gewisse Weise die Wunde des Unrechts, das ihm widerfahren ist« (ebd., Übers. S. H.-W.).

Trauer scheint nicht möglich; Konflikte scheinen nur Gelegenheit abzugeben, ein elterliches Trauma zu wiederholen. Er zeigt, dass das, was man als Zähigkeit betrachten könnte, auf einem Mangel errichtet ist, was, so scheint mir, die Verquickung von Narzissmus und Objektbeziehung gut herausstreicht. Diese Subjekte verteidigen entschlossen ihr »subjektives Territorium«; es ist, als flüchteten sie sich in einen einsamen Unterschlupf, so groß ist ihre Angst vor der Macht oder der Überwältigung durch das Objekt. Green spricht von einer »konstanten Erregung, die das Ich aushöhlt« (ebd., Übers. S. H.-W.), die er mit einem Affekt von Intrusion oder Verlassensein in Zusammenhang bringt. Diese Patienten oszillieren oft zwischen Unterwürfigkeit und Ablehnung.

Denise Braunschweig (Braunschweig, 1971) betont die Bedeutung des Sphinkters für die psychische Organisation: Er bildet nicht nur den Grenzort zwischen innen und außen, vielmehr ist er auch der Ort, an dem sich die aktive und passive Erotik abspielt. Mir erscheint dies von grundlegender Bedeutung für eine spätere Differenzierung hin zu maskulinen und femininen Organisationsmodi. Wir sind hier am Kern der Konstitution von Identität, von Subjektwerdung.

In ihrem Artikel zum ökonomischen Problem der Analität stellt Alicia Schteingart-Gitnacht die Bedeutung der Analität für die Ich-Strukturierung heraus und weist gleichzeitig auf die mögliche Rolle im Hinblick auf die zukünftige Pathologie und die Symptombildungen hin (Schteingart-Gitnacht, 1998). In ähnlicher Perspektive sprechen Denys Ribas und Cléopâtre Athanassiou von der Analität als Kreuzpunkt in der psychischen Strukturierung und unterstreichen deren jeweils mögliche Rolle: Entweder erleichtert oder versperrt sie den Weg hin zum Primat der Genitalität (Ribas & Athanassiou, 1995). Für René Roussillon beruht die libidinöse Organisation unter dem Primat der analen erogenen Zone auf drei Hauptproblematiken: dem Spiegelstadium, dem Umkehrprozess (»processus de retournement«, d. Ü.) und der Organisation des »Nein« (Roussillon, 1999). Dieser »Dreifuß« scheint mir unabdingbar, um die entscheidende Fähigkeit der Analität zu erlangen: die Symbolisierung.

## Strukturierende psychische Bewegungen

In diesem zweiten Teil möchte ich die progressive Aktualisierung der verschiedenen Potenziale der Analität parallelisieren mit jenen Pathologien, die infolge bestimmter Schwierigkeiten beim Ablauf ebendieser Prozesse auftreten können. Ich betrachte diesen Ablauf nicht unter entwicklungspsychologischer Perspektive, sondern vielmehr als eine Abfolge von Neuorganisierungen der unbewussten Fantasien des Kindes. Dies beinhaltet Bewegungen im Sinne der Nachträglichkeit. Ich möchte die Bedeutung der von den durch die Umgebung, durch die Begegnung mit dem Objekt ausgelösten Erregungen unterstreichen, damit sich diese Organisationspotenziale aktualisieren, ebenso wie die der Triebregungen aus innerer Quelle, schließlich auch die libidinösen Aspekte und jene, die an die Destruktivität gebunden sind. Dies zeigt deutlich den notwendigen Bezug zwischen der Triebtheorie und der Objektbeziehungstheorie. Überhaupt siedele ich diese Arbeit zu den analen Prozessen und ihren Erscheinungsformen genau in dieser Querverbindung an.

Zu Beginn des Lebens drängt das Sexuelle sein Gesetz durch eine gierige und frenetische Suche nach Lust auf, ohne über die Fähigkeit zu warten zu verfügen, und ohne jede Nuance, weder im Hass noch in der Liebe. »Ich bin die Brust, also bin ich« illustriert das Grundphantasma dieses primären Narzissmus.

Erst in der Folge dieses animistischen allmächtigen Erlebens entsteht ein sekundärer Narzissmus, der, wenn man die Terminologie von Abraham aufgreift, in der zweiten analen Periode kulminiert. Hier wird das Erkennen eines Nicht-Ich möglich, einer Realität also, die von einem selbst geschieden ist. Im »Unbehagen« zeigt Freud diesen ersten Schritt zur Einsetzung des Realitätsprinzips auf vor dem Hintergrund der voranschreitenden Fähigkeit, zwischen dem, was innen ist, und dem, was von außen kommt, zu unterscheiden (Freud, 1930a). Diese erste »Nachträglichkeit« erlaubt ein gewisses Zurechtrücken der Erlebnismodi und der Gedächtnisspuren aus den Zeiten, als das Kind glaubte, alle Befriedigung komme von ihm selbst.

Man weiß, dass mit dem Verlust dieser Illusion im Kind eine unablässige Suche nach einem Ideal, nach dem verlorenen Paradies einsetzt. Zunächst projiziert das Kind dieses Ideal auf die Mutter; aber unausweichlich wird es mit der Erfahrung des Andersseins konfrontiert, mit Abhängigkeit, Enttäuschung, also mit Konflikten. Diese ersten Konflikte sind von Verzweiflung geprägt, von Hass oder Ohnmacht. Um sich dagegen zu erwehren, wird das Kind Mittel suchen, um das lustbringende Objekt zu erreichen und mit diesem zu kommunizieren; oder aber, wie wenn es sich gegen diese Abhängigkeit widersetzen wollte, wird es versuchen, den Autoerotismus zu mobilisieren. Aber dies ist nicht einfach und man sieht häufig, wie sehr das Kind fürchtet, die Mutter durch die sich autoerotisch verschaffte Lust zu amputieren.

Um eine erste Verbindung zu den narzisstischen Pathologien herzustellen, kann man bei diesen Patienten analoge Ängste feststellen, die ihren Ursprung offensichtlich in dieser Zeit des oben erwähnten sekundären Narzissmus haben. Sie drücken in der Kur das Gefühl aus, dass sie, wenn sie ihre Fähigkeit, Lustgefühle zu haben, erweitern, ihren Analytiker nur schädigen oder zerstören können. Diese Fantasien sind begleitet von starken Ängsten vor Vergeltung und diese Kerne von Schuldgefühl sind gegen eine Durcharbeitung sehr resistent. Der Patient, wie auch das Kind, fantasiert in dem Falle, dass er völlig abhängig vom Objekt bleiben muss, um es nicht zu zerstören.

Manchmal kann man fast sagen, dass der Patient wie unter dem »Zwang« steht, jede Einsicht, jede Verbesserung zu verwerfen, statt die Beiträge, die narzisstische Zufuhr bringen könnten, zu integrieren. Jegliche Autonomie, jede Distanznahme bergen das Risiko, den Analytiker um etwas Substanzielles zu bringen. Es scheint mir, dass sich hier die ganze Frage der Abhängigkeit, also der Subjektwerdung artikuliert.

Die Fähigkeit, den Autoerotismus zu organisieren, wird auch von der Art und Weise abhängen, wie die Umgebung des Kindes die Fantasie der Schädigung wiederlegen oder bestärken wird. Im Anschluss an den Begriff des »gefunden-geschaffen« spricht Winnicott von der Erfahrung des »zerstört-gefunden«, um die Bewegung der notwendigen Verifizierung zu illustrieren, dass das Objekt nicht zerstört ist und dass die Fantasie nicht Realität ist.

Es scheint mir allerdings wichtig, dass dieses Objekt, das die Destruktivität »überlebt«, sich auch von den Affekten des Kindes »berührt« zeigen kann und von dessen Stolz angesichts neuer Errungenschaften. Es kann dann seine Wirkung auf das Objekt empfinden, fühlen, dass es gesehen und gehört worden ist. Jede Autonomiebewegung ist ein Trennungsprozess, der Aggressivität beinhaltet; aber sie repräsentiert auch einen Differenzierungsprozess, der das Selbstwertgefühl stärkt.

Man findet diese Anteile in den Bewegungen der Kur, in den Übertragungs-/Gegenübertragungsbindungen wieder. In der Klinik der Grenzfälle sieht man deutlich die Folgeschäden einer Art Teufelskreis: Je schlechter die Qualität der Objektbeziehungen, desto ineffizienter ist die Autoerotik, um das Abhängigkeitsgefühl gegenüber dem Objekt und den daraus resultierenden Hass zu mildern. Überhaupt bringt eine mangelnde Autoerotik unausweichlich eine problematische Subjektwerdung mit sich.

## Der Prozess der Umkehrung passiv-aktiv – erste Zeit der Verschiebung

Der Zugang zu einem Universum rund um die anale erogene Zone erlaubt dem Kind, seine vergangenen Erfahrungen neu zu organisieren, aber auch neue zu machen, die auf der Beziehungsebene sehr wichtig sind. Dank einer besseren Beherrschung seines Sphinkters, dessen also, was in seinen Körper hinein oder aus ihm heraus kommt, kann es das Objekt gewissermaßen besser kontrollieren. Es ist, als könnte es auf diese Weise sein primäres Gefühl der Ohnmacht »umkehren«. Im Sinne der Umkehrung passiv-aktiv verwende ich hier diesen Begriff. Wir haben gesehen, dass diese ein Element des »Dreifußes« ist, der die Analität konstituiert.

Freud unterstreicht wie sehr die »Hilflosigkeit« des Kindes ein Grundpfeiler für die zukünftigen Besonderheiten seines Seelenlebens darstellt. Nun repräsentiert dieser Mechanismus der Umkehrung eine Art »Revanche«, die ihm ermöglichen wird, das Gefühl von Ohnmacht und Passivität zu mildern. Auf gewisse Weise kann es der Umwelt aktiv aufzwingen, was es in der Vergangenheit erlebt oder negativ erlebt hat. Dies lässt an das Spiel mit der Garnrolle und den Versuch einer aktiven Wiederaufnahme denken. Die in diesem Mechanismus der Umkehrung enthaltene gewisse *Verschiebung* scheint mir eine wichtige Errungenschaft zu sein, um später Zugang zur Symbolisierung zu finden. Und wie Freud in seiner 21. Vorlesung darüber hinaus bereits unterstrich: Die Anbahnung der Opposition passiv-aktiv nimmt eine Vorreiterrolle der sexuellen Polarität, von Identität also, ein.

»Das Ideal«, dieses verlorene Paradies des primären Narzissmus, das zunächst mit der Mutterbrust in Verbindung gebracht wurde, wird sich langsam auf das anale Objekt übertragen. Aber dieses Mal ist das Kind dessen Schöpfer. Für Béla Grunberger (Grunberger, 1971 [1959–1960]) ist dies der Moment, in dem sich das Kind auf eigene Rechnung einrichtet. Es birgt »innen« ein wertvolles Objekt und macht dies bekannt: Diese Produktion ist besetzt und zieht Aufmerksamkeit auf sich; man misst ihr Bedeutung bei, was ihm das Gefühl vermittelt, begehrt zu werden. Und dies ist genau der Grund, warum diese den Wert eines idealen Objektes annimmt. Man sieht, dass sich diese Situation umkehrt. Das Kind, das erstmals willentlich seinen Kot ausscheidet, fühlt sich auf einmal mächtig. Wenn dies auch noch dann geschieht, als das Kind es wollte, und es die Mutter auch noch hat warten lassen, dann bedeutet dies Macht über die Mutter und auch, dass es größer wird und über Mittel verfügt.

Der Kot mag das Kind zunächst beunruhigen oder ihm gefährlich vorkommen. Die Art, wie dieser besetzt wird, wird die Wahrnehmung des Kindes diesbezüglich auf entscheidende Weise beeinflussen. Wenn es diese Wahrnehmung dann »umkehrt« in Richtung auf das »Innen« seines Körpers, wird dies sein innerpsychisches Erleben verändern. Es handelt sich hier um eine andere Art von Umkehrung, aber man kann sich leicht die Bedeutung vorstellen, die dies für die Herausbildung eines Identitätsgefühls haben kann. Es geht um die komplizierte Verarbeitung eines Wechselspiels zwischen dem inneren und dem äußeren Objekt, was zur Differenzierung von Ich und Nicht-Ich, zur Konstituierung des Objekts also, beiträgt.

## Das »Alles oder nichts«, die Umkehrung des Wertes oder das Scheitern des Umkehrprozesses

Die Dinge können sehr unterschiedlich ablaufen und gegensätzliche Emotionen hervorrufen. Wenn das Kind wartet und seinen Kot zu lange zurückhält, läuft es Gefahr, sich angespannt und voller Angst zu fühlen; es tut ihm in seinem Inneren weh und es ist so, als kehrte sich alles um – aber dieses Mal *gegen* es selbst. Bei anderen Malen versucht es, seinen Kot zurückzuhalten, aber es gelingt ihm nicht. Es hat den Eindruck, dass er wie von selbst herauskommt; es konnte nichts kontrollieren. Es hat alles »verloren«. Es wird sich wahrscheinlich auf schmerzhafte Weise ohnmächtig fühlen und sich wegen dieses Kontrollverlustes schämen.

Dies verweist auf den Mechanismus »Alles oder nichts«, der bei narzisstischer Pathologie so häufig vorkommt. Diese Patienten vermitteln den Eindruck, vor einer unmöglichen Wahl zu stehen: Sie haben den Triebwunsch, wegen der unerträglichen Spannung »alles loszulassen«; aber sie haben schlimmste Angst bei der Vorstellung, genau dann abgewiesen, leer oder ohnmächtig zu werden. Nur dank einer langen Durcharbeitung in der Übertragung kann sich eine Art psychischer »Kompromiss« abzeichnen. Ich denke auch an manche Patienten, deren Bewusstsein von sich selbst und ihrem Wert jederzeit zusammenbrechen kann. Sie zeigen uns durch ein verwirrendes, unvorhersehbares und schmerzliches Hin und Her zwei völlig kontrastierende Bilder von sich selbst, die sich nicht im Dienste eines realistischeren Ganzen mischen können. So wie die zwei Seiten einer Münze, die man nicht gleichzeitig anschauen kann, so folgen auch die zwei Zeitabschnitte aufeinander, ohne sich jeweils zu beeinflussen. Die geringste Desillusionierung lässt die Selbst- und Objektimagines »zusammenstürzen«, und zwar in einer völligen Umkehrung. So wie das Kind seinen Kot entweder als wertvolles Gut oder aber als schambesetzte Angelegenheit ansieht, die es zu beseitigen gilt, so steht auch der Grenzfall einem schwierigen Ambivalenzkonflikt gegenüber, beziehungsweise einer unlösbaren Konfrontation von Hassliebe, die mit den Folgen dieser analen Prozesse in Verbindung zu stehen scheint. Bereits Freud unterstrich die Besonderheit der Umkehrung von Wert in der Analsymbolik, die dazu führt, dass das, was wertvoll und kostbar ist, solange es innen ist, plötzlich, wenn es nach außen gelangt, zu Abfall wird, der zu beseitigen ist. Auf gewisse Weise lässt dies an die zwei Unterstadien von Abraham denken, die Zeit des sadistischen Ausscheidens und die Zeit des kontrollierenden Zurückhaltens, die sich auch jeweils nicht überschneiden dürfen.

Dieses Abwechseln von einander entgegengesetzten Bildern oder nur schwer zu vermischenden Erlebnismodi läßt mich an das bi-logische Funktionieren dieser Patienten denken. Oft beobachtet man bei ihnen zwei Logiken, die ohne Widerspruch Seite an Seite bestehen, ohne dass sie irgendwie in ein dialektisches Verhältnis zueinander treten könnten. Bei der Beschreibung des »Wolfsmannes« als Grenzfall unterstreicht Green (Green, 1993) dessen bi-logisches Funktionieren und ortet seine Symptome auf der Ebene des Urteilens und des Denkvorganges. Die Arbeiten Freuds zur Analerotik machen deutlich, dass die anale Besetzung ihre Wirkung nicht nur auf das Sexualleben begrenzt, sondern sie auch auf der Ebene des Urteilens entfaltet. In »Das Unbehagen in der Kultur« fragt er sich: »Haben wir aber ein Recht zur Annahme des Überlebens des Ursprünglichen neben dem Späteren, das aus ihm geworden ist?« (Freud, 1930a, S. 425). Wenn nun aber zwei Logiken Seite an Seite stehen, wenn die Dinge »so und ihr Gegensatz« sein können, dann laufen wir Gefahr, an nicht mehr Denkbares zu gelangen.

*Es scheint mir, dass die ganze Problematik der Grenze* von der Art abhängt, wie die analen Aspekte verarbeitet werden. Wird aus einer primären Ungeschiedenheit eine Subjekt-Objekt-Beziehung entstehen können? Bis zu welchem Moment wird das Kind fühlen können, dass seine Trieberregung für sein Ich eine Kraft ist, die ihm das Gefühl der Existenz geben kann? Ab wann wird diese Kraft sich in ihr

Gegenteil verkehren und wie eine von außen kommende Tyrannei erlebt werden? Dies läßt an Pathologien in Zusammenhang mit Bemächtigung und Masochismus denken; das Ich treibt sein Bedürfnis nach Kontrolle zu weit, seine Fähigkeit »zu warten«; schlussendlich kehrt sich dies gegen das Ich selbst und tyrannisiert es. Dies verweist auf das »Traumatische« als ökonomische Überwältigung, als psychische Überflutung, wobei das Ich wie besessen von einer nicht verarbeitbaren Triebhaftigkeit scheint.

Wir haben gesehen, wie wichtig es ist, dass das Kind durch diese Erfahrungen ein gewisses Gefühl von Macht entwickelt. Es scheint mir jedoch essenziell, dass es auch erkennt, dass es nicht allein existiert und die Dinge nicht nur von ihm abhängen. Dies läßt mich an die Unterscheidung von Green (Green, 1993 S. 195–215) zwischen *Macht und Mächtigkeit* (»pouvoir et puissance«, d. Ü.) denken, die für die Grenzpathologie so zentral ist. Er spricht von der Tatsache, dass die Macht begrenzt ist, lückenhaft sein und bestritten werden kann, dass sie gemeinsam getragen, geteilt werden oder auch mehr oder weniger verloren gehen kann. Er zeigt, dass die Mächtigkeit dagegen demjenigen, der sie besitzt, eine absolute Kraft verleiht, göttlich oder teuflisch. Die Fähigkeit, zwischen Macht und Mächtigkeit zu unterscheiden, gibt Aufschluss über die Pathologie. In der Analyse dieser Patienten ist die diesbezügliche Verwirrung allgegenwärtig und prägt die Übertragungsbeziehung.

## Spiegelstadium und Spiegelfunktion der Umwelt

Das Bisherige führt mich zu der spezifischeren Frage nach der Rolle der Umwelt für die psychische Arbeit, die dem Kind erlaubt, sich weniger verwundbar zu fühlen und seinen eigenen Rhythmus zu finden, um sich nicht von der eigenen Triebwelt überwältigt zu fühlen. Es ist hin- und hergerissen zwischen dem Bedürfnis, alles für sich zu behalten, um sich stark zu fühlen, und der Angst, dass sich die Dinge gegen es wenden könnten. Für die Bearbeitung dieses Konfliktes ist die Reaktion der Objekte entscheidend. Die Art, wie sie mit der »analen Revanche« des Kindes umgehen, kann für das Kind strukturierend oder aber sehr verstörend sein.

Das Spiegelstadium bildet eine erste Anbahnung des Ichs. Das Kind antizipiert hier auf phantasmatische Weise seine körperliche Einheit. Aber Winnicott hat gezeigt, dass der erste Spiegel für das Kind der Blick der Mutter ist. Wenn das Kind diesen wahrnimmt, kann es abwechselnd sein eigenes Gesicht oder das Gesicht der Mutter erblicken. Auf diese Weise führt die Mutter das Kind durch ein Gesamt progressiver Anpassungen an das Anderssein heran. In der Tat: Wenn die Mutter ein Spiegel an sich ist, so ist sie doch gleichzeitig auch jemand anderes. Sie ist zugleich verdoppelnd und anders. Diese sich progressiv herstellende Beziehung als »Doppel« ermöglicht es, aus der anfänglichen Fusion herauszufinden. Sie bildet einen wichtigen Moment für die Selbsterkenntnis, also die Identität. Wenn die Dinge nun aber nicht gut ablaufen und sich die Spiegelbeziehung nicht herausbilden kann, wenn sich dieses Ähnliche und Unterschiedliche nicht vermischen können, dann besteht die Gefahr, dass der Symbolisierungsprozess problematisch wird.

Allgemeiner gesagt kann man von einer »Spiegelfunktion« der Umwelt sprechen. Das Kind wird von seiner Umgebung mit unterschiedlichen Modellen der Verarbeitung von Abhängigkeit konfrontiert. Wenn die Objekte ihm eine gewisse Toleranz gegenüber dem Warten spiegeln, eine Modulierung der Verbote, ist es wahrscheinlich, dass es eine Erfahrung integriert, die ihm erlaubt, sich aufgrund von Frustration und Abhängigkeit weniger verletzt zu fühlen; die Objektbeziehung, das ganze psychische Geschehen schlechthin können davon beeinflusst werden. Das Kind wird wie in einem Spiegel davon geprägt, wie die Mutter mit Passivität umgeht und Frustration erträgt, und zwar durch ihre psychische An- oder Abwesenheit in diesen Momenten. Diese Art Spiegel konfrontiert das Kind mit Lösungen, über die es selbst nicht verfügt, und ermöglicht ihm so, selbst neue »Möglichkeiten« zu entwickeln. Dies scheint mir einer Identifikation im Frühstadium gleichzukommen.

Hier denkt man wieder an die Grenzfälle. Man hat häufig den Eindruck, dass sie uns als Spiegel suchen, dass sie etwas suchen, das sie in sich selbst nicht sehen oder fühlen können. Dies scheint in Verbindung zu stehen mit ihrer Empfindung, nur wenig gesehen und anerkannt worden zu sein. Es ist so, als würden sie uns auffordern, sie zu »entziffern«, um das Bild einer Musikpartitur zu benutzen. Sie hinterlassen den bizarren Eindruck, eine Antwort auf eine Frage zu suchen, die sie nicht stellen können, vielleicht, weil sie einfach nicht »denkbar« ist.

## Analität, Hass und Destruktivität

Einerseits ist das anale Objekt autoerotisch, es bringt Lust mit sich und ruft viele Fantasien hervor; andererseits bringt es aber auch sadistische und destruktive Bilder in Verbindung mit Kastration und Tod mit sich. Wegen seines versteckten Aspektes, wie in einer »Krypta«, ist es Gegenstand von unablässigen Verifizierungen und Spekulationen. In der Tat, ausgehend von einem äußeren Objekt muss das Kind um das, was »innen« ist, fantasieren. Wenn es das, was aus seinem Körper kommt, als schlecht ansieht, dann wird es daraus vielleicht ableiten, dass das Innere es ebenfalls ist. Ein Patient sagte mir einmal: »Ich fühle mich wie Scheiße«. Dies schien mit einem psychischen Erlebnis von Ablehnung in Verbindung zu stehen. Er schien mit seinen fäkalen Ausscheidungen identifiziert zu sein und es war, als ob sein Kot von seinem Inneren zeugte. Er vermittelte darüber hinaus den Eindruck, als ob all sein Hass gegen das Objekt sich in seinen fäkalen Ausscheidungen konkretisierte; dies kehrte schließlich in »seinem Inneren« wieder hervor und affizierte sein ganzes Bild von sich.

Die Grenzfälle präsentieren häufig die Charakteristika einer kalten Destruktivität ohne Wut, die entmischend wirkt und die sich von einer strukturierenden Aggressivität stark unterscheidet, die man bei anderen Typen von Patienten antreffen kann. Man könnte sagen, dass das Objekt ausgestoßen, von der Landkarte ohne Schuldgefühl ausradiert ist. »Mein Vater existiert nicht, er hat niemals existiert«, wiederholte ein Patient unermüdlich. Man weiß, wie sehr dieses anale »Ausstoßen« in Verbindung zu einer schmerzlichen Verwundung und einer nicht vorstellbaren Hilflosigkeit steht. Es steht auch in Verbindung mit einer Fantasie nach der Art: »Wenn du existierst, kann ich es nicht«. Freud erkannte bereits den Prototyp von Hass im Kampf, den das Ich für sein Überleben führt. Green (Green, 1993, S. 81) spricht vom Extrem der Verleugnung der Existenz des Objektes oder von sich selbst, zu dem diese Patienten neigen, um gegen eine schreckliche Hilflosigkeit oder gegen die Belastung anzukämpfen, welche das Objekt sowohl wegen seiner Mängel wie auch seiner Ansprüche darstellt. Bei seiner Beschreibung des Ausscheidestadiums, dem ersten analen Unterstadium, hat Abraham deutlich gezeigt, wie die Zerstörung des Objekts im Umkehrschluss die Zerstörung des Subjekts erzeugen kann.

Nach ihm ist es erst im zweiten analen Stadium möglich, die Dinge in Verbindung mit einer besseren Konstitution von Ich und Nicht-Ich anders zu erleben. Hier handelt es sich nicht mehr darum, das Objekt auszustoßen, sondern darum, es zu beherrschen und zu erniedrigen. Es soll sich ohnmächtig fühlen. Dieser Versuch der analen Kontrolle ist weit entfernt von einer ödipalen Rivalität. Hier hat die anale Aggressivität das Ziel, sich am Objekt durch dessen Beherrschung zu berauschen. Es handelt sich allerdings nicht darum, es zu zerstören, denn sonst wäre das Subjekt (der Patient wie auch das Kind) konfrontiert mit Abwesenheit und Leere. Der Verlust dieses Sündenbock-Objekts erschreckt es zutiefst und erzeugt gleichzeitig Schuldgefühle.

Der Grenzfall oszilliert um diese *divided line* herum, zwischen diesen beiden

Stadien, zwischen diesen beiden Arten von Aggressivität. In der Analyse ist die Wegstrecke voller Hindernisse, bis der Patient den Analytiker wirklich »nutzen« kann, dann, wenn er nicht mehr die Fantasie hat, ihn zu zerstören bzw. seinerseits zerstört zu werden, bis er mehr phantasmatische Freiheit gewinnt, die ihm einen flexibleren psychischen Austausch mit seinen Imagines erlaubt. Ich denke an die Panik einer 40-jährigen Patientin, als diese mir mitteilt, ihren Vater im Alter von neun Jahren getötet zu haben. Es ist, als sei der Hass »Aktion« geworden; sie glaubte, ihn wirklich getötet zu haben. Der Schrecken, den sie diesbezüglich empfand, illustriert die Verwirrung dieser Patienten. Für sie kann es ganz plötzlich so sein, dass Vorstellung und Akt nicht mehr unterschieden werden können. Es gibt keinen Raum zum Denken mehr, keine Distanz. Die Übertragung wird dann wie *eine Wiederholung* der Begegnung mit der Mutter (Sache) erlebt und nicht wie deren *Repräsentanz*. Es scheint, als seien es Folgeschäden aus den analen Prozessen, die hier bei der Schwierigkeit der Aufrechterhaltung des Rahmens, des symbolischen Dritten also, eine Rolle spielen

## Die Integration des Nein

Die allmähliche Integration dieses Begriffs ist eine weitere grundlegende Errungenschaft dieser Periode. Es geht nicht nur um ein sich anbahnendes Über-Ich, vielmehr ist das Nein an eine elementare Organisation der Zeitlichkeit gebunden. Dies drückt sich in Formulierungen wie diesen aus: »Nein, nicht jetzt, nicht sofort, aber später.« Wenn es dem Kind gelingt, die durch das Nein errichtete *Grenze* und die damit verbundene *Zeitlichkeit* zu integrieren, wird ihm dies helfen, sich zu organisieren und aus dem Konflikt »alles behalten oder alles loslassen« herauszufinden.

Gemäß einer Formulierung von Roussillon impliziert das Nein nicht nur: »nicht jetzt, aber später«, sondern auch »*Nein, nicht alles*; du mußt einen Teil loslassen. *Nein, nicht allein*: du mußt auf den Körperrhythmus des anderen und von dir selbst Rücksicht nehmen. *Nein, nicht alles auf einmal:* du mußt dich organisieren – diese Sache jetzt und das andere später« (Roussillon, 1992, S. 153, Übers. S. H.-W.).

Die Verarbeitung rund um das Nein wird dem Kind ermöglichen, differenziertere Unterscheidungen zu entwickeln – zunächst zum Beispiel einen Teil vom Ganzen unterscheiden zu können; und auch festzustellen, dass die Tatsache, sich von einem *Teil* zu lösen, nicht den Verlust *des Ganzen* mit sich bringt. Dies ist ein weiteres unabdingbares Element, damit sich die Symbolisierung organisieren kann. Schließlich ist das Symbol auch ein Teil, der abgelöst vom Ganzen ist, dieses Ganze aber repräsentiert.

Gleichzeitig wird in einer dialektischen Bewegung eine bessere Fähigkeit zur Symbolisierung dem Kind ermöglichen, seine Befriedigung aufzuschieben. Man sieht dies im Spiel mit der Garnrolle, das ein Mittel darstellt, mit Abwesenheit umzugehen. Mit der Bearbeitung dieses Problems der Zeitlichkeit in der Kur, des Aufschiebens, des »nicht alles, nicht sofort«, bietet die Analyse dem Patienten die Möglichkeit, psychisch eine Kontinuität da zu integrieren, wo die Fantasie herrschte, dass das Objekt nicht mehr existiert, wenn es nicht mehr anwesend ist. Es ist offensichtlich, dass diese Patienten in diesen kindlichen Frühzeiten nicht die Möglichkeit hatten, diese »Kontinuität« zu empfinden und zu integrieren.

Oft bedeutet das Ende der Sitzung oder der Woche für diese Patienten eine nicht einzuholende Diskontinuität und erweckt auch das Gefühl, wertlos zu sein; sie fantasieren, dass die Sitzung nie zuende gehen würde, wenn sie uns etwas bedeuten würden; es würde keine Ferien geben. Die Unterbrechungen werden wie ein Scheitern erlebt, ein Ende an sich, außerhalb jedes Zeitbegriffs, oder aber wie ein »Mangel«, der ihren Narzissmus bedroht. Nicht nur geht »das Ganze« mit »dem Teil« verloren, vielmehr sieht man die ganze Schwierigkeit, die sie erleben, wenn es darum geht, in einer zeitlichen Kontinuität den Teil vom Ganzen zu unterscheiden. Ich bin immer wieder überrascht zu sehen, wie manche Patienten plötzlich, wenn sie von einer Deutung berührt sind, auf die Dringlichkeit des »alles, sofort« regredieren.

Um die Dinge anders zu formulieren: Die allmähliche Akzeptanz, dass die Befriedigung nicht sofort erfolgt, bedeutet die Integration eines gewissen Masochismus (Freud, 1924c). Benno Rosenberg (Rosenberg, 1991) unterstreicht, dass der primäre erogene Masochismus der Ort ist, an dem sich die Triebe begegnen können. Er situiert diesen auf der Seite des Lebens. Dieser masochistische Kern sei der Gründer des Ichs und des psychischen Lebens überhaupt. Seine Rolle besteht darin, dem Subjekt zu ermöglichen, Erregung auszuhalten, Unlust zu erotisieren, Zugang zur halluzinatorischen Befriedigung zu finden und auf diese Weise Befriedigung aufschieben und eine gewisse Zeitlichkeit integrieren zu können. Wenn diese masochistischen Fähigkeiten fehlen, ist die Möglichkeit, mit Konfliktualität umzugehen, gemindert. Das Objekt wie auch der Trieb werden dann als bedrohlich erlebt und die dagegen errichtete Abwehr wird wahrscheinlich inadäquat sein. Behinderungen bei der Herausbildung dieses masochistischen Kerns haben zentrale Auswirkungen auf die Pathologie und finden sich bei allen nichtneurotischen Pathologien.

Die Analyse, das »analytische Setting« mit der dadurch ausgelösten Konfliktualität repräsentiert für den Patienten einen Versuch, den masochistischen, ursprünglich brüchigen Kern neu zu konstituieren. Die »Abfuhr« von Erregung wird nur dann Sinn annehmen, wenn ein Objekt diese in psychische Qualität umwandeln kann, ansonsten wird sie traumatisch. Es ist klar, dass es beim Patienten Gefühle von Verlust und psychischer Agonie auslösen wird, wenn der Analytiker nichts daraus macht.

Der analytische Rahmen verweist auch auf das Nein des ödipalen Vaters, das Timing, das »Nein/Nicht-Jetzt«; gleichzeitig beinhaltet er durch die Grundregel der freien Assoziation auch ein Ja und eine Öffnung. Man bemerkt, wie das innerpsychische Erleben dieser Mischung allmählich eine feinere Internalisierung einer Fähigkeit aufzuschieben mit sich bringt und so in der Kur eine Wiederaufnahme dessen möglich wird, was in den analen Prozessen unbeweglich geworden war.

Der im Kopf der Mutter anwesende Vater wäre dieser erste »andere«, Trenner der Mutter-Kind-»Beziehung im Doppel«. Er wird auf gewisse Weise von der Mutter präsentiert. Er scheint sowohl zu Differenzierung und Anderssein hinzuleiten wie auch zur Lust an einer gewissen Komplexität. Wenn diese besondere Mischung »Vater-Mutter« nicht gut verläuft, wird der Vater seine Rolle als trennender Dritter nicht einnehmen können, und die Auswirkungen auf die Pathologie sind offensichtlich. Mir scheint, dass sich vor dem Hintergrund dieses triangulierten Wechselspiels, das auch das Auftreten eines Nicht-Ichs erlaubt, *Symbolisierung* konstruiert.

## Symbolisierung

Wenn die Dinge gut verlaufen, wird das Kind die Partien seines Körpers und seine Erregungszonen allmählich genauer differenzieren; die anfängliche Verwirrung zwischen Körperinnerem und Außen wird einer genaueren Unterscheidung Platz machen, die ihm ermöglichen wird, mehr Sicherheit dahingehend zu gewinnen, dass das Ganze nicht mit einem Teil verschwindet. Eine bessere Differenzierung zwischen Teil und Ganzem ist eine der Grundlagen des Symbolisierungsprozesses. Das Kind gelangt aus einem Universum von »Alles oder nichts« heraus und versteht allmählich, dass das Wort von der Sache, die es bezeichnet, abgetrennt, die Sache, die es bezeichnet, symbolisieren kann. Bereits 1917 hat Freud gezeigt, dass in dem Maße, wie das Kind begreift, dass der Kot, den es loslässt, »nicht« sein Körper ist, es diese Erfahrung auf andere Beziehungen übertragen kann, das heißt auf die Beziehung von Wort und Sache. Das Wort wird allmählich der nicht wahrnehmbare Teil der Sache, das Symbol. Es repräsentiert die Sache und wird zu deren Substitut, »der delegierte Repräsentant der Sache«.[1]

André Green spricht vom Kot als »Externalisierung eines Produktes des inneren Raumes; diese trennt den Inhalt vom Behältnis, wobei das Behältnis zurückbleibt. Dies bedeutet einen Frühakt von Symbolisierung, den Bruch der Paareinheit Behältnis-Inhalt« (Green, 1993, S. 63, Übers. S. H.-W.). Er erinnert daran, dass das Teilobjekt Kot produziert wird, vom Subjekt für das Objekt,

> »ein Objekt, von dem man sich fragen kann, ob seine Qualität als ganzes Objekt ihm nicht gerade verliehen wird durch das Teilobjekt, das sich vom Subjekt ablöst. Es ist, als wenn das Ganze nur um den Preis des Opfers eines Teils von sich zu haben sei, dem anderen etwas überlassen, hier der Mutter, um ihre Liebe zu erlangen« (ebd).

»Solides gegen nicht Greifbares«, denn durch dieses Opfer erhält das Kind die Liebe der Mutter. Er fährt fort, indem er zeigt, dass die Konfliktualisierung dieser Situation das Kind zu unvorhersehbaren Alternativen von Zurückhalten und Ausstoßen führt. »Die Analität wird zum Indiz für die Qualität der Metabolisierung der Introjekte, oder, um mit Bion zu sprechen, der Beziehung zwischen den Funktionen alpha und beta« (Green, 1993, S. 67).

In der psychotischen Pathologie wird das Wort für die Sache genommen. Bei den Grenzfällen gibt es Momente, in denen plötzlich und auf ebenso vorübergehende wie unvorhersehbare Weise der symbolische Dritte verloren geht und so sehr beunruhigende Fantasien von Destruktivität, Fusion oder Verwerfung ausgelöst werden. Es gibt dann kein Als-ob mehr, keine Distanz mehr zwischen dem gesagten Wort und der getanen Sache. Ich erinnere mich an den Schrecken einer Patientin, als ich den Begriff »Rivalität« verwendete; sie musste hastig von der Couch aufstehen, das Wort war da, wie angeschweißt an die »Sache«, die sie beunruhigte. Um zwischen Denken und Agieren unterscheiden zu können, muss der Patient sich *vorstellen können, dass er Vorstellungen hat, dass er nur Vorstellungen hat* … Es ist wahr: Wenn diese Fähigkeit fehlt, tritt Agieren auf als Versuch, die unerträglichen Triebspannungen zu kontrollieren. In diesem Zusammenhang denke ich an eine Patientin, die ihre erschreckenden Ängste auf der Couch im Nachhinein so beschrieb: »Ich bin wie in einen vorfabrizierten Wahn hineingeraten, und ich wußte nicht mehr, was ich eigentlich davon hielt, ich war ganz darin, es gab keinen Spielraum mehr.« Sie war in etwas Nicht-Repräsentierba-

---

**1** Ausdruck von René Roussillon, verwendet in einem Seminar, Juni 2014 in Lyon.

rem, in etwas »Unmittelbarem«, ohne jeden Spielraum oder die Fähigkeit zu warten. Diese Schwierigkeiten hängen mit Hindernissen bei der Symbolisierung zusammen.

Die Fähigkeit zur Symbolisierung spielt eine wichtige Rolle sowohl für den Stil wie für die Entfaltung der Kur. Die Brüche der symbolischen Funktion, die so typisch bei narzisstischer Übertragung sind, reproduzieren wahrscheinlich die Tücken der primären Objektbeziehung, und das »Agieren«, das dies in der Übertragung mit sich bringt, ermöglicht manchmal ein besseres Verständnis der psychischen Geschichte dieser Patienten, die sich uns so häufig ohne Erinnerungen präsentieren.

## Grenzfälle als Pathologie des Andersseins

Diese Patienten ertragen nur schlecht, dass das Objekt »anders« ist, unterschiedlich von ihnen. Zur gleichen Zeit leiden sie darunter, nicht in ihrer Besonderheit wahrgenommen zu werden, in ihrem eigenen spezifischen Anderssein. Wir haben bereits die Idee erwähnt, dass dies mit den Hindernissen bei der Konstituierung eines triangulierten Spielraums zu tun hat, wo der Vater sich als »anderer«, als Dritter zu erkennen zu geben hätte. Bei ihnen scheint es so, als erlebten sie die Differenz als unerträglichen Angriff. Sie erzeugt in ihnen ein Gefühl von Hilflosigkeit und Ohnmacht angesichts der Unvorhersehbarkeit des Objekts, seiner Inkonsistenz, der Enttäuschung also, die es auslöst. Man könnte sagen, dass diese Patienten, wenn sie mit unserem Anderssein konfrontiert sind, zwischen einer regressiven und symbiotischen Bewegung und einem heftigen Übertragungshass oszillieren. Die Zerstörungslust scheint dem Beweis, selbst zu existieren, gleichzukommen. Man sieht hier die Problematik des Subjektwerdungsprozesses.

Diese Patienten sind sehr empfindlich bezüglich der Variationen der Distanz zum Objekt; ihr Bedürfnis nach Kontrolle wird noch verstärkt durch ihre Furcht, dass man ihr Terrain besetzen könnte. Sie sehen sich einem schwierigen Konflikt ausgesetzt, denn für sie ist das Objekt ebenso furchterregend und intrusiv wie unverzichtbar. Sie können nicht ohne es existieren. Dieses Paradox bringt starke Spannungen mit sich, die die Möglichkeiten des Ichs, diese auszuhalten, übersteigen. Die Aggressivität nimmt allen Platz ein; der Patient ist zerrissen zwischen einer ohnmächtigen Wut und schrecklicher Angst genau das zerstört zu haben, was ihm am meisten fehlt. Er scheint wie gelähmt, wie eingeschnürt zwischen diesem Wunsch und dieser Angst.

Green (1993) unterstreicht, wie eng dieses schwierige Erkennen des Andersseins in Verbindung steht mit der Sehnsucht nach einem symbiotischen und omnipotenten Objekt, mit dem es eine perfekte Kommunikation geben könnte. Für diese Pathologien vertritt er die Hypothese von einer primären intensiven und leidenschaftlichen Beziehung, der eine Enttäuschung und nicht heilbare Verletzung folgte, die mit der Erkenntnis des Getrenntseins des Objekts verbunden war. Ich denke, dass mit dieser ersten Beziehung auch Unvorhersehbares, Brüche in der Beziehungskontinuität und Dysrhytmie verbunden waren. Man beobachtet in der Klinik mit diesen Patienten, wie die analen Prozesse bei der Integration dieser ersten Desillusionierung und bei der »Heilung« dieses ersten Traumas gescheitert sind. Der Prozess der Subjektwerdung ist dadurch beschädigt, denn dieser kann sich nur dann vollziehen, wenn die Selbst-Objekt-Grenze erworben wird und die Integration der Frustration, die diese Trennlinie mit sich bringt, zustande kommt. Hat die Mutter in ihrer Rolle als Doppel versagt? Ist ihre »Differenz« deswegen ungreifbar, fremd und verletzend gewesen?

Die ganze Frage der Analität wird sich in der Kur dieser Patienten neu stellen. Es geht darum, die Tatsache zu integrieren, dass der Analytiker gleichzeitig »empfänglich« sein und Grenzen ziehen kann, ein Doppel und ein Anderer sein kann. Es geht um den Spielraum zwischen »nicht zu viel« und »nicht zu wenig«, der auf die Analität zurückverweist und der in den Übertragungsbewegungen von zentraler Bedeutung ist.

Diese Zeit der analen Verarbeitung ermöglicht auch eine erste Integration der psychischen Bisexualität. Das Kind ist ja mit der Tatsache konfrontiert, dass dasselbe Objekt unterschiedliche Qualitäten aufweist. Zunächst sind es die väterlichen Aspekte der Mutter, die auf den Vater in seiner strukturierenden Rolle und seiner schützenden Funktion angesichts eines destruktiven Einbruchs hinweisen. Diese Vermittlung des »Väterlichen« oder des Männlichen im Inneren des mütterlichen Objekts ist ebenso wichtig wie die spätere Integration der Haltefunktionen der väterlichen Imago selbst. Dieses allmähliche Ausrichten der Imagines steht auf derselben Linie jener verschiedenen anderen Ausrichtungen, von denen in dieser Arbeit bereits die Rede war. Die Idee des Väterlichen im Mütterlichen selbst könnte auch erlauben, das Ödipale von Beginn an mitzudenken. Diese Konstellation, die sich im Laufe der psychischen Entwicklung ständig ändert und entwickelt, würde auch eine Kontinuität des Ödipalen und der Drittfunktion (»tiercéité«, d. Ü.) sichern. Im Rahmen dieser Ideen hat mich das Denken von Christopher Bollas (Bollas, 1996) interessiert. Für ihn ist das Mütterliche die Art und Weise, wie man Worte ausspricht, das Unbeschreibbare, nicht Formulierbare; der Vater hingegen stehe für die Worte, die Sprache, den Dritten, die Symbolisierung. Diese beiden Register verbinden sich beim Spracherwerb miteinander. Die Sprache repräsentiert also den Höhepunkt der analen Prozesse.

Um die Couch zu erwähnen, könnte man sagen, dass die Mutter aufseiten der Wahrnehmung steht, der Empfindungen, der Gefühle, und der Vater aufseiten der Sinngebung und der Deutung. Dies unterstreicht die väterlichen und mütterlichen Anteile der Regel der freien Assoziation: einerseits das In-Worte-Fassen, was trennt, und andererseits der Inhalt, das Kreative, »alles, was ihnen in den Sinn kommt«.

Um diesen zweiten Teil zu beschließen, möchte ich unterstreichen, dass diese analen Prozesse trotz der Vielfalt dessen, was sie in Szene setzen, beschränkt bleiben, weil sie den Narzissmus noch zu sehr bedrohen. Erst später entwickelt das Kind weitergehende Möglichkeiten zu Kontrolle und Subjektwerdung, und zwar indem es die Repräsentanz des Ideals auf seinen Körper überträgt. Aber dies ist jetzt nicht unser Thema.

## Diskussion

### Abfuhr oder Spaltung

Freud schrieb: »[D]as Anale bleibt [...] das Symbol für alles zu Verwerfende, vom Leben Abzuscheidende« (Freud 1905d, S. 88). Die anale Ökonomie des Triebes ist tyrannisch. Sie tendiert dahin, auf die eine oder andere Weise zu entladen, auszustoßen oder zu kanalisieren. Um die Parallele zwischen den Prozessen der Analität und der Grenzpathologie weiterzuführen, werde ich mich auf die frühen Abwehrmechanismen konzentrieren, die mir für diese Patienten typisch zu sein scheinen. Ich denke an das Ausstoßen – »weg aus mir« – von internen oder externen Stimuli, die keine subjektive Aneignung erfahren haben bzw. nicht repräsentiert werden konnten, und zwar wegen der zu großen Intensität angesichts der Unreife des kindlichen Ichs. Diese Erfahrungen, diese Prüfungen aller Art hinterlassen Spuren in der Psyche, allerdings in einem zeitlosen Raum, in dem es keine Bezugspunkte mehr gibt. Roussillon (1999) benutzt den Ausdruck der Spaltung, um diese Art von Ausstoßen »außerhalb der Subjektivität«, außerhalb der Vorstellung zu beschreiben. Er unterscheidet dieses »weg aus dem Ich« von einem »Außerpsychischen« (Übers. S. H.-W.). Eine meiner Patientinnen benutzte den Ausdruck »Ausfegen«, was eine andere mögliche Formulierung von dieser ausstoßenden Bewegung sein könnte. Diese Abspaltung ist kein Riss des repräsentativen Gewebes des Ichs, keine Spaltung des Ichs, wie Freud sie beschrieben hat. Es ist auch keine Spaltung des Ichs oder des Objekts, wie Melanie Klein es formuliert hat. In unserem Kontext kommt sie mir eher wie ein typischer Prozess der Analität vor, ein Ausstoßen, ein Versuch, aus Abwehrzwecken einen Teil vom Ganzen abzutrennen. Nicht repräsentierbare Anteile, die nicht in das Ganze integriert werden konnten, werden einfach abgelassen. In gewisser Weise rettet das Ich, was zu retten ist. Das, was es nicht integrieren kann und in ihm zu viel Spannung mobilisiert, lässt es hinter sich.[2] Daraufhin versucht es verzweifelt, diesen ausgestoßenen Teil immobil zu machen, und alles organisiert sich gegen die Rückkehr dieses »Abgespaltenen« und die darin enthaltene Hilflosigkeit. Aber diese Ausstoßung verarmt das Ich. Die Formulierung vom »schwarzen Loch« von Frances Tustin (Tustin, 1989) legt vielleicht etwas Analoges nahe, eine negative Halluzination von etwas Furchterregendem? Der Patient ist von dieser schrecklichen Zone abgeschnitten und doch bleibt sie ein Teilstück der Psyche. Bereits 1894 hatte Freud von der *Verwerfung* als energischer und erfolgreicher Abwehr gesprochen und diese klar von der Verdrängung unterschieden. Ist es die *Vorstellung*, die sich mit dem Ich nicht verbinden kann und mit ihm nicht integrierbar ist? Ich frage mich, ob es nicht eher um nicht repräsentierbare Wahrnehmungsanteile geht.

Man weiß, dass nicht alles repräsentierbar ist, es gibt immer einen »Rest«. Und dieser Rest steht mit der Analität in Verbindung. Aber für die zukünftige pathologische Entwicklung ist die zentrale Frage, ob dieser schmerzende Teil, diese aus dem Ich verworfenen, aber doch weiter präsenten und die Psyche bedrängenden Spuren im Nachhinein, zu einem späteren Zeitpunkt, zum Teil in Gedanken und Affekte umgeformt werden können.

In diesem Zusammenhang fallen mir die Worte einer Patientin ein: Sie war wie erstarrt, irgendetwas im analytischen Material »stieß sie um« in etwas Traumatisches ohne Repräsentanz. Durch einen Spiegeleffekt versuchte ich, eine Verbindung herzustellen und ihr etwas zurückzugeben, was zu ihr gehörte. Plötzlich war es so, als könnte sie sich etwas wieder aneignen. Sie sagte mir: »Wenn Sie Verbindungen herstellen, kann ich es *erkennen.*« Ich fand diesen Ausdruck »erkennen« interessant – so als ob ganz plötzlich etwas Form annehmen würde, wie das Negativ einer Fotografie aus der Vergangenheit, die auf einmal sichtbar

**2** Kann man dies mit dem, was Freud die »Urverdrängung« genannt hat, in Verbindung bringen? Er hatte den Ursprung in starken archaischen Erlebnissen gesucht. »Es ist durchaus plausibel, daß quantitative Momente, wie die übergroße Stärke der Erregung und der Durchbruch des Reizschutzes, die nächsten Anlässe der Urverdrängung sind« Freud (1926d, S. 121).

wird, vorstellbar und integrierbar. Vorher war dies außerhalb ihrer selbst gewesen, außer Reichweite in einem undurchsichtigen Chaos. Roussillon spricht von der Tatsache, dass

> »der Trieb seine Bemächtigung des Ichs sichert; dieses kann sich nur unterwerfen, mit ihm zu einem Körper in einer leidenschaftlichen Bewegung werden, oder aber sich durch eine von Abwehr gekennzeichnete Ausstoßung davon losmachen, eine Projektion, die in ihrem Ziel der Vernichtung einem Mord gleichkommt« (Roussillon, 1992, S. 149, Übers. S. H.-W).

Er fährt so fort:

> »Das, was aus dem Ich ausgestoßen wird, wird nicht aus dem Subjekt ausgestoßen, sondern wird irgendwo gelagert; was noch auf Verarbeitung wartet, verbleibt in unmittelbarer Nähe, unter Kontrolle, wie in einer Art intern-externem Abstellraum, aus dem zum geeigneten Zeitpunkt hervorgeholt werden kann, was der Patient dort untergestellt hat, und zwar dann, wenn eine neue Legitimierung die subjektive Wiederaneignung erlaubt« (ebd., S. 152, Übers. S. H.-W.).

Ich denke an all die Dinge, die so weggefegt werden, aber in ekelerregenden Behältern bleiben, deren Gestank den Bewohner des Ortes stört; oder auch an diese radioaktiven Abfälle, die schlussendlich immer wieder durch irgendeinen Riss »abstrahlen«.

In der Klinik sieht man, wie sehr dieses rohe traumatische Material Quelle von Beunruhigung ist und eine ständige Bedrohung der Organisation darstellt. Wir haben bereits gesehen, dass diese nicht repräsentierbaren Erfahrungen, die er abwehrt, indem er sich zurückzieht, Spuren in seiner Psyche hinterlassen haben. Dies lässt mich an die »Furcht vor dem Zusammenbruch« denken, die die Furcht vor einem vergangenen Ereignis wäre, das noch nicht eingegliedert oder repräsentiert werden konnte, das, obwohl es sich in der Vergangenheit ereignet hat, *für die Zukunft* gefürchtet wird.

Freud schrieb 1939 »Was die Kinder im Alter von zwei Jahren erlebt und nicht verstanden haben, brauchen sie außer in Träumen nie zu erinnern« (Freud, 1939a, S. 234). Auf optimistische Weise schlussfolgerte er: »erst durch eine psychoanalytische Behandlung kann es ihnen bekannt werden« (ebd.).

Neben dem Versuch, den psychischen Spielraum zwischen Sekundärem und Primärem zu erweitern, ist die analytische Arbeit auch die der Entschleierung und der Rekonstruktion bezüglich der Vorgeschichte des Patienten. Noch diesseits der Repräsentierungsarbeit des Ichs sieht Claude Smadja den Versuch der psychosomatischen Wiedereinbindung unter Rückbezug auf das Soma oder aber den einer Wiedereinbindung durch Verhalten (Smadja, 1998). Beide zielten mit aller Kraft darauf ab, die nicht verarbeiteten, aus dem Ich ausgestoßenen Leidensspuren wiederzubeleben, um sie zu integrieren.

Nach Green (1993) ist es die allmähliche Repräsentanz der mütterlichen Abwesenheit, des »Nichts«, was die Schaffung eines psychischen Raumes ermöglicht, in dem Vorstellungen ihren Platz finden können. Aber es ist schwierig, etwas zu betrauern, was nicht geschehen ist. Um den Mangel denken zu können, muss man zunächst in der Lage sein, sich diesen vorzustellen. Und doch scheint es in homöopathischen Dosen manchmal in der Kur möglich zu sein, dass die abgespaltene Erfahrung von Mangel und Hilflosigkeit auf den Plan tritt, transformiert dank der verbesserten Repräsentierungsmöglichkeiten. Die allmähliche Symbolisierung dieser Erfahrungen ermöglicht in der Folge, dass sich eine eigentliche Verdrängung einstellt.

Es scheint mir deutlich, dass diese Abwehr durch Spaltung, die wegen ihres Aspekts des Absonderns auf die Analität zurückverweist, bereits von Beginn des Lebens an funktioniert, zunächst allerdings in Form einer ausstoßenden Oralität, denn sie steht in Verbindung mit der Neotenie des Neugeborenen. Die nicht gebundenen Wahrnehmungserlebnisse scheinen eine Art traumatischer Kraft zu schaffen, oder aber, was auf dasselbe hinausläuft, ein »Loch« ohne jeden Sinn. Man kann davon ausgehen, dass die Errungenschaften der Analität im Nachhinein die Bindung von einigen dieser Inhalte erlauben werden – oder aber im Gegenteil wird dieses »traumatische Reservoir« das Subjekt schlecht ausgerüstet lassen, um den so wichtigen analen Prozessen zu begegnen. Dies birgt das Risiko einer erschwerten Subjektwerdung und kann zum Auftreten von Pathologien des Seinsmangels beitragen – narzisstische Pathologien also. Wir sind hier wieder auf der *divided line*. Dies unterstreicht die Verbindungen zwischen der Entwicklung dieser abgespaltenen Spuren traumatischer Anteile und der zukünftigen pathologischen Evolution hin zu neurotischen oder nicht-neurotischen Organisationen.

## An der Schnittstelle zwischen Triebtheorie und Objektbeziehungstheorie

Mir scheint, und ich habe dies bereits ausgedrückt, dass das bisher Aufgezeigte die Notwendigkeit deutlich macht, die Triebtheorie und die Objektbeziehungstheorie zusammenzudenken. In dieser Perspektive ist es wichtig daran zu erinnern, dass für Freud das »Objekt« nicht das Beziehungsobjekt ist, sondern jenes, welches die Triebabfuhr erlaubt; es bekommt all seine Bedeutung, weil es Befriedigung möglich macht.

César und Sarah Botella unterstreichen die Tatsache, dass die Wahl zwischen *object-seeking* und *pleasure-seeking* ein falsches Dilemma darstellt. Erst durch ihren Zusammenschluss entfalten Trieb und Objekt ihr Potenzial. Sie gehen davon aus, dass jede Analyse ein Vorgehen »nach Winnicott, basierend auf der Regression zur Abhängigkeit« und »eine regressive Analyse, eine Analyse des Infantilen in seiner ganzen innerpsychischen Dimension« kombinieren muß« (Botella & Botella, 2001, S. 106, 108).

Die Dynamik zwischen Trieb und Objekt ist also komplex und die Triebquelle kann von der Suche nach dem Objekt nicht getrennt werden. Die infantile Sexualität hat eine grundlegende strukturale Dimension, aber das Ich konstruiert sich in der Begegnung mit dem Objekt.

Wenn man Winnicott folgt, ist es die Wahrnehmung, schließlich die Halluzination der Brust, die die Illusion der Brust und die Öffnung zur Psyche hin schaffen, und in dieser Kluft zwischen dem »Gefundenen und dem Kreierten« entsteht ein Übergangsraum der Illusion. Die allmähliche Anpassung der Sensibilität der Mutter an die Triebbedürfnisse ihres Kindes ermöglicht die Entstehung eines Rahmens, der diesem erlaubt, besser zu fühlen, was aus ihm selbst stammt und was von außen kommt. Wenn das Kind keine Mittel entwickelt, um das Dilemma Ich/Nicht-Ich zu lösen, wenn dieser berühmte Übergangsraum nicht entsteht, dann ist es wahrscheinlich, dass es behindernde Abwehrmechanismen entwickeln wird, die den Kern der Grenzfälle ausmachen.

Der narzisstische Grundmangel ist charakteristisch für die Grenzfälle und weist auf verschiedene Aspekte der Analität zurück, von denen in dieser Arbeit die Rede war. Die narzisstische Basis ist nur dann gegeben, wenn das Kind sich allein seinen Trieben gegenüber sehen kann in Anwesenheit des Objektes (Winnicott, 1985). Wir sind hier am Kreuzungspunkt zwischen dem Triebhaften und den Objektbeziehungen. Eine diesbezügliche Sicherheit scheint sich in dem Spiel um das »gefunden-kreiert« in den ersten zwei Lebensjahren zu schmieden. Sie ist dann wie eine »Rückendeckung« (»base arrière«, d. Ü.), die dem Ich ermöglicht, nicht ständig von seiner Triebwelt oder seinen Objekten überwältigt zu sein. Wenn diese Rückendeckung zu fragil ist, ist der Patient von der Furcht bedroht, seine nur so mühsam errungenen Grenzen zu verlieren. Alles, was dieses prekäre Gleichgewicht bedrohen könnte, ruft heftige Gewalt hervor.

Diese Patienten haben eine ganz besonders große Empfindlichkeit gegenüber den Urteilen von anderen, gegenüber dem Bild, was ihnen die Gruppe von ihnen selbst zurückgibt. Man kann sich diese Abhängigkeit vor dem Hintergrund von in den ersten Phasen nicht ausreichend internalisierter Basis und Vertrauen vorstellen.

## Technische Auswirkungen?

Ich werde nicht auf die ganze Literatur der letzten Jahrzehnte zur Frage der Technik bei den Grenzfällen eingehen. Ich werde mich auf die Schwierigkeiten der analen Prozesse konzentrieren und darauf, was sie bei diesen Patienten auf den Plan rufen, und dabei versuchen, den Einfluss auf unsere Technik einzukreisen.

Wie kann man psychoanalytisch diese Grundlage erfassen, die aus einer vorsprachlichen Zeit stammt und zum Teil außerhalb des Repräsentanzfeldes liegt? Für André Green (1999) ist gerade bei den Grenzfällen die sogenannte pure Psychoanalyse mystifizierend. Das Analytische habe nicht das Feld geräumt, vielmehr erscheine dieses auf verwirrende Weise, die uns mit den Mängeln unseres Verständnisses konfrontiere. Fedida (1992) spricht vom »Analytiker im Grenzfall« und unterstreicht die paradoxe Situation, in der man sich mit diesen Pathologien wiederfindet.[3]

Diese Patienten fordern unseren technischen Erfindungsgeist heraus, unsere theoretische Denkfreiheit wie auch unsere regressiven Fähigkeiten. Es geht darum, Worte oder Metaphern zu finden, um dem Archaischen eine Form zu geben, um die Wahrnehmung, die Berührung, die Empfindung zu benennen, wie auch die Triebbewegungen zu symbolisieren. Ihre regressiven Prozesse konfrontieren uns mit einer großen Bandbreite von emotionellen Ebenen, die mir die Diskontinuität als Kern ihrer Problematik zu reflektieren scheinen. Die Aufgabe ist heikel, wenn man den Patienten »überraschen« will, wir uns aber gleichzeitig dahin begeben wollen, wo er uns verstehen und fühlen kann. Um die Sprache zu finden, die diese Patienten erreichen kann, erscheint es Danielle Quinodoz (Quinodoz, 2000) wichtig, dass der Analytiker sich seinen halluzinatorischen Fähigkeiten überlässt und sich genügend psychische Freiheit erlaubt, um seine eigenen verrückten Anteile zu entdecken. In der Tat sind wir in unserer infantilen sexuellen Aktivität gefragt. Unsere Assoziationen könnten Träumereien zur »Verrücktheit« des Patienten ähneln und uns so in die Zeit zurückversetzen, die der Unterscheidung von Ich/Nicht-Ich vorausging.

Solche Patienten scheinen mir ein wohlausgewogenes »Spiel« zwischen Se-

---

**3** Fairbairn spricht von einer Verdrehung, der die anale Klinik unterliege.

xuellem und Mütterlichem zu brauchen. Jede Deutung birgt das Risiko, als entfremdend erlebt zu werden, solange der Patient keinen psychischen Ort hat schaffen können, an dem er sich nicht zu sehr vor Intrusion oder Verlassenwerden fürchtet. Die extreme Mobilität ihrer Affekte macht das In-Worte-Fassen schwierig. Wie kann man die notwendige Verbalisierung und den unerträglichen und schmerzlichen Aspekt ebendieser Worte zusammenbringen? Wie kann man gleichzeitig Hass und die dahinter liegende Verzweiflung ausdrücken? Ständig droht das Risiko einer Formulierung, die die Vielfalt und die Aussagekraft reduziert. Wie kann man sich in solchen Momenten, in denen der Patient in eine Art vorsprachliche »Zeitlosigkeit« regrediert, verständlich machen? »Die Worte haben plötzlich überhaupt keinen Sinn mehr; ich verstehe die Worte nicht mehr«, sagte mir ein Patient. Das Timing der Deutungen hat bei ihnen eine ganz besondere Bedeutung. Dies scheint mir in Verbindung mit dem dysrhythmischen Erleben in der Bindung an das primäre Objekt zu stehen, wovon ich bereits sprach. Diese Aufmerksamkeit für den inneren Rhythmus des Patienten scheint mir Hand in Hand zu gehen mit einem besonderen Lauschen auf die Art von Worten, die er benutzt: Sind sie eher visueller, auditiver, kienästhetischer Art? Was teilt uns dies jeweils über ihre primären Erlebnisse mit?

César und Sarah Botella schreiben: »Regredientes Zuhören können wir die psychische Disponibilität des Analytikers nennen, der in einem Zustand von Regression fähig ist, eine Arbeit der Formgebung [»figurabilité«] auszuführen« (Botella & Botella, 2001, S. 134, Übers. S. H.-W.). Diese spezifische Regression (»régrédience«, d. Ü.) sei ein »Webstuhl des psychischen Apparates, auf dem sich die Verbindungen ins Unendliche knüpfen«; sie webe »die Matrix, auf die die Formgebungsarbeit mit den bunten Fäden der infantilen Sexualität sichtbare Formen stickt« (ebd.). Sie definieren diese Art von Intervention als sinnstiftend da, wo zuvor nur Desorganisation war, denn für sie ist die »analytische Vorgeschichte nicht, das was der Geschichte vorausgeht, sondern was dieser entgleitet« (ebd.), das also, was nicht repräsentiert oder erzählt werden kann. Dieses Zuhören scheint mir ein interessantes Umwandlungspotenzial zu repräsentieren, um die frühen psychischen Leiden des Patienten und das »ausgestoßene« Material, von dem in dieser Arbeit bereits die Rede war, zu begreifen.

Unsere Aufmerksamkeit bei dieser Art von Patienten ist also weit davon entfernt, immer »gleichschwebend« zu sein; unsere Gegenübertragung steht stark im Zentrum. Sie kann uns über die Angemessenheit unserer Interventionen Aufschluss geben oder, wenn es darum geht, Material zu Psychischem zu machen, darüber, was es zuvor nie gewesen war. Aber der Analytiker ist, wie Searles (1994) meint, oft von heftigen Affekten überwältigt, die er nur mühsam unterdrücken kann. Dies verweist auf den Begriff Winnicotts vom »Hass in der Gegenübertragung« (Winnicott, 1994). Ich finde es merkwürdig, dass der Analytiker es oft leichter hat, eine hasserfüllte Gegenübertragungsbewegung zu deuten als sich mit einer positiven Übertragung oder der Gegenübertragungsliebe seiner Patienten zu beschäftigen. Könnte dies eine Art sein, den Gegenübertragungshass zu verarbeiten? Aber wenn man den libidinösen Wünschen des Patienten gegenüber taub bleibt, dann trägt man das Risiko, eine noch anfällige Wunde zu reaktivieren oder eine Empfindung wiederaufleben zu lassen, dass ihre Triebwelt unhörbar bzw. verachtenswert sein könnte.

Ich denke, dass diese Patienten mit ihren Schwierigkeiten bei den analen Prozessen rund um die Problematik des »Spiegels« durch die Triebhaftigkeit dieses Appells und die Sehnsucht nach einem Doppel ein besonders starkes Gegenübertragungsgeschehen auslösen. Claude Janin benutzt die Formulierung »Animismus zu zweit« (Janin, 1996, Übers. S. H.-W.), um die Intensität dieser regressiven Momente zu illustrieren, und Michel de M'Uzan spricht davon, dass die Gedanken, die zum Analysanden gehören oder besser, die potenziell zu ihm gehören, zunächst im Analytiker Form annehmen (de M'Uzan, 1976, Übers. S. H.-W.). Dies unterstreicht die Bedeutung von Echo-Interventionen *unseres* Empfindens in dem Versuch, eine Emotion zurückzugeben, zu der der Patient anscheinend keinen Zugang hat, wobei er paradoxerweise aber gleichzeitig zu erwarten scheint, dass wir sie entschlüsseln sollen. Der Versuch, zu diesen traumatischen Bereichen zu gelangen, verlangt viel vom Analytiker, denn er muss in *seinem* psychischen Raum die Anteile der Problematik des Patienten aufnehmen, die jener selbst nicht erkennen kann. Ist dies nicht relativ nahe an dem, was Bion als normale projektive Identifizierung[4] definierte? Christopher Bollas schlägt Spiegel-Interventionen vor, mit denen er ausdrückt, was er selbst gegenüber dem Körper des Patienten, dessen Erschöpfungszustand oder seinem Verhalten empfindet (Bollas, 1996).

In jenen Fällen, bei denen der Wiederholungszwang im Vordergrund steht, könnte man sich diese Spiegelfunktion als »Reflexion« über diese Wiederholung vorstellen. In der »Reflexion« wird die Wiederholung sichtbar, kann sie repräsentiert werden. Die »Reflexion« wäre hier eine Art Spiegel des »Negativen« des Patienten, dessen, was er nicht in sich fühlen kann. Auf diese Weise könnte man Hypothesen über die frühen Beziehungen des Patienten entwickeln und über die Art und Weise, wie er sein Anliegen gegenüber den Objekten ausgedrückt

**4** Das heißt, die Umwandlungsarbeit von bloßen »Sinndaten«, die bisher nicht verarbeitet werden konnten, in Denkvorgänge, in »alpha-Anteile«, vgl. Elsa Schmid-Kitsikis (1999).

hat. Die Konstruktionsarbeit scheint mir narzisstisch grundlegend für diese Patienten, die sich so häufig präsentieren, als seien sie auf einer Leere konstruiert.

Ihr Ich-Ideal ist häufig unproportional, jedenfalls sehr fordernd. Diese Situation scheint mir im Zusammenhang zu stehen mit der schwierigen Trauerarbeit im Hinblick auf ein idealisiertes Objekt und mit der Problematik des »Alles oder nichts«. Das Subjekt ist hin- und hergerissen zwischen den verschiedenen Zielen und fürchtet, sie nicht *alle gleichzeitig* behalten zu können. Dieses für die anale Problematik typische Ideal steht in der Übertragungsbeziehung im Vordergrund, wahrscheinlich auch durch einen Spiegeleffekt.

Die Schwierigkeiten dieser Patienten können dazu führen, dass diese sich von der Einführung des Dritten, gleichgültig in welcher Form, sehr überwältigt fühlen. Es kommt vor, dass der begrenzende Aspekt des Rahmens und der Schnitt der 45 Minuten wie eine unglaublich schmerzhafte Intrusion durch einen Dritten erlebt wird. Und doch war es häufig paradoxerweise gerade dieser Dritte, der ihnen auf dramatische Weise gefehlt hatte.

Sie bringen uns in eine heikle Situation, denn angesichts ihrer Neigung zur Desorganisationist es ebenso wichtig den Rahmen aufrechtzuerhalten wie ihn manchmal flexibel zu handhaben. In diesem Zusammenhang kann es sein, dass man punktuell neue Parameter »erfinden« oder, wie ich lieber sagen würde, »einen neuen Rahmen« finden muss. Ich denke an eine so große Hilflosigkeit einer Patientin angesichts der Trennung, dass ich es für notwendig erachtete, ihr während der letzten Ferien wöchentliche Telefongespräche anzubieten. Die Trennung bedeutete für sie das »wirkliche« Verschwinden des Objekts. Die Realitätsprüfung ging plötzlich verloren und machte einem inneren Chaos Platz, in dem nur noch destruktive Allmacht herrschte. Oder ich denke an eine Frau, bei der ich das Gefühl hatte, ihr ein Objekt aus meiner Praxis anbieten zu müssen, wie ein Übergangsobjekt, als Wahrnehmungsstütze einer noch nicht gut abgesicherten Repräsentanz. Ich habe mir viele Fragen zu meinem eigenen Funktionieren gestellt. Ich konnte feststellen, dass solche momentanen »kontrollierten Abweichungen« mit diesen sehr gestörten Patienten eine Öffnung und neue Möglichkeiten mit sich gebracht haben. Vielleicht bringen uns gerade die »deliranten« Anteile der Übertragung dazu, an etwas der Deutung Vorausgehendes zu denken, was in der Folge dann eine formulierbare und die Reifung fördernde Deutung erlaubt?

In anderen Momenten kann es sein, dass jede Veränderung des Rahmens, jede verschobene Sitzung wie ein innerer Umsturz erlebt wird, der den Patienten in einem Loch ohne Boden oder in einer regressiven Bewegung versinken lässt, wo jeder logische oder zeitliche Bezug verloren geht. Es gibt dann keinen symbolischen Dritten mehr, der Patient ist von Furcht überwältigt, und die Analyse wird auf schmerzhafte Weise erlebt wie »die Wiederholung« der Abwesenheit.

Auf solcher »Messers Schneide« besteht unsere Arbeit darin, den psychischen Schmerz des Patienten und seine Abwehr mittels Spaltung zu respektieren, aber gleichzeitig zu versuchen, das abgewehrte psychische Leid zu integrieren. Sie müsste auf die Konstitution einer Denkmatrix zielen, ein Netz weben, wo das traumatische sexuelle Material, das nach außen abgestoßen wurde, sich langsam ablagern kann. Das ist heikel, denn diese rohen Anteile, die immer zurückzukehren drohen, können neuerlich traumatisch wirken und wieder zur Ausstoßung führen. Man gerät dann in einen Teufelskreis.

Wenn diese traumatischen Anteile sich nur durch Agieren ausdrücken können, kann man sich fragen, ob dies nicht das Risiko birgt, dass wir unsererseits einer unguten Ansteckung zum Agieren erliegen, und sei es nur, dass wir zu viel verbalisieren. Der Psychoanalytiker ist umso mehr gefordert, als die Fähigkeit dieser Patienten, mit Worten zu spielen, mager ist angesichts dieses Agierens, das es zu entschlüsseln gilt. Es handelt sich hier um eine andere Arbeit als da, wo alles von Beginn an über Sprache und Symbolisierung läuft. Mir scheint, dass bestimmte Spuren früher traumatischer Anteile sich nur um ein phantasmatisches oder historisch auszumachendes und vorstellbares »Ereignis« herum verarbeiten lassen. Außerdem scheint es wichtig, eine Art perzeptiv-sensorischer Verankerung zu fördern, um dem Patienten den Zugang zu einem Vorstellungsraum zu erlauben. Mir geht eine Patientin durch den Kopf, die sich massiv auf die Wirkung meiner Stimme konzentrierte und man kann denken, dass diese *Klang*spuren ihr allmählich helfen werden, sich eine weniger chaotische und diffuse Vorstellung von einem zu besetzenden Objekt zu konstruieren.

Auf gewisse Weise drängen uns diese Patienten dazu, unsere Funktion als Analytiker zu erweitern und ihre Tendenz zu berücksichtigen, uns »als Person« zu nutzen. Sie sind sehr aufmerksam bezüglich unserer Präsenz oder Zurückhaltung, bezüglich selbst winziger Details unseres persönlichen Stils und unserer Interventionen. Vor allem aber nutzen sie uns als *Vehikel*, als Werkzeuge, um sich auf vielfache Weise die nicht subjektivierten Erfahrungen anzueignen, diese Einschreibungen »in Form von Auslassung« (»en creux«, d. Ü.), die ihr Ich immer wieder bedrängen. Wie könnte man auch den Mangel bearbeiten, ohne sich momentan als Objektersatz benutzen zu lassen? Dies stellt das Problem des »Wie man sich vom Patienten benutzen lässt«. Ein Ersatzobjekt repräsentiert etwas anderes als ein Übertragungsobjekt und dies korrespondiert mit den Schwierigkeiten dieser Patienten bei der Symbolisierung. Aber vielleicht kann nur über dieses »Nutzen« allmählich ein Dritter auftauchen und sich ein Pol von Abwesenheit konstituieren? Es geht darum, aus dem »Doppel« herauszukommen und eine Bindung herzustellen, bevor diese wiederum negativiert werden kann. Dies könnte erlauben, eine Art *sekundärer Zeit der Analyse* einzuleiten, in der dann die Deutung der Übertragung und die gleichschwebende Aufmerksamkeit im Vordergrund stehen. Man kann mit diesen Patienten immer wieder die Notwendigkeit einer analytischen Arbeit in zwei Schritten feststellen.

Der Analytiker wird in erster Linie vom Patienten als Objekt »benutzt«, das seine ständig wiederholten Attacken überlebt. Wenn der Patient feststellt, dass dieser überlebt, kann er sich die Dinge anders vorstellen und Zugang zu einer mehr symbolisierenden Aktivität finden. Winnicott sah die Abfolge der Dinge so: Das Subjekt bindet sich an das Objekt, das Subjekt zerstört das Objekt, das Objekt überlebt, das Subjekt kann das Objekt nutzen (Winnicott, 1994) – und dies in einer Wiederholung, die mir für den Patienten ebenso unermüdlich wie für das Kind scheint. Es scheint hier um eine Arbeit in »Windungen« zu gehen, was auf die Darmarbeit verweist. Mit anderen Worten spricht Catherine Couvreur davon, dass die traumatische Erfahrung nur »über sich folgende nachträgliche Wiederaufnahmen« verarbeitet werden kann, »eine Wegstrecke in Windungen, in einer Walzerbewegung, die ohne das Objekt nicht auskommt« (Couvreur, 2000, S. 69, Übers. S. H.-W.). Das Ich kann sich dank dieses »Walzers«, um ihren Ausdruck aufzunehmen, stärken und daraufhin kann es die Quantität integrieren, sie in Qualität umformen und Verbindungen herstellen.

Auf gewisse Weise fordert der Analytiker seinen Patienten zu einem Spiel auf: Er lädt ihn ein, mit bestimmten Aspekten seiner psychischen Erfahrung zu spielen, diese noch einmal nachzuspielen, um sie sich besser anzueignen und sie zu symbolisieren, um weniger von ihr abhängig zu werden. Auf diese Weise kann das Vorbewusste dichter werden und diesen Spielraum abgeben, wo Affekt und Vorstellung sich verbinden können. Die zunehmende Fähigkeit zu spielen scheint mir ein wertvoller Begriff zu sein, denn er zielt auf die gleichzeitige Konstruktion eines Raums und eines Symbols, was eine Überwindung dieser Schwierigkeiten der Analität ermöglichen kann, mit denen wir uns während dieser Arbeit beschäftigt haben.

## Das 21. Jahrhundert als Zeit des Unmittelbaren

Im Sinne einer Schlussfolgerung kann man, so scheint mir, eine Parallele ziehen zwischen bestimmten Charakteristika der hier vor dem Hintergrund der analen Problematik untersuchten Grenzfälle und bestimmten, für unseren Zeitgeist typischen Erscheinungsformen psychischer Pathologien. Unsere Epoche ist eine Zeit des Unmittelbaren, des »alles, sofort, alles auf einmal«, eine Zeit der Anonymität und ungewisser Identitäten, eine Zeit des Verlustes von Vorbildern und Bezugspunkten. Die väterliche Funktion löst sich auf und verliert ihre Rolle als schützender Dritter. Man sieht immer mehr Pathologien in Verbindung mit einem Wunsch nach unmittelbarer Befriedigung oder in Zusammenhang mit einer Problematik von Abfuhr, einer Suche nach Erregung und Stimulierung, die häufig zu heftigen emotionalen Explosionen führt.

Antonino Ferro stellt zwei Kulturen einander gegenüber: die der Träumerei und die der Abfuhr. Die erste führe zu Transformation, zu Demokratie, zum Zuhören, die zweite zu Tyrannei, Dominierung und Zerstörung. Diese beiden Kategorien bezeichnen auf kollektiver Ebene, was wir eben auf individueller Ebene gesehen haben, und dies lässt mich daran denken, was Janine Chasseguet-Smirgel (2000) über die Grenzfälle gesagt hat. Sie spricht von einem »kurzen Weg« und mittels dieses Begriffes illustriert sie Prozesse, bei denen es nicht zu einer ausreichenden psychischen Integration kommt. Im Gegensatz dazu stehe »der lange Weg«: der des Denkens und der Verarbeitung.

Wir leben in einer Art »Kultur des Narzissmus«. Dies verweist auf den Begriff des Narzissmus der kleinen Differenzen: das »wie wir«, das gleichzeitig anders ist. Der Grenzfall wird von seinem »Narzißmus der kleinen Differenzen« (Freud, 1921c) hin- und hergerissen. Wenn die Distanz zu groß ist, die Differenz zu ausgeprägt, dann geht das nicht. Aber, wie wir für die Prozesse der Analität und die Problematik der Grenzen dargelegt haben, wenn es zu nahe ist, geht es auch nicht. Mir scheint, dass man auch auf kollektiver Ebene die große Bedeutung dieses Spiegelspiels wiederfindet, die wir für die individuelle Pathologie dargelegt haben. Die Mitglieder einer Gruppe scheinen sich spiegelnd mittels eines Bilderspiels zu »bestätigen«.

Man sieht, dass diese unterschiedlichen Anteile Kern der Analität bilden, der Konstruktion von Subjektivität, von Grenzen also, wobei dies auch im Zentrum der sozialen Phänomene steht. Die Welt entwickelt sich weiter und zu jeder Periode sprechen unsere Patienten auf jeweils unterschiedliche unbewusste Weise zu uns. Die Herausforderung durch die Vorherrschaft narzisstischer Pathologien drängt uns dazu, unsere theoretischen und technischen Überlegungen immer wieder aufzunehmen.

*Übersetzt aus dem Französischen von Susann Heenen-Wolff, Brüssel*

## Literatur

Abraham, K. (1999 [1924]). Versuch einer Entwicklungsgeschichte der Libido auf Grund der Psychoanalyse seelischer Störungen. In *Psychoanalytische Studien* (S. 113–184). Gießen: Psychosozial-Verlag.

Aisenstein, M., André, J., Dayen, M., Jeammet, P., Lambotte, C. & Laplanche, J. (2000). *L'énigme du masochisme*. Paris: PUF.

André, J. (1999a). *Les Etats limites*. Paris: PUF.

André, J. (1999b). *Etats de détresse*. Paris: PUF.

Bergeret, J. (1995). L'analité et la maîtrise. *Revue française de psychanalyse, 1995/3*(59), 659–682.

Bergeret, J. (1996). *La pathologie narcissique*. Paris: Dunod.

Bion, W. R. (1983 [1967]). *Réflexion faite*. Paris: PUF.

Bollas, C. (1989). L'objet transformationnel. *Revue française de psychanalyse*, 1989/4(53), 1181–1199.

Bollas C. (1996 [1989]). *Les forces de la destinée*. Calmann-Lévy.

Botella, C. & Botella, S. (2001). Figurabilité et régrédience. *Revue française de psychanalyse, 2001/4*(65), 1149–1239.

Braunschweig, D. (1971). Psychanalyse et réalité. *Revue française de Psychanalyse, 1971/5–6*(31), 655–800.

Brusset, B. (1999). Relation de compréhension psychique et écoute métapsychologique. In G. Diatkine & J. Schaeffer (Hrsg.), *Psychothérapie psychanalytique* (S. 49-66). Paris: PUF.

Cahn, R. (1991). Du sujet. *Revue française de Psychanalyse, 1991/5*(55), 1353–1492.

Chasseguet-Smirgel, J. (2000). L'idéal transmis. *Revue française de psychanalyse, 2000/5*(64), 1675–1679.

Clancier, A. & Kalmanovic J. (1999). *Le paradoxe de Winnicott*. Paris: Press Editions.

Couvreur, C. (2000). *La polarité de l'amour et de la mort*. Paris: PUF.

Donnet, J.-L. (2000). La situation analytique à la lumière des situations-limites. In J. Cournut & J. Schaeffer (Hrsg.), *Pratiques de la psychanalyse* (S. 25–36).

Duparc, F. & Fain, M. (1999). *La censure de l'amante et autres préludes à l'oeuvre de Michel Fain*. Lausanne, Paris: Delachaux et Niestlé.

Fairbairn, W. R. (1992). *Psychoanalytic studies of the personality*. London, New York: Routledge.

Fedida P. (1992). *Crise et contre-transfert*. Paris: PUF.

Ferro, A. (2001). La séparation, entre le rêve et l'évacuation. *Revue française de psychanalyse, 2001/2*(65), 489–498.

Ferenczi, S. (2004 [1913]). *Schriften zur Psychoanalyse I; Schriften zur Psychoanalyse II*. Gießen: Psychosozial-Verlag.

Fließ, R. (1950). *Symbol, dream and psychosis*. New York: International Univ. Press.

Freud, S. (1905d). *Drei Abhandlungen zur Sexualtheorie. GW V* (S. 27–145).

Freud, S. (1921c). *Massenpsychologie und Ich-Analyse. GW XIII* (S. 71–161).

Freud, S. (1924c). Das ökonomische Problem des Masochismus. *GW XIII* (S. 371–383).

Freud, S. (1926d). *Hemmung, Symptom und Angst. GW XIV* (S. 111–205).

Freud, S. (1930a). *Das Unbehagen in der Kultur. GW XIV* (S. 419–505).

Freud, S. (1939a). *Der Mann Moses und die monotheistische Religion. GW XVI* (S. 103–246).

Freud, S. (1950c). Entwurf einer Psychologie. *GW Nachtragsband* (S. 387–477).

Godfrind-Haber, J. (1993). *Les deux courants du transfert.* Paris: PUF.

Green, A. (1993). L'analité primaire dans la relation anale. In B. Brusset & C. Couvreur (Hrsg.), *La névrose obsessionnelle* (S. 61–86). Paris: PUF.

Green, A. (1999). *Les Etats limites.* Paris: PUF.

Green, A. (2000a). La position phobique centrale avec un modèle de l'association libre. *Revue française de Psychanalyse, 2000/3*(64), 743–772.

Green, A. (2000b). *Geheime Verrücktheit. Grenzfälle der psychoanalytischen Praxis.* Gießen: Psychosozial-Verlag.

Grunberger, B. (1971 [1959–1960]). *Le Narcissisme.* Paris: Payot.

Guttieres-Green, L. (1991). Le tombeau vide, douleur de l'oubli. *Revue française de Psychanalyse, 1991/3*(55), 855–870.

Haynal, A. (2001). *Un psychanalyste pas comme un autre. La renaissance de Sándor Ferenczi.* Lausanne, Paris: Delachaux et Niestlé.

Henny, R. (1998). Situation métapsychologique de l'analité. *Revue française de Psychanalyse, 1998/5*(62), 1749–1758.

Janin, C. (1996). *Figures et destins du traumatisme.* Paris: PUF.

Jeammet, P. (2000). L'énigme du masochisme. Paris: PUF.

Kernberg, O. (1997 [1975]). *La personnalité narcissique.* Paris: Dunod.

Klein, M. (1978). *L'amour et la haine.* Paris: Payot.

Lacan, J. (1949). Stade du miroir comme formateur de la fonction du je telle qu'elle nous est révélée dans l'expérience psychanalytique. *Revue française de psychanalyse, 1949/4*(13), 449–455.

Marti, P. (1976). *Les mouvements individuels de vie et de mort.* Paris: Payot.

M'Uzan, M. de (1976). Contre-transfert et système paradoxal. *Revue française de psychanalyse, 1976/3*(40), 575–590.

Nicolaidis, G. (1999). Sentiment d'identité et narcissisme. *Revue française de psychanalyse, 1999/4*(63), 1203–1212.

Parat, C. (1995). *L'affect partagé.* Paris: PUF.

Pontalis, J. (1977). *Entre le rêve et la douleur.* Paris: Gallimard.

Quinodoz, D. (2000). La psychanalyse est vivante. *Revue française de psychanalyse, 2000/5*(64) 1489–1497.

Quinodoz, J.-M. (1991). *La solitude apprivoisée: l'angoisse de séparation en psychanalyse.* Paris: PUF.

Ribas, D. & Athanassiou, C. (1995). Argument. *Revue française de psychanalyse, 1995/3*(59), 651–659.

Rosenberg, B. (1999). *Masochisme mortifère et masochisme gardien de la vie.* Paris: PUF.

Rosenfeld, H. (1976). Les aspects agressifs du narcissisme. *Nouvelle Revue de Psychanalyse, 13,* 160–170.

Roussillon, R. (1988). Négation, négativisme, négativité: les destins du reste dans la pensée de S. Freud de 1918 à 1925. In J. Guillaumin (Hrsg.), *Pouvoirs du négatif* (S. 100–107). Seyssel: Champ Valllon.

Roussillon, R. (1991). *Paradoxes et situations limites de la psychanalyse.* Paris: PUF.

Roussillon, R. (1992). *Du »baquet« de Mesmer au »baquet« de Freud.* Paris: PUF.

Roussillon, R. (1999). *Agonie, clivage et symbolisation.* Paris: PUF.

Schmid-Kitsikis, E. (1999). Wilfred R. Bion. Paris: PUF.

Schteingart-Gitnacht, A. (1998). Le problème économique de l'analité. *Revue française de psychanalyse, 1998/5*(62), 1701–1748.

Searles, H. (1994). *Mon expériences des états limites.* Paris: Gallimard.

Senarclens, B. de (1998). L'évacuation dans tous ses états. *Revue française de Psychanalyse, 1998/5*(62), 1641–1648.

Smadja, C. (1998). Le fonctionnement opératoire dans la pratique psychosomatique. *Revue française de Psychanalyse, 1998/5*(62), 1367–1440.

Tustin, F. (1989). *Le trou noir de la psyché, barrières autistiques chez les névrosés.* Paris: Editions du seuil.

Winnicott, D.W. (1974). *Vom Spiel zur Kreativität.* Stuttgart: Klett-Cotta.

Winnicott, D.W. (1983 [1947]). Hass in der Gegenübertragung. In Ders., *Von der Kinderheilkunde zur Psychoanalyse* (S. 77–91). Frankfurt a.M.: Fischer Taschenbuch-Verlag.

Winnicott, D.W. (1985a). Die Fähigkeit zum Alleinsein. In Ders., *Reifungsprozesse und fördernde Umwelt* (S. 36–47). Frankfurt a.M.: Fischer Taschenbuch-Verlag.

Winnicott, D.W. (1985b). *Reifungsprozesse und fördernde Umwelt.* Frankfurt a.M.: Fischer Taschenbuch-Verlag.

Winnicott, D.W. (1991). Die Angst vor dem Zusammenbruch. *Psyche, 45*(12), 1116–1126.

Winnicott, D.W. (1994). *Von der Kinderheilkunde zur Psychoanalyse.* München: Kindler.

# Patienten in Überlebensökonomie

*Bérengère de Senarclens*

Wenn der Un-Sinn in die Psyche einbricht, wenn es keine Sinnverbindungen mehr gibt, wird die Bedrohung durch den psychischen Tod fühlbar. Muss man dann vergessen, um zu überleben? Braucht es andererseits das Erinnern, um zu leben? Das Ziel der analytischen Kur besteht darin, dass man sich erinnert und dass man dort, wo der traumatische Einbruch und seine seelischen Auswirkungen das Individuum in einem zeitlosen Universum einschlossen, eine Geschichte und eine gewisse Zeitlichkeit integriert.

Ich möchte mich hier mit jenen Patienten beschäftigen, die – offenbar befangen in einer »Ökonomie des Überlebens« – verschiedene Abwehrmechanismen einsetzen, um eine Konfrontation mit traumatischen Elementen ihrer psychischen Geschichte zu vermeiden, die nachträglich nicht verarbeitet werden konnten und die ebenso ungedacht wie undenkbar sind. Diese Patienten verfügten über keine Repräsentationen, mit denen sie hätten »spielen« können, um so die Beeinträchtigung durch die psychischen Überflutungen, die sie in der Vergangenheit erlebt hatten, zu verringern. Sie scheinen etwas zeitlos Infantilem ausgeliefert zu sein, etwas Infantilem, »das keine Falten bekommt«.

Die Abwehrmechanismen dieser Patienten ähneln einem Kampf ums Überleben. Doch gleichzeitig könnte man auch sagen, dass diese Abwehrmechanismen um jeden Preis ein Leben »auf vollen Touren« verhindern sollen, und zwar aus Furcht vor Triebelementen, vor Elementen des Lebens, die sofort die Spuren eines giftigen Schmerzes zutage fördern würden, der das schwache Ich gefährdet. Diese Patienten haben sich aus Angst vor dem Übermaß offenbar völlig abgeschottet oder haben eine fensterlose Festung erbaut, sodass sich nichts bewegen kann. Wenn sie uns jedoch zurate ziehen, so bedeutet dies, dass sie leiden und dass etwas in ihrem Inneren »danach drängt«, erkannt zu werden.

Tatsächlich sollte man eher von einer globalen Überlebensstrategie sprechen als von klaren Abwehrmechanismen. Im Grunde sind diese Mechanismen nämlich sehr verschiedenartig. Sie nehmen verschiedenste Formen und unterschiedliches Gebaren an. Doch der gemeinsame Nenner dieser psychischen Zustände scheint ein Leben auf Sparflamme mit vereisten Zonen zu sein. Der Begriff der Vereisung führt uns zu dem der »timelessness«. Wenn aus irgendeinem Grunde Tauwetter einsetzt, werden »intakte«, außerzeitliche Affekte zutage gefördert.

Patienten in Überlebensstrategie scheinen Gefangene dieser Ökonomie des Überlebens zu sein, dieser Logik der Verzweiflung, die so sehr von einer Ökonomie des Begehrens, des Lebens und der freien Wahl abweicht. Ihre psychische Funktionsweise wird durch Zwang und Not bestimmt. »Ich habe keine Sprache des Begehrens«, äußerte ein Patient mir gegenüber. Kommunikation läuft eher über das Handeln als über Worte, und die assoziativen Fähigkeiten dieser Patienten scheinen blockiert durch unermüdliche Wiederholung. Assoziieren ist verboten, denn es würde die Spaltung berühren. Nun ist eine strenge Spaltung aber notwendig, um die Konfrontation mit einem unvorstellbaren Schmerz zu vermeiden. Diese Patienten bieten uns häufig eine doppelte Logik: eine normale Logik, die jedoch regelmäßig von einer Logik des Paradoxen, des »Alles oder nichts« überdeckt wird.

Zu allererst möchte ich diesen Begriff des Überlebens klären. Ich möchte, mit anderen Worten, das Überleben nach einem primären Trauma, das heißt also nach einem Trauma, das zu einem Zeitpunkt auftritt, da der Kern des Ichs noch nicht gefestigt ist, von einem Überleben nach einem sekundären Trauma unterscheiden, das sich bei einem Individuum ereignet, welches über ein durch die bedeutsamen Errungenschaften der analen Periode besser organisiertes Ich verfügt. Ich denke, dass der Begriff der Resilienz mit dieser Organisation des Ichs in Verbindung steht. In solchen Fällen kann sich das Individuum in der Tat auf ein solideres Ich verlassen und dies wird ihm dabei helfen, das Unglück eines sekundären – oder anders ausgedrückt: eines später, nach der ödipalen Phase oder jedenfalls jenseits der analen Organisation eintretenden – Traumas zu verarbeiten. In den folgenden Überlegungen werde ich mich auf jenes »Überleben« konzentrieren, das auf ein primäres Trauma folgt. Übrigens möchte ich festhalten, dass das Trauma dasjenige ist, »was das Ich überschwemmt« und darunter verstehe ich ebenso ein Überschwemmen durch innere wie durch äußere Erregungen.

Ich möchte hier die Bedeutung der aus den frühen 1920er Jahren stammenden zweiten Freud'schen Topik unterstreichen, in der Freud postuliert, dass ein guter

Teil des Ichs unbewusst ist. 1923 behauptet er, dass der Wiederholungszwang den Erinnerungsimpuls ersetzt; er betont dabei das Ökonomische und die Tendenz zur Entlastung. Er interessiert sich für die Art und Weise, in der das Ich gegliedert ist. Ausgehend von diesen theoretischen Fortschritten versuchten manche Psychoanalytiker, sich nach und nach vorzustellen, wie die »psychischen Dinge«, die sich im Ich befinden, dort hineingekommen sind. Mit anderen Worten versuchten sie, sich einen Begriff von der psychischen Geschichte des Patienten zu machen, einen Begriff von dem, was der Patient verinnerlichen und sich schließlich aneignen konnte – doch auch von dem, was er abgespaltet, verleugnet oder zu verwerfen versucht hat und was sich immer wieder wiederholt, in regelmäßigen Abständen wieder auftaucht, wie Spuren radioaktiver Abfälle. Man sieht also, dass die psychische Freiheit von den Lebensfragen, die sich dem Patienten stellten, abhängig ist.

Die Natur des Traumas hat sich bei Freud nach 1920 im Vergleich zur Zeit davor verändert. Es handelt sich nun nicht mehr nur um das sexuelle Trauma, sondern auch um nicht verheilende Verletzungen des Kindes, die die Aktivität seines Ichs lähmen, und um alles, was in Verbindung mit dem Primärobjekt stattfand oder nicht stattfand. Freud besteht am Ende seines Lebens auf der Bedeutsamkeit dieser archaischen Erfahrungen, die infolge der Ich-Schwäche primäre Abwehrmechanismen mobilisieren, die bisweilen ganze Bereiche der Individualität des Patienten verschlingen. Konnten manche Erfahrungen repräsentiert, im Nachhinein bearbeitet werden, so konnten andere diesen Weg nicht finden und bleiben »Fueros« (Sonderrechte), die jedoch das ganze Leben des Betroffenen nachhaltig beeinflussen.

Konfrontiert mit schwer erträglichen Elementen hat das Ich also keine andere Wahl, als zu versuchen, sie zu assimilieren. Um zu überleben, muss es sich verformen, sich zerstückeln, auf die Gefahr hin, Teile seiner selbst abzulösen oder zu betäuben, und auch auf die Gefahr hin, sich mit dem Angreifer, wer immer dies auch sein mag, zu identifizieren. Es geht hier genau um jene Fragen des Überlebens, die wir beschrieben haben. Je weniger strukturiert das Ich ist, desto beeinträchtigender wirken sich die Abwehrmechanismen aus.

René Roussillon behauptet, dass bei diesen Patienten die den klinischen Bereich gliedernde Problematik des Unterschieds nicht mehr die des Unterschieds zwischen den Geschlechtern oder zwischen den Generationen ist, und auch nicht mehr die des Unterschieds zwischen der infantilen und der erwachsenen Sexualität, sondern eher jene – elementare – Problematik des Unterschieds Ich/anderes Subjekt (Roussillon, 2001). Er zeigt sehr schön, dass hier die Art und Weise, in der die Grenzziehung zwischen dem Ich und dem Nicht-Ich erfolgt, im Vordergrund steht. Die anderen Unterschiedsformen fehlten nicht völlig, doch hätten sie nicht dieselbe Auswirkung.

Diese Patienten konfrontieren uns mit einer psychischen Funktionsweise des »Alles oder nichts«, des »Alles sofort«, »Alles gemeinsam«, »Alles in einem«: So gibt sich jeder Teil als Äquivalent des Ganzen aus. Das Paradoxon und das Paradoxe besetzen bei ihnen jenen Platz, den der Konflikt nicht einzunehmen vermag. Diese Denkweise schränkt das Seelenleben und die Logiken des Lebens ein. Die Kur dient dazu, diese Funktionsweise zu hinterfragen, doch gerade dies beunruhigt den Patienten, da er seine Ökonomie als bedroht wahrnimmt. Also wird er die Abwehrmechanismen verstärken: eine negative therapeutische Reaktion, eine Versteinerung des analytischen Prozesses. Häufig beobachtet man, dass der Patient genau in dem Moment, in dem die Kur Veränderung auslöst, damit beginnt, sich aus dem analytischen Prozess zurückzuziehen. Er vermittelt uns den Eindruck, auf ein traumatisches Ereignis fixiert zu sein, und es ist, als müsse er um jeden Preis die Erregungen besetzen, die daraus entspringen. Fürchtet er, wenn er den Gegenstand seines Hasses loslässt, mit einer Leere konfrontiert zu sein? Ist er in einer Überlebensstarre befangen, weil er die Konfrontation mit dem Chaos, das entsteht, wenn die Dinge in Bewegung geraten, so sehr fürchtet?

»Ich funktioniere nur im Abwehrmodus, ich habe das Gefühl, neben meinem eigenen Leben zu stehen. An mir klebt etwas, was mich am Leben hindert«, sagte mir ein Patient. Er hatte die Empfindung, dass sein »Zentrum« leer sei, ausgeleert, und dass er selbst nebenan wohne. »Sonst würde es krachen«, sagte er. Für ihn war es, als könne dieses Zentrum nur voller Dynamit sein. Nun liegt das Paradox dieser Therapiefälle genau darin, dass dieses »Nichts im Zentrum« berücksichtigt, zugleich berührt, imaginiert, wahrgenommen, halluziniert und wieder in die Zeit einer Geschichte zurückversetzt werden muss. Um jedoch dem Entsetzen, welches dieses Loch entstehen ließ, nicht erneut zu begegnen, wird eine Wehrfestung errichtet, und ebendies nannte ich Überlebensstrategie. Auf diese Weise überlebt man, weil ganze Bereiche abgeschaltet, eingefroren, in einer »Außerzeitlichkeit« festgefahren wurden. Dadurch wird die Trauer unmöglich, da keine Repräsentationen zur Verfügung stehen, um den Mangel, den Verlust und deren Geschichte zu benennen oder zu visualisieren. So entwickelt sich angesichts der unliebsamen Überraschungen des Lebens dieses Überleben auf leisen Sohlen, bei dem es den Anschein hat, als könne der Patient nicht das »Risiko« des Objekts eingehen.

Ich denke hier an die Kur einer Patientin, bei der durch intensives Übertragungs-Gegenübertragungs-Erleben die Erinnerungen an die Vergangenheit wieder auftauchten oder sich auf der Couch allmählich einstellten – begleitet jedoch von einem unvorstellbaren Schmerz. Das fortschreitende Auftauen tut weh. Meine Patientin sagte zu mir: »Ich hatte alles mit Eis bedeckt. Nun taue ich vor Ihnen auf. Es fällt mir schwer, alles beisammenzuhalten. Nur was Sie in den Armen halten, hält zusammen.« Unermüdlich erhebt sie Anspruch auf meinen »Uterus«, meine Arme und auf ein großes Wiedersehen mit einem verlorenen oder niemals gefundenen Containerobjekt. Sie schreit ihr Verlangen nach einem konkreten Objekt, einem echten Uterus hinaus und jeder Symbolisierungsversuch meinerseits wird als Verrat und Zurückweisung erlebt. Sie isst nicht mehr, will »kleiner werden«, damit ihre Halluzinationen, ihre Wahnvorstellungen Wirklichkeit werden. Sie brüllt, dass nur meine Arme ihr eine Haut, eine Einheit geben würden, sie habe keine, habe nie eine besessen und nichts bleibe in ihrem Inneren. Es ist nicht möglich, diese Sehnsucht zu betrauern, da das damit verbundene magische Denken ihr erlaubte, zu überleben und sich in einer bereits vierzig Jahre dauernden Wartezeit einzurichten. In einer hasserfüllten Übertragung werde ich zu diesem Objekt, das sich weigert, sie zu befriedigen, das nicht »sieht«, das ihr das Leben nicht schenken will, das sie verfolgt. Meine Unfähigkeit, ihre Wünsche »wirklich und wahrhaftig« zu erfüllen, wird als Angriff erlebt und sie fühlt sich wie ein brüllender Säugling, auf den niemand reagiert. Wir befinden uns in einer Art außerzeitlichem Wahn. Ihre magischen Erwartungen entsprechen ihrem Bedürfnis, in mir ein aus der Vergangenheit stammendes verfolgendes Objekt wiederzufinden, ein einverleibtes Objekt, das sie von innen her verfolgt.

In dieser schwierigen Phase heftet sie ihren Blick an den meinen, als müsse sie »mich trinken um zu existieren«, als müsse sie sein »wie ich« oder als müsse sie meinen Körper fühlen, um endlich selbst einen zu haben. Sie sagt zu mir: »Wenn ich Sie leben sähe, wüsste ich, wie man es anstellen muss, die Dinge zu fühlen.« Nacht für Nacht sucht sie in der Fantasie Zuflucht bei meinem Körper. Sie möchte mich einsaugen, mich einverleiben, mich in ihr Inneres aufnehmen, um in ihr selbst einen Zusammenhalt aufzubauen – eine adhäsive Identifizierung, die auf die schmerzliche Erfahrung von Leere, von Fallengelassen-Werden verweist. »Ich habe wahnsinnige Sehnsucht nach Ihrer Haut«, sagt sie zu mir. Durch den unglückseligen Einsatz von Sexualisierung versuchte sie lange Zeit, das Elend des Nicht-Lebens, ein infantiles Erleben als Überlebende zu lindern.

Diese Ökonomien des Überlebens verweisen auf ein schwaches, blockiertes Ich, so, als wäre die Abgrenzungsarbeit, die Arbeit der Analität im weiteren Sinne, nicht geschehen. Tatsächlich ist es so, als hätte dieser ganze Prozess, in dem man lernt, Ambivalenz zuzulassen, und der auch ermöglicht, aus dem Schema des »Alles oder nichts« herauszutreten, und zwar sowohl auf der narzisstischen Ebene wie auf der Objektebene, nicht stattfinden können. Die Autoerotismen konnten nicht ihre strukturierende Rolle spielen und die introjektive Identifizierung scheiterte. Es war nicht möglich, allmählich zwischen Gut und Böse, zwischen Teil und Ganzem zu unterscheiden. Die Patienten sind in Verwirrung befangen. Sie vermögen nichts auszusondern und schließlich »schütten sie das Kind mit dem Bade aus«. Sie weisen einen kaum organisierten, durch erogenen, primären Masochismus geprägten Kern und ein niedriges Niveau der Triebintegration auf. Die Grenzen zwischen Ich und Nicht-Ich sind also schwankend und die Vernichtung des Vorbewussten beraubt diese Patienten häufig der Repräsentationsfähigkeit. Anders formuliert, würde ich sagen, dass die Alpha-Funktion begrenzt ist. Tatsächlich repräsentiert sie ja das Leben, den psychischen Raum. Eine solche Psyche ist ständig angespannt, zersplittert, und zwar infolge der frühen Schäden, die auftraten, weil es nicht gelang, den Trieb mit dem wesentlichen Objekt zu verbinden. Es entsteht so etwas wie ein Brei, eine Ur-Unordnung, und unsere Arbeit besteht darin, in diese Empfindungen Klarheit zu bringen und sie in eine Zeitlichkeit einzufügen. Wir müssen entwirren und zugleich vereinheitlichen.

Es gibt wahrscheinlich in jedem von uns Zonen des Überlebens, die an Zonen des Lebens grenzen, doch es scheint, dass dies bei diesen Patienten »extrem« ist. Bei ihnen stößt man bisweilen auf eine Art von Faszination durch die Unzugänglichkeit des Objekts, auf eine Art Erotisierung dieses Lebens als Überlebender. Die Kur sollte einen gewissen Verzicht auf diesen Masochismus ermöglichen, der häufig einen Schutzschild gegen die primäre Hilflosigkeit darstellt oder der gerade dazu dient, sie zu maskieren.

Wie kann nun in technischer Hinsicht ein Prozess herbeigeführt werden, in dessen Verlauf diese einengenden Abwehrmechanismen, diese Überlebenslösungen irgendwie »losgelassen« werden können? Was soll man mit dieser verborgenen Hilflosigkeit und mit der dadurch ausgelösten Angst tun? Könnten wir sie »ertappen«, sie sozusagen »erwischen«? Könnte es auf diese Weise gelingen, sie zu verbildlichen und zu versprachlichen, um dem Patienten zu helfen, das Leben, das Dritte zu wagen und das Risiko des Anderen, des »Unterschiedlichen« einzugehen? Um dahin zu gelangen, müssen diese Patienten ein idealisiertes Objekt betrauern und auf Allmachtsfantasien verzichten, die illusorischen Schutz vor ihrer Angst vor dem Zusammenbrechen bieten.

Nachdem meine Patientin über so lange Zeit auf der Couch ihren verzweifelten Hass herausgebrüllt hat, sagt sie eines Tages zu mir: »Allmählich kann ich mir vorstellen, dieses innere Baby in seine Wiege zu legen.« So konnte in Form einer Vergeschichtlichung und der Berücksichtigung einer gewissen Zeitlichkeit eine Art von Drittem eingeführt werden. »Es tut so gut, sich auf dieser Couch gehen zu lassen, einfach loszulassen«, sagt die Patientin. Nach und nach gelangt sie dahin, sich die Dinge vorzustellen, und sich sogar vorzustellen, dass sie sich etwas vorstellt. Dies zieht weitere Veränderungen nach sich: Ein Raum bildet sich, tut sich auf. Die Patientin sagt auch: »Meine Wahrnehmungen ändern sich ... so, als würden sie sich ändern, wenn man sich sicher ist, Zugang zum Anderen zu haben; dann kann man verzichten, man hat nicht mehr dieses dringende Bedürfnis, ihn ständig zu sehen.« Hier spielte sie auf ihr nicht unterdrückbares Bedürfnis an, mich zu sehen, sich inkognito an die Mauer meines Hauses zu pressen, mich dringend anzurufen oder sich an meiner Stimme auf meinem Anrufbeantworter immer wieder satt zu hören. Auf der Couch erlebte sie von Neuem mit aller Macht die Empfindung, dass ihr ein Zugang verwehrt wurde, und all die wütende Ohnmacht, die dies in ihr auslöste und gegen die sie die Festung errichtet hatte, die einen guten Teil ihres Wesens lähmte, und sie somit in einen Zustand versetzte, in dem es nur mehr ums Überleben ging. Neulich sagte sie zu mir: »Wenn ich fühlen kann, dass ich für Sie existiere, verändert dies ganz und gar meine Sicht der Welt. Ich komme von sehr weit her; wenn es mir gelingt, so zu denken, dann ist das ein riesiger Schritt.«

Joyce McDougall betont, dass es einfach ist, zu überleben; das Schwierige sei, zu leben (McDougall, 1978). Genau das ist das Problem. Dieselbe Patientin äußerte mir gegenüber ihre plötzliche Lust, alles zu zerstören – so sehr schmerzten sie die Erwartungen und die Wünsche, die in ihr auftauchten. Oder sie wollte das, was sie mit Mühe und Not zum jeweiligen Stand der Analyse erworben hatte, im Namen dessen, was sie nicht bekommen hatte, zerfleischen. In manchen Augenblicken wandelte sich der ganze Beitrag der Kur plötzlich zu etwas Schlimmem. Andere Male war sie gepeinigt von der Angst, mich ausgeplündert zu haben. Oder aber sie wurde von einer unmöglichen Trauer, einer produktiven Abwehr in Richtung einer depressiven Position hinabgezogen. Oder diese Hypothese, die sie eines Tages in Worte fasste: »Wenn ich mich foltere oder wenn ich gefoltert werde, bin ich am Leben; wenn es mir gut geht, kann ich nur sterben, dann bin ich tot.«

In diesem Herbst hatte meine Patientin plötzlich starke Kopfschmerzen, ein heftiges Pulsieren im Kopf. Sie äußerte mir gegenüber panische Todesangst. Diese Furcht weckte eine alte Empfindung, als sie, als ganz kleines Kind, das Gefühl hatte, zu sterben; man hätte sie sterben lassen. In der Adoleszenz hatte sie durch vielfältiges Ausagieren beständig diese Todesempfindung gesucht. Und nun ist es so, als ob sie auch hier diesem Ur-Gefühl nachjagen würde, dieser Todesspur, die sie auch mit einer äußerst primitiven Kommunikationsform wieder aufnahm. Die Kopfschmerzen veranlassten sie, einen Arzt aufzusuchen und die Diagnose lautete, ihre Halsschlagader sei eingerissen. Folgendermaßen rekonstruierte sie das Geschehene:

»Die Halsschlagader ist eingerissen, weil der Blutandrang auf einmal zu groß war. Eines Tages ging es mir hier sehr schlecht. Das war, als ich in die Erinnerung zu stürzen glaubte und als ich zu schreien begann. Ich hatte die Empfindung, dass meine Hände von ›schwieligen‹ Händen festgehalten wurden, ich hatte die Empfindung, innerlich durchbohrt zu werden, und ich brüllte vor Schmerz. Dieses Problem mit der Halsschlagader trat am Tag danach auf, ich hatte das Gefühl, brüllend zu sterben. Manchmal habe ich auch das Gefühl, dass ich, wenn ich meine ganze Vergangenheit wiederfinde, nur sterben kann.«

Ich denke an den Begriff »Enactment«: Es ist, als hätte sie »hic et nunc«, im Rahmen der Kur, einen Teil ihrer psychischen Geschichte in Handlung umsetzen müssen. Sie musste sich in einer Identifikation mit dem Aggressor »auf diese Weise wehtun«. Sie musste etwas, das in ihr noch immer aktiv und stark war, das für sie und für das Objekt aber unvorstellbar und ungreifbar geblieben war, etwas nicht in Worte Fassbares, etwas »Außerzeitliches« »handelnd darstellen«. Ich vermute, dass sich in ihrer Hilflosigkeit und in dieser eingerissenen Halsschlagader die Spur eines als Säugling durchgemachten Todeskampfs, einer äußerst frühen Erfahrung von tödlicher Bedrohung niederschlug. Doch ließ mich dieser Riss auch an jenes Häutchen denken, das in ihrer allerfrühesten Kindheit bei einer Vergewaltigung durch den Großvater durchstoßen wurde; in der harten Arbeit der Kur und in schwerem seelischem Kampf traf sie auf alle damit verknüpften körperlichen, vor allem auch olfaktorischen Wahrnehmungen. Es ist, als habe sie durch die Konkretheit dieser eingerissenen Halsschlagader einem Objekt, das sie nicht wahrnahm, einem unerreichbaren Objekt, das taub und blind war für ihren Schmerz, zeigen müssen, wie groß dieses kumulative Trauma ist.

In dieser Somatisierung war ich auch die Mörderin. Und das ist, als sage die Patientin:

»Das hat mir die Analyse angetan. Meine Halsschlagader ist eingerissen. Sehen Sie nur mein Grauen; sehen Sie den Tod, sehen Sie, in welcher Gefahr ich mich befinde. Sehen Sie doch, dass ich überlebe, aber nicht lebe ... mein Zugang zum Leben wurde eingerissen, und zwar von Ihnen.«

So bin ich in der Übertragung abwechselnd diejenige, die ihr den Tod wünscht und – in einer anderen Logik – auch diejenige, die sie erlösen kann, eine rettende

Fee, ein magisches Objekt, das sie sich als ganz kleines Mädchen in ihrem kindlichen Delirium gebildet hatte. Auf all das kann sie nicht verzichten. Diese Logik war seit Langem und in komplexer Weise mit einer späteren Logik verwoben.

Überflüssig, zu sagen, dass meine Gegenübertragung anstrengend war: diese ständigen Wiederholungen, dieses Anhaften, diese todbringende Destruktivität und dieser besondere Geruch nach schwitzender Angst, den sie verströmte und der überall, wo sie vorbeikam, in meiner Praxis hing. Manchmal fühlte ich bei den Therapiesitzungen ein überwältigendes Bedürfnis, in Gedanken abzuschweifen oder etwas zu tun, »mich zu bewegen«, wie an jenem Tag, an dem ich heimlich aufstand, und geräuschvoll das Fenster öffnete. Ich dachte an Winnicott und daran, dass unsere einzige Funktion gerade darin besteht, in solchen Augenblicken zu überleben – die Heftigkeit der Projektionen überleben und dieses Gefühl, von der Patientin plötzlich gnadenlos ausgenutzt, misshandelt, nicht gesehen, nicht gehört, nicht im Geringsten wahrgenommen zu werden. Sie ließ mich erleben, was sie als Kind selbst erlebt hatte, als würde sie das Erlebte nur so verarbeiten können.

Nach ein paar Monaten ist der Riss in ihrer Halsschlagader wie durch ein Wunder auf dem Computertomografen nicht mehr sichtbar. Sie sagt: »Manchmal fühle ich etwas Neues in mir, ich fühle mich frei; es tut so wohl, wenn man den Bann aufheben kann; ich weiß, wie unerquicklich es ist, in zwei Teile geteilt zu sein, von denen sich der eine verbissen bemüht, den anderen zu verbergen.« Allmählich kehrt Leben in sie ein. Für diese Fortschritte muss ein Übergangsbereich gemeinsamer Konstruktion durchschritten werden. Zwischen ihren beiden Logiken wird eine Brücke geschlagen, Spaltungen werden bearbeitet und verbalisiert. Ganz langsam kann sie sich eine Geschichte aneignen, eine eigene Zeitlichkeit.

Diese Introjektion konnte nur durch häufiges Agieren in der Übertragung, durch Wahnvorstellungen und wiederkehrende Albträume geschehen. In unserer Beziehung musste alles von Neuem belebt werden, jedes Puzzleteilchen ihrer traumatischen Geschichte. All diese Triebbewegungen, all diese früheren Reizbombardierungen erlebte sie im analytischen Setting in gewisser Weise zum ersten Mal oder machte sich hier jedenfalls erstmals eine Vorstellung davon. Dies war die Rekonstruktion einer Geschichte in ihrer Diachronie, ausgehend von Spuren auf sensorischer, perzeptiver und propriozeptiver Ebene. Die Empfindungen ihres Körpers auf der Couch führten, über den Weg der Übertragung, zu einer Empfindung, die verbalisiert, dem Denken zugänglich gemacht, in eine Geschichte eingefügt werden konnte.

Die Sensorialität meiner Patientin war problematisch. Sie konnte sich nicht fühlen – konnte also den Affekt nicht fühlen; konnte sich nicht sehen – konnte sich die Dinge nicht visuell vorstellen; und konnte sich nicht hören – konnte sich also niemals der Sprache bedienen, um ihr Inneres zum Ausdruck zu bringen. Sie musste einen langen Weg gehen, um Zugang zu dieser Reflexionsfähigkeit und schließlich zur Repräsentation zu erlangen. Dies geschieht notwendigerweise über eine gewisse Formbarkeit der Analytikerin.

Diese Patientin illustrierte gut den Gedanken, dass das Phantasma eines inneren Raums nicht entstehen kann, solange es nicht möglich ist, eine Container-Funktion als seelische Haut zu introjizieren, und dass sich dies störend auf die Bildung des inneren Objekts auswirkt. Man ist dann – mit all den daraus erwachsenden Identitätsverwirrungen – ganz der projektiven Identifizierung ausgeliefert.

In der Entstehung einer Grenzfall-Störung gibt es immer ein frühkindliches, möglicherweise kumulatives Trauma, das die Ich-Organisation bremst. Die modernen Forschungsarbeiten zeigen, dass die traumatische Erfahrung gerade das ist, was man sich nicht vorstellen kann, selbst wenn diese Erfahrung unauslöschliche Erinnerungsspuren zurücklässt. Im Falle dieser Patientin befanden wir uns genau in dieser »zeitlosen Zeit«, in dieser »timeless time«, die eine Zeitlichkeit einzufügen war.

Bei diesen Patienten nimmt das Nachher eine andere Form an als bei neurotischen Patienten. In der Tat ist es nur dann psychisch nutzbar, wenn die zeitlichen Strukturen in ausreichendem Maße intakt sind. Wenn die Zeitlichkeit jedoch eingefroren ist, gibt es kein »Danach«. Irgendwie ist man immer »mittendrin«. Diese Patienten bewegen sich auf der Ebene der primären Symbolisierung und die Übertragung nimmt eine narzisstische Form an. Um Zugang zu einer objektaleren Übertragung zu erlangen, ist eine hinreichend stabile sekundäre Symbolisierung erforderlich, die eine Entwirrung von Subjekt und Objekt, von Gut und Böse, von Teil und Ganzem mit sich bringt, was wiederum eine gute Integration der Analität voraussetzt.

Die Arbeit mit diesem Typus von klinischen Konfigurationen beeinflusste entscheidend die analytische Technik, indem sie uns in der Interpretation der Übertragung vorsichtig machte – ein wenig so, als müsse zuerst ein Fundament geschaffen, als müssten zuerst die Seitenwände eines Gefäßes gefestigt werden, bevor man sich über den Inhalt beugen kann. Dies ist die Vor- und Darstellungsarbeit, die in der Kur eine Vergeschichtlichung und Verzeitlichung ermöglichen und nach und nach eine infantile Sexualität wieder beleben wird. Wenn ich so großes Gewicht auf das Traumatische lege, so geschieht dies keinesfalls, um die Bedeutung des Spiels der Phantasmen, der intrapsychischen Konfliktsituation und der infantilen Sexualität aus dem Blick zu verlieren.

Wir müssen zwei Geschehen zusammenhalten: das der Vergangenheit und das der Gegenwart. Meine Patientin musste offenbar die Erwachsene in sich hervorholen, um das Baby aus der Kloake ziehen zu können, in der sie es visualisierte, sie musste ihre zerborstenen Teile sammeln und zusammenfügen.

Bei neurotischen Patienten ist es für uns nicht erforderlich, eine Orientierung vorzugeben; ihre eigenen Assoziationen weisen den Weg. Im Gegensatz dazu geht es bei Grenzfall-Patienten oft darum, durch unsere eigenen Assoziationen Leben und Begehren zu schaffen. Technisch sind wir damit mitten in der Problematik von Leben und Überleben. Diese Patienten verfügen über Ressourcen, doch es ist, als ob sich diese nicht hätten entfalten können. Es liegt an uns, zu versuchen, diesen Anlagen eine Form zu geben, die Bilder, die häufig in uns aufsteigen, und die in der Übertragung und in unserer Gegenübertragung Gestalt annehmen, zuzulassen und ihnen tastend einen Sinn zu verleihen. Es ist, als werden langsam tertiäre Prozesse etabliert, als werde das, was von Patient und Psychoanalytiker ausgeht, verwoben und so ein Überschneidungsbereich geschaffen. Genau dieses Fundament muss sich der Patient aneignen, wenn es für ihn Sinn macht. Demnach wiederholt das Übertragungs-Gegenübertragungs-Geschehen also eine psychisch nicht repräsentierte Urszene, und diese Wiederholung ermöglicht die Entwicklung konstruktiver Hypothesen.

Catherine Parat erinnert uns daran, wie bedeutsam der geteilte Affekt, der Einsatz einer Art von affektivem Doppelgänger und das Mit-Erleiden in der analytischen Kur ist (Parat, 1995). Es ist das vom Analytiker gespiegelte Bild, das der Patient nach und nach introjizieren können wird. Noch ein Wort über den Winnicott'schen Begriff des »Zusammenbruchs, der bereits stattgefunden hat, der jedoch ständig für die Zukunft erwartet wird«. Technisch erscheint mir dieses Konzept – gerade in Hinblick auf eine Vergeschichtlichung – äußerst fruchtbar und »formbar«.

Bei Grenzfall-Pathologien ist die Verbindung, die Verkettung von Affekten und Repräsentationen zerrissen – wie eine Halskette, deren sinngebender und zeitlicher Faden zerrissen wurde. Es ist am Psychoanalytiker, diese fehlenden Verbindungen mithilfe der eigenen Psyche wieder herzustellen und die Spuren des Traumas durch Verdichtung nach und nach in infantile Sexualität umzuwandeln. Bildhaft gesprochen könnte man auch sagen, dass wir von dem Zauberbann oder der Behexung durch das innere Kind zu der Fähigkeit gelangen müssen, dieses innere Kind innerhalb der Kur gemeinsam zu betrachten. Hierfür muss ein Prozess, ein Rahmen eingerichtet werden. Dieser Rahmen ist die Metapher dafür, dass ein psychischer Raum und die Geschichte des Patienten erschlossen werden. Die zunehmende Fähigkeit »eine Vergangenheit zu denken« ist ein wenig wie die Einführung eines Dritten. Wenn es aber ein Drittes gibt, können auch das Erste und das Zweite, und somit auch ein Lebensbereich, existieren. André Green sagte einmal: Analyse bedeute, bis drei zählen zu lernen.

Solche Individuen konfrontieren uns häufig mit einem Pseudo-Ödipus. Zudem sind Fragen der genitalen Sexualität ja unangebracht, wenn sich der Patient seiner Existenz und seines eigenen Überlebens nicht sicher ist. Es ist ein schwieriger Weg, den Anschluss an den echten Ödipuskomplex wieder finden zu wollen.

Seitens des Analytikers geht es zunächst darum, zu überleben, dann darum, Sinn zu rekonstruieren, und schließlich darum, das Begehren zu interpretieren. Doch das Überleben ist das Vorrangige und es ist die Qualität des psychischen Überlebens des Analytikers in diesen Phasen, die den Prozess in Gang setzen und in Gang halten wird. Es geht also darum, zu überleben, um dem Patienten den Ausstieg aus einer Überlebensökonomie zu ermöglichen.

Vielleicht muss es dem Patienten am Ende möglich gemacht werden, eine dann erträglich gewordene Angst vor dem Sterben erneut zu introjizieren und die Fähigkeit zu entwickeln, jene Leere zu spüren, die den Platz des »namenlosen Schreckens« einnimmt, der in der Vergangenheit empfunden wurde. Über diesen Umweg wird es dem Patienten möglich sein, sich dem Spiel seines seelischen Lebens zu überlassen. Der Zugang zum Denken, zur Repräsentation, zum Sinn wirkt in gewisser Weise der Hilflosigkeit entgegen.

*Übersetzt aus dem Französischen von Susanne Buchner, Wien*

## Literatur

McDougall, J. (1978). *Plaidoyer pour une certaine anormalité*. Paris: Gallimard.

Parat, C. (1995). *L'affect partagé*. Paris: PUF.

Roussillon, R. (2001). L'objet, l'expérience de satisfaction et l'intelligibilité. *Revue française de psychanalyse, 2001/4*(65), 1379–1387.

Winnicott, D.W. (1971). *Playing and reality*. London: Tavistock.

# Die Angst vor der Erinnerung – vom Agieren und Wiederholen zur Symbolisierung

*Eva Schmid-Gloor*

Freud hatte während seiner Freundschaft mit C. G. Jung große Hoffnungen gehegt, dieser würde in Zürich mit seinen Patienten am Burghölzli einen Weg finden, die Erkenntnisse zu erweitern, die er selbst mit seinen klassisch neurotischen Patienten gewonnen hatte. Er hoffte, sein »Nachfolger« und »Kronprinz«, wie er Jung damals nannte, würde die neu gewonnene psychoanalytische Sichtweise auf die damals so genannten »narzisstischen Neurosen« anwenden und weiter ausarbeiten. Aus damaliger Sicht produzierten die Patienten mit narzisstischen Neurosen keine Übertragung und konnten deshalb nicht analysiert werden. Wie wir wissen, erfüllte sich Freuds Hoffnung nicht, denn Jung ging seinen eigenen Weg.

Die Freud'sche Psychoanalyse – spezifisch auch die Theorie der Technik – hat sich in den vergangenen Jahrzehnten, nach Freuds Tod, genau in die damals von Freud gewünschte Richtung entwickelt. In der französischen Schule kann man diese Weiterentwicklung vor allem auch als ein Fruchtbarmachen von Freudss letzter Triebtheorie und Topik sowie seinen letzten Technik-Arbeiten »Die endliche und die unendliche Analyse« (Freud 1937c), sowie »Konstruktionen in der Analyse« (Freud, 1937d) verstehen. So hat sich zum Beispiel der französische Psychoanalytiker André Green auf die sogenannten »Grenzfälle« konzentriert, zu denen die früher »narzisstische Neurosen« genannten Strukturen gehören, und die negativierenden Aspekte ihrer Übertragung, mit der sie sich vor psychischem Leiden und Katastrophen schützen, weiterführend untersucht und beschrieben (Green, 2000, 2004). Die Bezeichnung »Grenzfälle« ist im Zusammenhang mit der Abwehrstruktur dieser Patienten zu verstehen, welche sich im Übergangsbereich zwischen Neurose und Psychose ansiedeln lässt.

André Greens Verständnis der narzisstischen Problematik und seine Ideen zur Erweiterung der psychoanalytischen Technik sind direkt verbunden mit der theoretischen Vorstellung eines Zusammenwirkens von Lebens- und Todestrieb in allen Manifestationen des Lebens. So versteht Green die Distanziertheit narzisstischer Patienten ihren Mitmenschen gegenüber, ihre Art, den Analytiker als Gegenüber nicht wahrzunehmen und nicht zu besetzen – ja, gegenenfalls alle libidinösen Besetzungen aufzulösen – als direkten Ausdruck der Dominanz des Todestriebes über den Lebenstrieb in ihrer Abwehrstruktur.

In der englischen Schule haben sich Melanie Klein, Donald W. Winnicott und Wilfred R. Bion mit der frühesten Interaktion zwischen Baby und Mutter befasst und dabei ebenfalls Wesentliches zur Technik in der psychoanalytischen Praxis mit Grenzfällen beigetragen.

Die Weiternetwicklung der Theorie der Technik innerhalb der verschiedenen psychoanalytischen Denkrichtungen hilft uns heutzutage zweifellos dabei, Patienten mit sogenannt »frühen Störungen« zu erreichen und zu behandeln. Im Zentrum unserer aktuellen Technik steht nebst theoretischen Kenntnissen vor allem die Wahrnehmung und Bearbeitung der Gegenübertragung, der psychischen Resonanz, die diese Patienten in uns auslösen.

Im Folgenden möchte ich einen analytischen Prozess darstellen, im Verlauf dessen eine Patientin mich in ganz unterschiedlichen Rollen gebraucht hat, und dabei zeigen, wie ich die Wahrnehmung der jeweiligen Positionen und der damit verbundenen eigenen Affekte und Fantasien als Basis für meine Deutungs- und Konstruktionsarbeit einsetzte.

Meine Patientin entwickelte sich aus einer ursprünglich starren Wiederholungstendenz, welche ihr äußeres Leben geprägt hatte, hin zur Entstehung eines psychischen Innenraumes, der den Zugang zu Erinnerungen eröffnete und zur Basis für eine reichere phantasmatische Welt wurde.

Freud hat uns vor allem in seinen späten Schriften darauf aufmerksam gemacht, dass das, was uns scheinbar wiederholt als Schicksal von außen begegnet, der Ausdruck eines Wiederholungszwanges sein kann, in dem sich ein Stück unverarbeitete Vergangenheit zum Ausdruck bringt. Das heißt: Das, was nicht erinnert und in sprachlicher Symbolisierung gefasst werden kann, also auch nicht verdrängt wurde, tendiert dazu, als äußere konkrete Wirklichkeit unser Leben zu prägen. Wenn wir als Analytiker in der Lage sind, in diesen Wiederholungen einen Versuch der Formgebung von »ungewusstem Bekanntem« (»Unthought Known«, Bollas, 1987) zu erkennen, können wir damit entsprechend fruchtbar arbeiten.

Die Patientin kam während acht Jahren je drei Stunden pro Woche zu mir in Analyse. Bei Melanie – so nenne ich sie – hatten primäre Traumata »gefrorene

Zonen« in der Psyche hinterlassen. Ich spreche von primären Traumata, weil sie in der frühen Interaktion mit ihrer psychotischen Mutter keine stabilen Grenzen zwischen Ich und Nicht-Ich hatte ausbilden können, vor allem weil sie massiven mütterlichen projektiven Identifikationen ausgesetzt gewesen war. Melanie konnte nur mit Spaltung und Projektion funktionieren.

Rückblickend scheint es mir, als ob sich Melanie – damals eine 28 Jahre alte Soziologin – während der ersten Zeit in ihrer Analyse wie eine Ertrinkende an eine Boje an mich geklammert habe. Sie kam mir in jener Zeit vor wie eine Schiffbrüchige, die eine Katastrophe knapp überlebt hatte und inmitten wogender See um ihr Überleben kämpfte. Ihre Erscheinung korrespondierte damals mit der Zeitlosigkeit ihres Lebensgefühls: Mit kurz geschnittenen Haaren, im geschlechtslosen Outfit von Jeans und T-Shirt erschien sie mir eher wie ein frühadoleszentes Mädchen als wie eine junge Frau.

In dieser ersten Phase der Analyse konnte sie es sich nicht leisten, zurückzublicken, sich zu erinnern – all ihr Streben war auf die Zukunft ausgerichtet. Ich erfuhr also nichts Inhaltliches über die »Katastrophe« in der Vergangenheit. Sie vermittelte mir das Bild einer Schiffbrüchigen mehr atmosphärisch und zwischen den Worten.

Über ihre Kindheit und Jugendzeit ließ sie mich nur wissen, dass sie ein einziger Alptraum gewesen seien. Ich wusste, dass sie drei je 10, 12 und 13 Jahre ältere Geschwister hatte, eine psychotische Mutter und dass der Vater die Mutter und sie verlassen hatte, als sie zwölf war. Während acht Jahren hatte sie gar keinen Kontakt mit ihm. Mit 20 fand sie den Vater wieder, ohne dass ein echtes Anknüpfen an die Beziehung, die sie einst zu ihm gehabt hatte, möglich gewesen wäre. Zwei Jahre bevor Melanie ihre Analyse begann, war der Vater an Krebs verstorben. Seither hatte sie sich vollkommen aus der Welt zurückgezogen und lebte nur noch eingeschlossen in ihrer Zweizimmerwohnung, ohne einen Bezug zwischen diesem Zustand und dem Tod ihres Vaters herzustellen. Es war ihr damals nicht möglich, diesen endgültigen Verlust zu betrauern. Zu Anfang der Analyse fand Melanie eine Stelle, die ihr angemessene Karrieremöglichkeiten bot, die sie nutzen konnte. Die sich einstellende Übertragungsbeziehung ermöglichte Melanie Schritte in die Welt hinaus.

Melanies Diskurs bestand in den ersten Monaten der Analyse in atemlos formulierten beruflichen wie auch beziehungsmäßigen Zukunftsplänen. Ihre Zukunftsbesessenheit ließ mich an Winnicotts Konzept der Projektion eines in der Vergangenheit erlittenen Traumas in die Zukunft als Bewältigungsversuch denken.

In derselben Zeit beschäftigte ich mich mit einem außerordentlich starken Gegenübertragungsphänomen: Mir schien, sie hätte sich mit aller Wucht als drei-, vierjähriges Mädchen in mich hineinprojiziert, damit ich auf sie aufpasse. In allen drei-, vierjährigen Mädchen, die mir damals außerhalb der Stunden mit Melanie begegneten, sah ich sie. Ich begegnete ihr auf Schritt und Tritt. – oft in gefährlichen Situationen, am Straßenrand, beim Entenfüttern am Seeufer, oben an einer steilen Treppe etc. In all diesen Szenen empfand ich einen starken Drang, dieses kleinen Mädchen zu schützen, vor einem drohenden Unheil zu warnen oder zu bewahren.

Dieses auffallende, nahezu halluzinatorische Phänomen stand in eklatantem Gegensatz zu der Tatsache, dass Melanie mir nichts über ihre Kindheit erzählte. Es war, als ob sie sich mir als Kind auf anderem Weg projektiv-identifikatorisch nahegebracht hätte. Die mich verfolgenden Bilder des kleinen, gefährdeten Mädchens ließen mich etwas von Melanies zur damaligen Zeit noch im Dunkeln liegenden Vergangenheit ahnen. Ihre Vergangenheit existierte in mir – in gewissen Sinne hatte sie sie in mich ausgestoßen.

Ich machte mir damals Gedanken darüber, ob ich erlebte, wie sie selbst Opfer projektiv-identifikatorischer Prozesse vonseiten ihrer Primärobjekte gewesen war. Vor allem verstand ich das Phänomen jedoch auch als Szene, die sie mir unbewusst übermittelte: Melanie ist in Gefahr und ich muss auf sie aufpassen. Hinter ihrem besessenen Planen der Zukunft war ihre Todesangst spürbar.

Im selben Moment war sie tatsächlich dabei, sich in die nächste Katastrophe ihres Lebens zu stürzen. Sie ließ sich Hals über Kopf auf eine Beziehung mit einem sadomasochistisch agierenden Kollegen ein. Alle Wahrnehmungen seines Sadismus (er quälte sie psychisch wie auch körperlich) löschte Melanie mittels der Vorstellung, an ihr sei »etwas defekt«. Sie versuchte, sich und mir einzureden, wenn sie eine voll ausgereifte Frau wäre, würde sie seine Überwältigungen genießen können.

Es war, als ob sie sich und mir beweisen müsste, dass sie die hinter ihr liegende Katastrophe »intakt« überlebt hatte, indem sie Übergriffe und Attacken von ihm stoisch ertrug und ihre Schmerzen und Schrecken als »unreife Reaktion« entsorgte. Ihre Rationalisierungen halfen ihr dabei, sich unempfindlich zu machen und ihre Emotionen auszulöschen. Melanie spürte nichts von all dem, was mit ihr geschah. Ich meinerseits musste ihr zunächst hilflos dabei zusehen. Wenn ich versuchte, ihr zu zeigen, wie sie mit ihren Empfindungen umging, wie sie sich anästhetisierte, brachte sie das zur Raserei. Sie wollte nicht, dass ich an ihren Schmerz rührte. Ich musste mein Versagen als »schützendes Objekt« ertragen und wir befanden uns beide mitten in einer neuen »Katastrophe«, während ich die Geschichte des hinter ihr liegenden Schiffbruches nach wie vor gar nicht erfahren hatte. Ihrem Agieren hilflos zuschauen zu müssen und ihre Unzugänglichkeit zu ertragen, war oft an der Grenze des Erträglichen für mich.

Endlich erreichte ich sie mit Deutungen, dass sie sich wünschte, ich würde auf sie aufpassen und sie schützen und dass sie Panik davor habe zu entdecken, dass ich dies nicht könne. Mit einem Schlag erkannte sie die omnipotente Rolle, die sie mir zugewiesen hatte, und damit mein »Versagen«. Ihr Erkennen der Übertragung konnte sie jedoch nur als konkrete Katastrophe mit mir erleben und damit als Wiederholung. Mit andern Worten, es gelang ihr nicht, die Unsinnigkeit ihres Anspruches zu erkennen, sondern sie hielt daran fest. Sie zeigte sich entsetzt, in großem Schrecken über meine »Unfähigkeit«, sie zu beschützen. Es wurde ihr nun jedoch schmerzhaft klar, dass nur sie selbst sich schützen konnte. Diese schmerzhafte Erkenntnis verhalf ihr dazu, sich von einem Tag auf den andern von ihrem Partner zu trennen.

In der Folge sprach Melanie von einem Übergang, von einem Schritt, den sie psychisch zu schaffen habe, und wie sie fürchte, daran zugrunde zu gehen. In dieser Zeit träumte sie von einer Eidechse in einem verkrusteten Panzer, der aufplatzte, von einer Schlange, die eine enge, panzerartige Haut abstreifte. Melanie häutete sich – am Übergang vom Vergessen zum Erinnern. Der Übergang von der Desintegration zur Integration libidinöser Besetzungen spielte sich in der Folge über die Etablierung ihres Sadomasochismus ab.

Melanie fand Zugang zu ihren Emotionen und ihren Triebimpulsen in einer sadomasochistischen Übertragungsbeziehung, die sie nun mit mir etablierte. Was sie zuvor in der Nebenübertragung gelebt hatte, inszenierte sie jetzt direkt mit mir in der Übertragung. Sie pervertierte all meine Äußerungen und Interpretationsversuche zu einer sadistischen Attacke. Ich konnte sagen, was ich wollte – sie hörte nur Kritik, mit der ich sie quälte.

Sie lebte mit mir mitten in einer Wiederholung – meine Rolle war inzwischen mutiert von der eines schützenden zu der eines sadistischen Objekts. Es war in dieser Phase der Analyse weder ihr noch mir möglich, assoziative Bezüge zu finden. Wir bewegten uns am Rand einer perversen Übertragung.

Irgendwann gelang es mir erneut, zu ihr durchzudringen. Sie konnte meine Deutung, dass sie verdrehe, was immer ich sage, und mich hilflos im Regen stehen lasse, aufnehmen und zu meiner Überraschung mit einer Erinnerung verbinden. So habe sie vor ihrer Mutter dagestanden – genauso hilflos. Sie erinnerte, dass sie oft sagen und tun konnte, was sie wollte – die Mutter quittierte es mit dem Ausspruch: »Dieses Kind hasst mich«.

Nun träumte Melanie von einem eingefrorenen Fisch, den sie durch Schlagen lebendig klopfen wollte. Und sie erinnerte, wie sie Kasperlefiguren mit aller Wucht auf den Boden knallte.

Als ob ein Schwarz-Weiß-Film sich in einen Farbfilm verwandeln würde, tauchte jetzt eine Flut von Erinnerungen auf. Melanie war bereit, die damit verbundene Verzweiflung zu ertragen. Sie sah sich plötzlich als kleines Mädchen, wie sie außer sich auf ihre Mutter einschlug, die regungslos auf dem Boden vor ihr kniend den Kopf eingezogen zwischen ihren Armen barg.

> »Sie brachte mich immer wieder in diesen Zustand, wo ich wild auf sie einschlug – es war, weil sie alles verdrehte, was ich zu ihr sagte ... in allem nur erkennen wollte, dass ich sie hasste. Dabei entstand ein Sog, dem ich mich nicht entziehen konnte ... bis ich außer Rand und Band auf sie einschlug«.

Melanie konnte erinnern und mir berichten, wie sie von ihrer psychotischen Mutter in eine perverse Interaktion gezwungen worden war. Es wurde ihr klar, wie in dieser pervertierten Berührung die ganze Lebendigkeit in der Beziehung zu ihrer Mutter kondensiert war. Außerhalb dieser Schlageszenen gab es nichts als eine unerreichbare, innerlich abwesende Mutter, die das kleine Mädchen mehr oder weniger sich selbst überließ und ignorierte.

Nun tauchten auch Erinnerungen und Geschichten zur Großmutter, der Mutter ihrer Mutter, auf, die als chronisch schizophrene Patientin in einer Klinik gelebt hatte und verloren in einem masochistischen Wahn stundenlang danach schrie, man solle sie schlagen.

Melanie konnte den imperativen Sog erinnern, den die masochistische Perversion ihrer Mutter auf sie ausgeübt hatte und ihre verzweifelten Versuche, diesem Untergang zu entkommen. Die mütterliche Perversion hatte dem Meer entsprochen, in dem sie Schiffbruch erlitten hatte. Wir konnten uns nun gemeinsam ein Bild der »Katastrophe« machen, die sie mir zu Anfang der Analyse nur atmosphärisch hatte übermitteln können.

Melanie sprach darüber, wie sie erst nach dem Weggang des Vaters im Strudel mit der Mutter »verloren ging«. Ihren eigenen Anteil am Abbruch der Beziehung zum Vater und die dazu gehörenden Schuldgefühle konnte sie erst später verstehen und integrieren.

Der Vater war ursprünglich Garant ihrer psychischen Integrität gewesen. Wenn er abends nach Hause kam, war die Welt in Ordnung. In seiner Gegenwart erlebte Melanie sich als das liebenwerte kleine Mädchen, das sie war, das kleine Mädchen, das er gern besser vor der Mutter geschützt hätte. Als er sie mit der Mutter allein zurückließ, versagte er endgültig in seiner Schutzfunktion für ihr psychisches Leben.

Melanie träumte nun von einem kleinen Hündchen, das am Sarg ihres vor zehn Jahren verstorbenen Vaters wachte – es hatte vor, den Rest seines Lebens dort zu verbringen. Sie verstand das Hündchen als das zwölfjährige Mädchen, das sie war, als ihr Vater die Mutter und sie verließ.

In einem Wiederholungszwang hatte sie mich zu Beginn der Analyse zum versagenden Vater gemacht, der sie der Mutter (ihrem Freund) auslieferte. Sie hatte mit mir präzise inmitten des Schiffbruches in einer Wiederholung angesetzt, genau an der Stelle, wo sie vor 16 Jahren ihren psychischen Untergang erlebt hatte.

Etwas vom Schwierigsten waren für Melanie die Schuldgefühle, die sie dafür zu übernehmen hatte, dass es auch sie selbst war, die dem Vater nach dessen Weggang verunmöglicht hatte, mit ihr in Verbindung zu bleiben. Sie erinnerte den Moment, als sie sich entschied, den unerträglichen Schmerz über das Fehlen des Vaters nicht mehr zu spüren und mit der Mutter in einer Art Konstruktion voller gemeinsamer Ressentiments ihm gegenüber zu leben.

Sie verzieh ihm nicht, dass er sich einer anderen Frau zugewendet hatte, und sie konnte ihm damals auch nicht verzeihen, dass er nicht erkannte, wie existenziell sie ihn nach wie vor gebraucht hätte, auch wenn sie bereits zwölf Jahre alt war. Sie rächte sich an ihm, indem sie ihn innerlich entsorgte, sich alle Gefühle ihm gegenüber verbot und sich gemeinsam mit der Mutter in einer falschen Konstruktion einrichtete – in einer Konstruktion, die primär die Mutter psychisch stabilisierte: Der Vater musste als Wüstling und perverser Bock Träger von Projektionen sein, die diese entlasteten. Melanie selbst spaltete ihr im adoleszenten Triebschub drängendes Triebleben ab und projizierte es ebenfalls in den Vater, den sie sich vom Leibe hielt.

Eines Tages erinnerte sie sich, wie sie von einem Schulausflug ins Konzentrationslager Auschwitz nach Hause kam – kurz nach dem Weggehen des Vaters. Sie spürte eine Sehnsucht, mit ihm über alles eben Erlebte zu sprechen. Sie erinnerte auch, wie sie diese Sehnsucht unterdrückte und wie sie zur Mutter nach Hause kam und wenig später entsetzt über Fantasien erschrak, die sich ihr aufdrängten – Szenen, in denen sie den Vater als KZ-Vorsteherin sadistisch quälte.

Voller Schrecken entdeckte Melanie auf der Couch den Zugang zu dieser unterdrückten Fantasiewelt in ihrem Inneren. Sie lehnte sich dagegen auf und war zunächst weit davon entfernt, zu verstehen, dass in diesen grausamen Szenen all ihre widersprüchlichen Gefühle und Triebimpulse dem Vater gegenüber aufgehoben waren und sich mischten.

Es brauchte einige Zeit, bis ihr klar wurde, dass sie in diesen Fantasien die Beziehung zu ihrem Vater bewahrt hatte und dass erst durch die Abspaltung dieser erschreckenden inneren Welt ihre innere Verbindung zu ihm verloren gegangen war. Mit der Zeit konnte sie erkennen, dass sich in den Bildern, die sie bedrohten, die Intensität ihrer Liebe wie auch ihres Hasses und ihrer Rachegefühle mischten. Sie konnte verstehen, wie sie sich in den Quälszenen verzweifelt an ihren Vater klammerte und ihn zugleich dafür bestrafte, dass er sie verlassen und sich einer anderen Frau zugewendet hatte.

In ihrem psychischen Überlebenskampf hatte sie zu Beginn ihrer Adoleszenz ihr gesamtes sexuelles Leben und die damit zusammenhängenden Fantasien abgespalten. Erst dieses psychische Manöver hatte ihre innere Verbindung zu ihrem Vater endgültig abbrechen lassen.

Am Anfang ihrer Analyse war die sadomasochistische Quälszene in pervertierter Form mit ihrem sadistischen Freund als äußeres Schicksal wieder aufgetaucht – zu diesem Zeitpunkt in einer Umkehrung: Diesmal war sie das Opfer und er der Täter. In der späteren Analysephase der perversen Übertragung machte sie mich zum Täter, indem sie all meine Deutungsversuche in sadistische Attacken verdrehte und imaginär in der Rolle des Opfers litt.

Erst die Durcharbeitung und Integration all dieser Phasen und Übertragungskonstellationen erlaubte nach und nach einen psychischen Transformationsprozess, im Verlaufe dessen sie ihre verloren gegangene Symbolisierungsfähigkeit über den Zugang zu Erinnerungen und zu ihren adoleszenten sexuellen Fantasien wieder erlangte.

Der Hündchen-Traum hatte Melanies Versuch dargestellt, dem Vater als unschuldiges, kleines Mädchen die Treue zu halten. Sie hatte sich als Adoleszente geweigert oder sie war damit überfordert gewesen, die Entwicklung ihrer Geschichte anzunehmen, die ihr einen Platz neben ihm gesichert hätte – auch wenn er sich einer anderen Frau zugewendet hatte.

Melanie trauerte nun darum, ihren Vater »entsorgt« zu haben und fand in einer großen Gefühlsaufwallung Zugang zu Erinnerungen an seine Fürsorge, Liebe und die einfühlsame Art, mit der er sie wahrgenommen hatte – die kleine Melanie mit ihrer verblüffenden Intelligenz und in ihrer Anmut.

Das innere Wiederfinden ihres Vaters und die Übernahme der Verantwortung für den grausamen Schnitt, mit dem sie ihn sich aus der Seele amputiert hatte, stärkte Melanie und löste eine tiefe Trauer aus, vor der sie sich jahrelang geschützt hatte.

Soweit meine Falldarstellung. Lassen Sie mich zum Schluss einen Bogen zu meinen einleitenden Gedanken schlagen. In Melanies Analyse war ich zuerst ein omnipotent schützendes, dann – nach massiver Enttäuschung – ein versagendes Objekt. Später wurde ich als sadistisches Gegenüber in einer sadomasochistischen

Verstrickung fixiert. Mittels entsprechender Deutungs- und Integrationsarbeit gelang es, dass wir uns aus dieser Fixierung lösen konnten, und ich wurde für Melanie zu einem erreichbaren Container-Objekt, das sie als Resonanzraum für ihre wiedergefundenen und neu investierten libidinösen Besetzungen verwenden konnte. Mit ihrer Trauer fand sie schlussendlich auch ihre Liebesfähigkeit wieder und begann, mich mitsamt meinen Grenzen und Schwächen mehr als realen Menschen wahrzunehmen und für die Stabilität, mit der ich sie begleitete, zu schätzen.

## Literatur


Bollas, C. (1987). *The Shadow of the Object – Psychoanalysis of the Unthought Known.* New York: Columbia University Press.

Freud, S. (1937c). Die endliche und die unendliche Analyse. *GW XVI* (S. 59–99).

Freud, S. (1937d). Konstruktionen in der Analyse. *GW XVI* (S. 41–56).

Green, A. (2000). *Geheime Verrücktheit.* Gießen: Psychosozial-Verlag.

Green, A. (2004). *Die Tote Mutter.* Gießen: Psychosozial-Verlag.

# Eine Fantasie mit Fetisch-Funktion

*Bérengère de Senarclens*

Evelyne Kestemberg stellt fest, wie sehr im Laufe der Zeit die Verwendung des Fetisch-Begriffs abgenommen hat (Kestemberg, 1978). Mit ihrem Konzept einer »fetischistischen Objektbeziehung« wollte sie »den Fetisch – oder die fetischistische Bewegung – erweitert verwenden, nämlich als Projektionsfläche für Qualitäten wie magische Macht, Zeitlosigkeit und Beständigkeit« (ebd.). Sie sieht den Fetisch als das Ergebnis einer Idealisierungsbewegung, die dem psychischen Apparat innewohnt. Es geht einerseits um die Zurückweisung der Differenz in der Beziehung zum Objekt und andererseits um dessen Idealisierung.

Im Laufe meiner klinischen Arbeit mit Grenzfall-Patienten und angeregt vom klinisch-theoretischen Austausch mit meiner Kollegin Eva Schmid-Gloor habe ich die Hypothese einer sogenannten Fetisch-Fantasie aufgestellt, einer fantasierten Szene, die wie *ein Fetisch benutzt wird.* Diese »Fetisch-Fantasie« kann das Denken unterbrechen und psychischen Raum ausfüllen. Sie blockiert den Schmerz, ohne zu heilen und sie trübt den Blick, um zu verhindern, dass eine Verletzung gesehen wird. Man kann sich fragen, wovor diese Fetisch-Fantasien unsere Patienten schützen. Das ist eine schwierige Frage, denn wir kennen die Antwort häufig erst nachträglich, wenn die fetischistische Fantasie etwas von ihrem Gewicht verloren hat und einem reicheren phantasmatischen Raum wie auch mehr Ängsten und depressiven Bewegungen das Feld überlässt.

Vergleichbar mit anderen Versionen des Fetischs ist die fantasierte Szene starr, eingefroren und einbetoniert. Bei einigen Patienten scheint sich die Zuflucht zur Fantasie identisch und ohne Ende zu wiederholen. Alles dreht sich im Kreis und scheint untransformierbar zu sein. Es ist die Art des Einsatzes, der Verwendung der Fantasie, die fetischistischen Charakter hat. Man könnte sagen, dass die Fetisch-Fantasie als eine Art »Plombe« eingesetzt wird, um vor unerträglicher psychischer Realität zu schützen, um diese zu kaschieren. Ich denke, dass diese Fantasien die Funktion einer schützenden Naht haben gegenüber der Spur von Chaos wie auch der Angst vor einem Hereinbrechen des Traumas. Darüber hinaus ist die Fantasie, wie jeder Fetisch, eine Produktion des Subjekts, des Patienten, mit der ganzen analen Konnotation, die das Wort Produktion mit sich bringt.

So wird es klar, dass mein Verständnis des Fetischs weit über die Verleugnung der Kastration hinausgeht. Kestemberg zitiert Pontalis, für den die fetischistische Bewegung eine Weise ist, in der Welt und gegenüber der Welt zu sein (Pontalis, 1970), und beschreibt eine weitgefächerte Skala von fetischistischen Bewegungen, die beim gewöhnlichen Talisman beginnt, der durch das Subjekt selbst geweiht wird und ebenso als Träger seiner Objektlibido (das Objekt, das er liebt und an das er sich bindet) wie auch als Garant seiner narzisstischen Kontinuität besetzt wird, da er vor Unglück wie auch vor dem Tod schützt. Pontalis unterstreicht, dass der fetischistischen Bewegung ähnliche, aber zeitlich begrenzte und übergangsweise genutzte innere Regungen in der psychischen Arbeit der Trauer bei jedermann bestehen. Diese haben aber nicht die Starre und Unbeweglichkeit, die die fetischistischen Fantasien aufweisen, von denen hier die Rede ist.

Ich denke an eine Patientin, die seit ihrem vierten oder fünften Lebensjahr immer wieder auf das zurückgreift, was wir die »Fantasie des Rettungswagenfahrers« nennen: Ein Rettungswagenfahrer nähert sich ihr, um sich ihr anzunehmen und sie zu retten, während sie ganz allein auf dem Boden liegt – eine seit 45 Jahren unveränderbare Fantasie. Der einzige Bestandteil der Fantasie, der in ihrer frühen Kindheit weiterentwickelt wurde, war, dass der Rettungswagenfahrer ohne Gesicht plötzlich das Aussehen eines Mannes bekam, weder groß, noch klein, aber stark und gesund.

Die Fantasie hat sich ihr eine Weile nach einer traumatischen Erfahrung aufgedrängt, nach einer Vergewaltigung durch ihren Großvater väterlicherseits, als sie vier Jahre alt war. Wenig später musste sie sich einer Mandeloperation unterziehen, die sie offenbar wie eine Wiederholung der sexuellen Aggression erlebte, sodass sie ihr als Metapher für die erlittene Intrusion diente. Ich gehe davon aus, dass diese Ereignisse Deckerinnerungen entsprechen, die frühere Traumatisierungen überdecken, die sowohl mit Vernachlässigung in ihrer frühen Mutterbeziehung wie auch mit einer sehr problematischen und unzuverlässigen Beziehung zum Vater verbunden sind.

Heute, nach vielen Jahren des Durcharbeitens, kann meine Patientin diese Fantasie als Metapher für fehlende Arme, die sie nicht auffangen, denken – idealisiert und unerreichbar. So ist diese Fantasie für sie nicht mehr nur eine vom

Affekt losgelöste Wahrnehmung, ein »leeres« Denken oder eine »automatische« Sache. Sie erkennt, dass sie als Kind die Fantasie gebildet hat, um sich in traumatischen Zuständen aufzufangen, sich zu versichern, dass sie nicht sterben würde oder dass sie nicht bereits gestorben sei. Sie hat mir unaufhörlich nahezubringen versucht, dass sie mit der Empfindung lebt, keine Haut zu haben.

Die Fantasie beinhaltete in verdichteter Weise zugleich eine gierige Triebhaftigkeit, eine tiefe Angst und ein zwingendes Bedürfnis nach Wiedergutmachung. Zugleich ist klar, dass sie die erstarrte Spur eines unrepräsentierbaren Erlebens von Zersplitterung enthielt, ein Gefühl, dem Tod ganz nahe zu sein, ohne dass jemand dies bemerkt hätte. Die Fantasie war verbunden mit dem drängenden Bedürfnis meiner Patientin, an mir zu kleben und in meinen idealisierten Körper einzudringen. Mir scheint die Fantasie vieldeutig zu sein in dem Sinne, dass es darin einen gesunden Mann gibt – den Vater als Träger all ihrer Erwartungen – sowie die Brust, die Trage des Rettungswagenfahrers, die eine Art Aufnahmebereitschaft und unerreichbare Haut darstellt. Sie enthält auch die Andeutung der Urszene, repräsentiert durch diesen Mann und seine Trage, aber dieses »Paar« ist für meine Patientin nicht zugänglich. Sie bleibt auf der Türschwelle.

## An der Schnittstelle zwischen Leben und Tod

So scheint mir diese Fantasie das Lebendige, Triebhafte zu enthalten und Träger von Hoffnung und Projektion der eigenen narzisstischen Vollständigkeit zu sein, während sie zugleich »unbelebt«, zu einer Sache geworden ist. Sie enthält ein ideales ödipales Bild – den Rettungswagenfahrer –, aber bleibt als verdinglichte »Wahrnehmung« unbeweglich, immer gleich und vor allem anonym. Sie befindet sich an der Schnittstelle zwischen Leben und Tod.

Wenn diese Fantasie, wie jeder Fetisch, dazu gedient hat, der Patientin ihre körperliche Integrität zu vergewissern, so entspricht sie auch einem Ausweg, einer Art Selbstheilungsversuch und stellt in ihrer Weise eine Spielart des Autoerotismus dar, der jedoch in ein Ruminieren, in eine Art »Selbstberuhigungs-Prozedere« verwandelt worden ist.

In der Übertragung musste ich sehr bald dieser Rettungswagenfahrer sein, mich Schritt für Schritt dieser Fantasie anpassen und zu ihrer haargenauen Verkörperung beitragen. Meine Unfähigkeit, die Patientin zufriedenzustellen, evozierte Hass und Misstrauen in ihr und blockierte jegliche psychische Arbeit. Die Patientin inszenierte wiederholt die Rettungsszene, indem sie leblos vor meinem Haus oder im Warteraum zusammenbrach, um mich dazu zu zwingen, wirklich der Rettungswagenfahrer zu sein, der sie auffängt und rettet. Jeder Versuch einer Deutung, einer Konstruktion oder der Schaffung einer Metapher wurde wie eine Zurückweisung und Beleidigung erlebt und führte erneut zu ungeheurer Wut, als ob ich missbräuchlich eine traumatische Szene wiederholte.

## *Warten auf Godot* oder »Ich will und ich will nicht«

Beim Nachdenken über diese Problematik habe ich an Beckett und an sein Stück *Warten auf Godot* gedacht. Die Protagonisten erwarten endlos eine beruhigende Instanz, die Hilfe und Trost spenden würde. Auch sie sind auf der verbissenen Suche nach einem primären, idealisierten Objekt. Es geht dabei um das Thema früh gestörter Interaktionen, um haltende Arme, die gefehlt haben und um ein schlecht ausgestattetes Haut-Ich, das halten würde. Auch hier handelt es sich um eine zirkuläre Geschichte ohne Ende und ohne räumliche und zeitliche Struktur.

In dieser Kur fühlte ich mich gefangengenommen von einem unbewussten paradoxen Anspruch in der Art:

> »Bringen Sie meine Fantasie in Bewegung, aber lassen Sie sie mir so, wie sie ist; ich habe sie gefunden und wenn ich sie nicht mehr hätte, wäre ich leer, würde ich sterben. Sie ist mein Besitz, mein Ding. Entweder Sie spielen mit und verkörpern sie ganz genau oder Sie verzichten darauf, mir zu helfen. Nichts anderes kann zu etwas führen. Das ist die Lösung, die ich zum Überleben gefunden habe, andernfalls fühle ich mich tot und niemand will das verstehen und sehen.«

Die Forderung, dass nichts sich ändern soll, bekommt die Oberhand – so sehr befürchtet die Patientin, sonst mit Zerstörung und Chaos konfrontiert zu sein. Die Fantasie enthält die Wiedererinnerung an ein Trauma, dessen Verstehen in gewisser Weise zu ihrer psychischen Kontinuität führen könnte, aber gleichzeitig ist es, als ob sie den Hahn zudreht, der geöffnet zur Modulation des Affekts und zu seiner Historisierung beitragen könnte.

Es gibt etwas, das uns halb verrückt machen kann an der Art, wie diese Patienten heulen: »Ich will mich befreien, vorankommen, aber ich will zurück.« Das Objekt scheint ebenso wie die Fantasie »unverlierbar«. Gleichwohl werden diese Patienten sehr wütend auf uns, da sie in Analyse kommen, um die Fantasie zu ersetzen, während sie bei dem Gedanken, sie zu verlieren, panisch werden. Man befindet sich mit ihnen mitten in einem Paradox und in der inneren gespaltenen Welt des Fetischisten, in der die rechte Hand nicht weiß, was die linke tut.

## Perverse Organisation

Mir scheint, dass es sich bei diesen Fällen nicht um Perversion im eigentlichen Sinne handelt. Vielmehr können wir eine perverse Organisation erkennen, die den Analytiker *in eine ausweglose Situation versetzt:* Ich bin für diese Patientin der Vergewaltiger, wenn es mir nicht gelingt, der Rettungswagenfahrer zu sein, den sie im Kopf hat. Es geht um eine narzisstische Übertragung: »Es ist nötig«, »ich muss« die ideale Brust oder der Rettungswagenfahrer sein, sonst geht gar nichts. Macht der perverse Anteil sich nicht darin bemerkbar, dass der Patient uns leblos macht, uns wie eine »Sache« benutzt, in die er seine Fantasie hineingießt? Der Analytiker hat keine Existenz. Gemäß Jacques André

> »ist die Perversion (oder die perverse Organisation) weit davon entfernt, die einfache Fortführung infantiler Sexualität im Rohzustand zu sein, im Gegenteil, sie ist der Stillstand, die Fixierung. Der Perverse ist ein Galeerenhäftling, gekettet an das Halseisen-Szenario einer Phantasie (und zwar einer einzigen), die er um jeden Preis realisieren muss. [...] Das Objekt des Triebs ist variabel, dasjenige der Perversion gleicht mehr einer Sache. Es ist nichts als ein Objekt, niemals eine Person, niemals ein anderer« (André, 2009, S. 88, Übers. J. N.).

Es genügt in diesem Fall, wenn ich die Rolle spiele, die sie mir in der Fantasie zuweist. Genau hier liegt das Problem in den Analysen, die uns hier beschäftigen.

Dennoch, wenn wir optimistisch bleiben, scheint mir, die Kur müsste erlauben, dass diese »unveränderbare« Fantasie sich allmählich wandelt in Richtung auf etwas hin, das eher einem Übergangsobjekt entspricht und das schließlich zu einer Bindung an das Objekt hin öffnen kann.

## Von der Fetisch-Fantasie über das Übergangsobjekt zum Objekt

Wir haben gesehen, dass die Fantasie des Rettungswagenfahrers vieldeutig ist. Sie ist zugleich defensiver Rückzugsort wie auch Wiederholung der Unzugänglichkeit des rettenden Objekts und Spur des Unrepräsentierbaren. Mir scheint sie zudem ein Versuch der Selbstheilung zu sein. Könnte sie nicht paradoxerweise, wenn man ihre semantische Verdichtung berücksichtigt, als die Eingangstür zur Übertragung angesehen werden? Sodass man über sie allmählich zu einer Öffnung und zu einer Bewegung gelangen könnte? Wenn man in der Übertragung

Schritt für Schritt in die Fantasie eintritt, wenn man sich um die Auflösung der Verdichtung bemüht, kann man nach vielen Jahren vielleicht zu einer Lösung gelangen – eine schwierige Aufgabe. Die Zeit, die »Standhaftigkeit«, das Lebendigbleiben des Analytikers und unter Umständen die Introjektion werden die Dinge Stück für Stück bewegen. So, wie das Übergangsobjekt am Ende einer bestimmten Zeit nicht mehr benötigt wird, weil das Objekt verinnerlicht worden ist, könnte sich eine Fetisch-Fantasie Schritt für Schritt erschöpfen.

Technisch steht die Formbarkeit und Konstanz des Analytikers im Zentrum einer solchen Arbeit. Gemeinsam mit Eva Schmid-Gloor habe ich eines Tages – während wir über unsere Arbeit mit dieser Art Patienten sprachen – Nebelschwaden in den Bergen beim Kommen und Gehen beobachtet und dabei den spontanen Einfall gehabt, dieses Geschehen eigne sich wunderbar als Metapher für die Beziehung solcher Patienten mit uns: für die sich unablässig wiederholenden Wechsel zwischen narzisstischer und objektaler Besetzung. Man kann ihn nur ertragen, diesen immer wiederkehrenden Umschwung. Für kurze Momente wird der Analytiker in der Tat wahrgenommen, gesehen, repräsentiert, dann plötzlich fällt er zurück in den Nebel: Desobjektalisierungsprozesse oder massive Projektionen machen ihn unkenntlich. Man muss sich benutzen lassen können wie ein Fetisch, diese Inbesitznahme so lange aushalten, wie es nötig ist, und parallel dazu die Bindung an das Objekt bearbeiten, wie sie in der Fetisch-Fantasie enthalten ist. Immer wieder geht es darum, Sinn zu finden, die Geschichte der Fantasie zu konstruieren, Festgefahrenes aufzuweichen, Spekulationen über die Kindheit anzustellen, undurchsichtiges Leid im präverbalen Bereich zu erfassen und erneut umzuschreiben.

In jeder Analyse begegnet man in bestimmten Momenten dem Bedürfnis des Patienten, sich der Anwesenheit und damit des Lebendigbleibens des Analytikers zu vergewissern, als ob allein dies ihn seiner eigenen Existenz versichern könnte. Bei diesen Patienten nimmt diese Überprüfung eine herausragende Bedeutung innerhalb der Patient- Analytiker-Beziehung ein. In der entsprechenen Phase nimmt das externe Objekt den Platz des inneren Objekts ein, was uns zurückführt zu den Schwierigkeiten der Ich/Nicht-Ich-Differenzierung dieser Patienten und damit zu etwas, was in der frühen Zeit ihres Lebens nicht gut verlaufen ist. Es ist, als habe die Integration der Analität schwerwiegende Mängel erfahren, als hätten die Triebschicksale im Prozess der Analität das Ich unfähig gemacht, die Triebhaftigkeit zu integrieren, seine Wünsche und Affekte in Besitz zu nehmen, sich zu »subjektivieren«. Es geht dabei um eine von einer gierigen Oralität durchzogene Analität, eine »Oranalität«, wie André Green (1993) es formulieren würde. Mir scheint, die Fetisch-Fantasie verweise auf die Schwierigkeiten innerhalb dieser Integration. Ich denke an den Wiederholungstraum meiner Patientin, in dem man ihr, als kleinem Baby, einen Schnuller ohne Sauger anbietet.

Evelyne Kestemberg spricht von der Fetischisierung des Analytikers. Für die Technik müssen wir uns dabei an einer Spaltung orientieren. Einerseits geht es darum, dass wir uns wie ein lebloser Fetisch verwenden lassen, und andererseits müssen wir uns vorstellen, was sich im aktuellen Moment im Inneren der Fantasie abspielt und dabei die Position des Dritten, des Beobachters einnehmen und reflektieren. So schaffen wir Verbindungen zwischen Gefühltem, Erlebtem und dem Reflektieren. All das zusammen genommen kann schlussendlich progredient wirken.

Im Verlauf der Arbeit, auf ihrer »Suche nach dem Rettungswagenfahrer«, durchlebte meine Patientin eine Phase, in der sie zwischen den Stunden das dringende Bedürfnis spürte, sich – ohne dass ich davon wusste – an die Mauer meines Hauses zu schmiegen oder sich in zugleich adhäsiver, wiederholender und fetischistischer Weise mit Worten, Tränen und Seufzern auf meinem Anrufbeantworter »gehen zu lassen«. In einer anderen, viel späteren Zeit nahm sie (mit meinem Einverständnis) ein Stückchen Stoff aus meinem Büro an sich, das sie lange Zeit bei sich zu Hause aufbewahrte. Dieses Stück Stoff ist zunächst wahrscheinlich im Wesentlichen ein mit masturbatorischer Bedeutung versehenes fetischistisches Objekt gewesen. Es scheint jedoch, dass es sich Schritt für Schritt in gewisser Weise in ein Übergangsobjekt verwandelte. Ich hatte den Eindruck, dass dieses Objekt mit der Zeit aus einem unbelebten Status erlöst und in etwas Belebtes verwandelt wurde. Es war, als ob meine Patientin versuchte, eine Lösung zu finden, die jedoch nicht standhielt, wenn sie von ihrer Triebhaftigkeit überschwemmt wurde oder wenn die Dauer der Trennung ihre psychischen Ressourcen überstieg. In der Tat konnte das Übergangsobjekt auf einen Schlag leblos werden, wenn das Triebhafte ein gewisses Maß überschritt. Es verlor dann seinen beruhigenden Wert für sie und wurde gar zum Objekt ihres Hasses; darin wiederholte sich die traumatische Desillusionierung. Auch ich konnte in solchen Momenten vollkommen kalt und unzugänglich für sie werden: Der Übertragungshass nebelte dann alles ein und ließ sie am ganzen Körper zittern. Diese Dynamik wiederholte sich in unendlichen Abfolgen.

## Auf dem Weg zur Belebung

So wiederholte sich der Übergang vom Lebendigen zum Toten – vom Subjekt zum Objekt – und alles vermischte und entdifferenzierte sich. Sie wurde nicht mehr gesehen und sie sah auch nichts mehr. Sie wollte von der Mutter als lebendig wahrgenommen werden – als ihre Analytikerin spürte ich den Wunsch, von meiner Patientin als lebendig wahrgenommen zu werden. Als ob sie mich das spüren lassen wollte, was sie selbst erlitten hatte: den Tod, die Nicht-Wahrnehmung oder die Beschädigung. Ich empfand plötzlich deutlich, wie eines dieser erschreckenden Bilder von Caravaggio wahrgenommen zu werden – mit seiner berühmten *Medusa* verwechselt zu werden. In mir entstand eine schwierige Gegenübertragung und ich hatte mit der plötzlichen Prägnanz meiner inneren Wahrnehmung zu tun. Als ich ihr später deutete, meine Wut sei möglicherweise Ausdruck ihrer eigenen, weil sie nicht wahrgenommen worden sei, sich tot gefühlt habe und niemand da gewesen sei, um dies zu bezeugen, führte dies zu einer langsam sich entfaltenden Subjekt-Objekt-Differenzierung hin.

Wenn Sie mich wie ein unbelebtes Objekt empfand, wurde es zwingend, dass ich ihr immer zur Verfügung stand und ihr zuhanden war wie ein Fetisch. Diese Beherrschungsfantasie schien ihr sexualisierte Lust zu verschaffen, die ihr ein Existenzgefühl gab. Sich ausschließlich auf diese einzigartige Weise lebendig zu fühlen konnte jedoch nur um den Preis meiner Entmenschlichung stattfinden. Wenn der Fetisch belebt wäre, käme die Bedrohung auf, dass er traumatisch würde, erneut Diskontinuität brächte und die Umstände der gestörten primären Bindung wieder in Erinnerung rufen würde. Meine Patientin musste mich andauernd leblos machen, damit ich für sie konstant blieb, sie mich als Garant ihres Narzissmus besetzen konnte. Paradoxerweise musste ich aber gleichzeitig lebendig sein, damit sie eine Chance fand, selbst lebendig zu werden. So drehten wir uns im Kreis: vom Belebten zum Unbelebten und umgekehrt.

Wenn ich kontinuierlich lebendig blieb, konnte sie nur leiden, weil ich dann zu einem unberechenbaren Objekt wurde. Sie ertrug es besser, mich als Vergewaltiger zu sehen oder als Rettungswagenfahrer, der sich verweigerte, denn als Analytikerin, als autonomes, von ihr unabhängiges Objekt. Außerdem hatte ich den Eindruck, dass sie starke Neidgefühle erfassten, wenn sie mich lebendig wahrnahm, vor allem vor dem Hintergrund ihres Eindrucks, man wolle sie nur als Tote sehen. Immer wieder schrie sie in Verzweiflung, dass man sie nicht zum Subjekt gemacht und ihr keine Haut gegeben habe.

In anderen Momenten übertrug sie verschiedene Aspekte der Rettungswagenfahrer-Fantasie auf mich: Ich wurde nach und nach zur Trägerin von Fragmenten dieser idealisierten Projektion und gewisse Anteile der Fantasie veränderten sich. Eine ambivalentere Bewegung entstand. Die eingefrorenen Wahrnehmungen verbanden sich langsam mit Affekten. Alles musste von außen, durch meinen Blick bestätigt werden.

## Konstruktionsversuch

Man denkt an ein ursprüngliches Trauma, das sich in der Beziehung zum Primärobjekt als abwesender Spiegel ereignet hat – an einen Mangel an mütterlicher Rêverie. Dieser Mangel und die damit verbundene Erwartung einer Wiedergutmachung sind gewissermaßen auf die Fetisch-Fantasie übertragen worden. Mir scheint, diese diene als Narbe über dem Archaischen und die Patientin klammere sich aus Angst vor dem Abgrund, den sie dahinter erahnt, verzweifelt daran. Paradoxerweise kann die Fetisch-Fantasie ihrerseits als Organisator und Schutz vor einem weitaus größeren psychotischen Zusammenbruch wahrgenommen werden.

Mir scheint klar, dass ein infantiles traumatisches Geschehen in der allmächtigen Fantasie des Rettungswagenfahrers Gestalt angenommen hat wie auch – verwoben mit anderen Erlebnissen – in ihrer infantilen und jugendlichen Sexualität. Es muss etwas in der Konstitution ihres Ichs gefehlt haben und es scheint, dass sich kein privilegiertes Liebesobjekt als stabiles inneres Objekt hat bilden können – dies wohl im Zusammenhang mit dem mütterlichen Blick, der nur Leeres und Totes widerspiegelte. So ersetzte schlussendlich die äußere Fetisch-Fantasie das innere, nicht konstituierte Objekt. Jedenfalls konnte sich meine Patientin nicht an eine gewöhnliche Haut-Fantasie klammern und fühlte sich, als sei sie aus der Mutter herausgerissen worden. Die Illusion des primären Narzissmus hat seine Rolle nicht spielen können und die primäre Homosexualität fehlt und wird andauernd gesucht. Das »Tote« in der Bindung an die Mutter hat die Bildung eines gemeinsamen Bereiches verhindert und es ist so, als gebe es keinen Ort, an den die Patientin regredieren könnte, da sie sich nicht als vom Objekt getrenntes Subjekt konstituieren konnte.

Evelyne Kestemberg stellt die Hypothese auf, dass

> »in der Ordnung der Objektbeziehungen sich diejenigen besonderen Modalitäten organisieren und fortbestehen, die frühzeitig im Inneren des primären Autoerotismus eingerichtet wurden, wo das im Subjekt eingeschlossene, nicht als getrennt wahrgenommene Objekt von jenem ausgeschlossen, nach außen ausgestoßen werden kann und den Status des narzißtischen Garanten des Subjektes bewahrt« (Kestemberg, 1978, S. 880, Übers. J. N.).

Sie zeigt, dass das die Rolle eines Ansatzpunktes bei der Fixierung im Inneren des psychischen Apparates spielen kann, auf den das Subjekt während einer Regression Bezug nehmen kann, und macht deutlich, wie diese Weise, in der Welt zu sein, zugleich nah am narzisstischen Universum und doch von ihm unterschieden ist, denn sie ist vom Objekt-Universum infiltriert, von dem sie organisiert worden ist, das sie aber zugleich selbst in ganz besonderer, eigener Weise organisiert.

## Verlust des Subjekts

Technisch scheint mir, dass es hier – umgekehrt zu dem, was üblicherweise in Analysen bearbeitet wird (die Abwesenheit, der Verlust oder die Separation) – um die Problematik des Verlustes des Subjekts geht, so wie René Roussillon es häufig herausgearbeitet hat. Es verhält sich wie im Bild vom Nebel, das ich weiter oben angesprochen habe: Meine Patientin ist Subjekt, dann ist sie es nicht mehr, dann ist sie es aufs Neue – und das geht immer weiter so, in einem Teufelskreis. Es geht um die Metapsychologie der Anwesenheit dessen, was nicht stattgefunden hat, der Problematik des verlorenen Subjekts. Die Beziehung zur Mutter hat das Leben nicht spiegeln können, weil sie als unzugänglich wahrgenommen worden ist. Dadurch wurde eine Konstanz des Nichts eingeführt. In der Tat, wenn die Tür zum anderen geschlossen ist, kann der Affekt sich nicht einstellen. Das Subjekt verliert sich, weil der andere ihm nichts von ihm widerspiegelt.

In der Kur mit meiner Patientin ging es darum, die charakteristischen Züge, die das mütterliche Objekt hatte, erfahrbar zu machen und die Separation zu bearbeiten – ausgehend von dem, was sich in der ursprünglichen Begegnung mit ihr nicht hatte abspielen können. Es ging darum, zu verstehen, worin die Mutter für meine Patientin ungreifbar und nicht handhabbar war. Es ging darum, das Zuviel an Gewalt zu erfassen und mit Bildern zu verbinden, wie auch den triebhaften Abgrund, der sich zwischen »der Illusion« und der »Desillusion« gebildet hatte. Mit manchen Patienten scheint dieser Abgrund unmöglich aufzufüllen zu sein, so viel Destruktivität enthält er.

Über den Versuch des Teilens der Affekte hinaus handelte es sich auch darum, auf dem Weg der Übertragung Stück für Stück die Subjekt-Objekt-Differenzierung einzuführen, die ermöglichen soll, der infernalischen Konfusion zu entkommen.

Insgesamt war es so, als wollte meine Patientin mit der Fantasie des Rettungswagenfahrers auf magische Weise den verpassten Weg vom Säuglingsalter zur Subjektivierung noch einmal durchlaufen. Dabei ging es um die gesamte Problematik von Ich und Nicht-Ich, um all das, was eine gut ausgearbeitete Analität hätte konstruieren sollen. Nicht die Separationsproblematik stand im Vordergrund, sondern vielmehr das Problem der Subjekt-Objekt-Differenzierung. Deshalb schien es mir in dieser Phase nutzlos, die Separation zu bearbeiten, und ich konzentrierte mich auf eine Arbeit der fortschreitenden Differenzierung und bemühte mich, die Introjektion an der Stelle zu ermöglichen, an der sie ursprünglich nicht stattgefunden hatte.

## Fantasien und Halluzination

Ich gehe davon aus, dass diese Art Fetisch-Fantasien halluzinatorische Bedeutung und Funktion haben. In dem Moment, in dem sich die Befriedigung verzögert, erscheint das fetischistische Szenario, erhält den Anschein einer Halluzination und verfestigt sich in der Folge. Dennoch beinhaltet diese Dynamik eine kleine Bewegung, eine kleine psychische Arbeit, die in der Folge blockiert wird, sodass die Fantasie sich nicht mehr bewegt und dabei das Zuviel und die Verletzung vernarben lässt. Die Fantasie bietet eine Lösung an, eine schlechte Lösung zwar, aber eine, die frühzeitig für eine gewisse Stabilisierung sorgt und den Platz einer Fixierung annimmt. Es entsteht dabei eine persönlich gestaltete defensive und entfremdete Ausformung eines erstarrten Wunsches, ein Gebilde ohne Vitalität. Es handelt sich um eine Fantasie, die vielleicht eine neurotischere Seite enthält – im Falle meiner Patientin erkennt man gut eine ödipale Ladung –, aber diese Fantasie verschließt durch ihre Fixiertheit und ihren Charakter als Plomben-Naht die Tür in diese Richtung stabil. Das Objekt (der anonyme Rettungswagenfahrer) ist letztlich ein unbestimmtes Objekt und als solches dehumanisiert.

Im Verlauf unserer mühseligen Arbeit konnte meine Patientin von dieser besonderen Art der Halluzination zu einer Illusion übergehen, zu der üblicherweise das Übergangsobjekt verhilft. Dieser Prozess schloss eine intensive Trauer- und Symbolisierungsarbeit ein. Sie entwickelte Stück für Stück reflexive Fähigkeiten – sich sehen, sich denken –, aber all das blieb instabil. Sie konnte von ihrem »verrückten Kern« sprechen, der sie manchmal den Boden unter den Füßen verlieren ließ; sie konnte nun spezifische Objekte mit unterscheidbaren Eigenschaften von ihr und von mir identifizieren. Diese Bedeutungen wurden Schritt für Schritt herausgeschält, repräsentiert und vergeschichtlicht. Das Objekt wurde dabei zum »Objekt des Denkens«, mit dem sie spielen konnte. Dieser Kern war als Zeuge einer singulären und schmerzhaften Geschichte entstanden, aber er nahm nun nicht mehr den ganzen Raum ein und die Fähigkeit, zu besetzen blieb offen. Meine Patientin konnte schlussendich vom ursprünglich »absoluten Glauben« an ihre fetischistische Fantasie übergehen zu einem dreidimensionalen Blickwinkel und einer Relativierung.

## Fetischistische Fantasie und Deckerinnerung

Ich habe darüber nachgedacht, welche Verbindungen die fetischistische Fantasie mit der Deckerinnerung haben könnte. Jacques André weist darauf hin, dass

> »die Deckerinnerungen in ihrem Status als kleine Szene, als Tableau, das sich in Erinnerung ruft, bewahren und verbergen und als Schirm wie auch als Behältnis von Spuren dienen. Heikle Details, so lebendig wie unscheinbar, die ohne unser Wissen das Wesentliche einer Kindheit verdichten. Die Deckerinnerung verbirgt, was sie zeigt« (André, 2009, S. 114, Übers. J. N.).

Beide, die Deckerinnerung und die fetischistische Fantasie, enthalten in einer Art von Verdichtung etwas sehr Triebhaftes und laden dazu ein, zu erahnen, was sie verbergen. Im Falle der fetischistischen Fantasie aber ist es, als wäre der Zugang zum Sinn verstopft, die Bilder erstarrt. Die Assoziationen bleiben aus und das Szenario dreht sich im Kreis, als wäre es gleichermaßen tot wie lebendig.

Im Übrigen geht – wie wir gesehen haben – für meine Patientin von der Fantasie des Rettungswagenfahrers, wie bei jedem Fetisch, etwas Magisches aus. Daher bezieht sie ihren erregenden Aspekt. Entstammt sie also der Arbeit des Eros? Jedenfalls hat meine Patientin offensichtlich Lust an dieser etwas eigenartigen Manipulation ihrer Analytikerin gefunden, in dieser seltsamen Besetzung, dem enormen Sadismus, der eine ganze Zeit lang das Klima der Sitzungen prägte. Ich hatte den Eindruck, dass meine Patientin darin einen gewissen Genuss fand, eine Lust ohne Schuldgefühl, selbst wenn manchmal Scham durchschimmerte.

## Schlussfolgerung

Evelyne Kestemberg erwähnt die Tatsache, dass es oftmals so sei, als ob Patienten in jede ihrer Sitzungen kommen, um »ihren Analytiker zu berühren, wie man Holz berührt, im Sinne einer beschwörenden und magischen Bestätigung« (Kestemberg, 1978, S. 880, Übers. J. N.). Das Fetisch-Objekt ist nicht der Spiegel des Subjekts, weil es sich darin nicht betrachten kann. Vielmehr ist es »die äußere Verdoppelung des Subjekts, durch welche es sowohl seine Existenz wie auch seine Idealität bestätigt« (ebd.). Diese Verdoppelung korrespondiert mit dem Unveränderbaren. Man könnte sagen, dass sie ein potenzielles Einbrechen eines inneren, überwältigenden Objekts verhindert. Für Evelyne Kestemberg bildet »dieser Organisationsmodus der Beziehung zum inneren Objekt, das als solches nicht errichtet wurde, das gleichermaßen außerhalb des Subjekts ist, aber es repräsentiert« (ebd.), eine der psychischen Errungenschaften dieses Patiententyps. So erhält die Analytikerin den Wert eines Fetischs, eine Art von »Trägerin-Mutter«, Garantin des Narzissmus. Meiner Ansicht nach ist diese Errungeschaft im Falle meiner Patientin in einer zweiten Zeit aufgetaucht, einer Zeit, die der Verwendung der Fantasie als Fetisch folgte.

Auf all dies zu verzichten erfordert eine unglaubliche Trauer, denn es heißt, die Differenz und die Komplementarität, Grenzen, den Unterschied der Generationen und den der Geschlechter und damit die eigene Weiblichkeit zu akzeptieren. Man arbeitet dabei in vorgelagerten Bereichen – mit meiner Patientin an der für sie schwierigen Aneignung ihres Subjektseins in Verbindung mit einem Objekt, an der schwierigen Aneignung eines ausreichend gesicherten Narzissmus, der es erlaubt, die Regression wie auch das Eindringen von inneren wie äußeren Objekten auszuhalten.

Für meine Patientin, die sich und mich abwechselnd als »lebendig und nicht lebendig« erlebte, war es schwierig, zu der Idee zu gelangen, dass wir alle beide lebendig und dennoch sterblich sind, und damit zur Integration einer gewissen Hilflosigkeit zu gelangen, die weder gleichbedeutend mit Chaos noch mit absolutem Verlust ist.

Die Fetisch-Beziehung zum Objekt wie auch die Fantasien in ihrer fetischistischen Qualität als fundamental für das Subjekt anzuerkennen, sein Bedürfnis zu respektieren, darauf so lange, wie es notwendig ist, zurückgreifen zu können, ermöglicht, dass sich Schritt für Schritt die für eine Übertragungsorganisation eines anderen Typus unverzichtbaren Bedingungen entwickeln können. Man versucht, den Schmerz des Patienten gemeinsam zu denken, der damit zusammenhängt, dass er die Vernichtung seiner ureigenen Wahrheit erlebt hat. Der Schmerz seiner infantilen Empfindungen war unaushaltbar und undenkbar; er repräsentierte die Spur einer gescheiterten Begegnung mit dem Primärobjekt, die zu Verleugnungen und Spaltungen führen musste. Wie wir wissen, können solche Umstände nur eine automatische Wiederholung nach sich ziehen – so lange, bis eine mögliche Anerkennung in der Übertragung erlebt werden kann, die im besten Fall in eine subjektive Schilderung, eine Erzählung zu zweit mündet.

Psychoanalytiker sind da, um zu benennen, zu erfassen, was vor sich geht, und dies dem Patienten als Hypothese anzubieten, damit dieser die Möglichkeit entwickeln kann, die Dinge in seiner Weise und in seiner Verantwortung wahrzunehmen. Es ist wichtig, dass er Erfahrungen von Lust teilen kann, dass er sich im Verlauf der Kur beispielsweise erlauben kann, mit seinem Analytiker zu lachen. Es geht darum, den Patienten, der in der Unfähigkeit zu denken befangen ist, »vorsichtig aufzutauen«. Die fetischistische Fantasie sollte im »Warten auf Repräsentation« gedacht werden, wie Martine Janin-Oudinot (2008, S. 162, Übers. J. N.) es formuliert. Es geht darum, die Fantasie zu besetzen, indem man ihr einen Sinn verleiht, um die Grundübertragung zu stützen, von der ausgehend darüber nachgedacht werden kann, wo der Patient erloschen ist, und ihn eine Besetzung fühlen lassen, die anders ist als das, was er bisher hat verinnerlichen können.

All das konfrontiert uns auch mit dem technischen Problem der Dosierung der Mischung von Befriedigung und Frustration. Frustration kann als gleichbedeutend mit einem Nicht-Besetztwerden erlebt werden und hält unsere Patienten im Teufelskreis des Traumas gefangen. Andererseits bringt das Aubleiben von Frustration in der Kur das Risiko mit sich, dass nichts in Gang kommt.

Im Übrigen bewirkt eine Kur mit Patienten in Überlebensökonomie häufig eine Veränderung des Analytikers. Die Tatsache, dass auch er sich im Lauf der analytischen Arbeit ein wenig verändern kann, könnten wir auch als Metapher für die Veränderung der inneren Objekte des Patienten sehen.

*Übersetzt aus dem Französischen von Johanna Naumann, Hamburg*

## Literatur

André, J. (2009). *Les 100 mots de la Psychanalyse.* Paris: PUF.

Green, A. (1993). L'analité primaire dans la relation anale. In B. Brusset & C. Couvreur (Hrsg.), *La névrose obsessionnelle* (S. 61–86). Paris: PUF.

Janin-Oudinot, M. (2008). Figures du fétichisme. *Bulletin de la société psychanalytique de Paris, 88,* 162–173.

Kestemberg, E. (1978). La Relation fétichique à l'objet. *Revue française de Psychanalyse, 39*(5–6), 875–883.

Pontalis, J.-B. (1970). Présentation d'*Objets du fétichisme. Nouvelle Revue de Psychanalyse – Objets du fétichisme, 1970/2,* 5–19.

# Die Fantasie des Kerkers – der Kerker der Fantasie

## Zur Fetisch-Funktion einer Fantasie

*Eva Schmid-Gloor*

In der Arbeit mit gewissen Grenzfällen ist mir im Verlauf der Jahre eine Struktur und Funktion der Fantasiebildung aufgefallen, die ich als »Fetisch-Fantasie« bezeichnen möchte. In gemeinsamen Diskussionen haben meine Kollegin Bérengère de Senarclens und ich Funktion und Bedeutung dieser Art von Fantasiebildung erforscht, die wir beide bei Patienten gefunden und analysiert haben.

Die Fetisch-Fantasie ist eine Fantasie, die über viele Jahre vollkommen unveränderlich, eingefroren innerlich bewahrt wird und in bestimmten Momenten als defensives Manöver zum Einsatz kommt. Es ist vor allem seine Funktion, die Art und Weise, wie sie eingesetzt wird, die mich an eine fetischistische Bedeutung denken lässt.

Man könnte sagen, die Fantasie diene als eine Art »Pfropfen« oder »Wundnaht« im Zusammenhang mit traumatischem Erleben, dessen Spuren vertuscht und zugleich bewahrt werden. Sie stellt einerseits Abwehrfunktionen in Bezug auf diverse Konflikte wie auch auf die Wiederbelebung von traumatischen Einbrüchen bereit und bietet andererseits dem Subjekt einen immer gleichbleibenden, konstant zugänglichen, mit Erregung lockenden inneren Zufluchtsort. Die Fantasie wird als eine Art selbstberuhigendes Ritual gegen unterschiedlichste Ängste eingesetzt.

Wie Freud in seinen Arbeiten über »Fetischismus« (Freud, 1927e) und über die »Ichspaltung im Abwehrvorgang« (Freud, 1940e) die Funktion des Fetischs beschreibt, geht es auch bei der Fetisch-Fantasie um Spaltung, Verleugnung und Projektion: Zur Anklammerung an die statische Fantasie kommt es in dem Moment, wenn eine äußere oder innere Wahrnehmung als Gefahr für das psychische Überleben erscheint. Gespalten bleibt das Subjekt mit der einen Seite der Realität verhaftet, mit der anderen verschwindet es in der Welt seiner Fantasie.

In ihrer Funktion eines schützenden inneren Rückzugsortes erscheint die Fantasie kostbar und hochgeschätzt. Während sich das Subjekt für den oft gewalttätigen, sexuellen Inhalt verdammen kann, idealisiert es das phantasmatische Gebilde für die Qualitäten seiner beruhigenden und stabilisierenden Funktion sowie für die Erregung, die darin bewahrt ist.

In gemeinsamen klinischen Diskussionen untersuchten Bérengère de Senarclens und ich Fetisch-Fantasien mehrerer Patienten. In allen Fällen erschienen uns die desanimierten, nicht transformierbaren Fantasien letztlich als Garant für Zeitlosigkeit, Unsterblichkeit und Konstanz.
Diese Qualität der Fetisch-Fantasie ließ uns an Evelyne Kestembergs Arbeit über die »Relation fétichique à l'objet« (Kestemberg, 1975) denken. Mit ihrer Idee einer »fetischistischen Objektbeziehung« geht Kestemberg über die Funktion des Fetischs als bloße Verleugnung der Kastration hinaus. Sie gehört zu denjenigen Autoren, die Fetischismus – entsprechend der Weiterentwicklung der psychoanalytischen Theorie und der Ausweitung unserer Klinik auf Patienten mit nichtneurotischen Strukturen – in einer erweiterten Funktion und Bedeutung definieren. Dies betrifft vor allem den Zusammenhang mit frühem traumatischem Erleben innerhalb der Beziehung zum Primärobjekt und Schwierigkeiten oder Scheitern eines Subjektivierungsprozesses.

Bei der fetischistischen Objektbeziehung geht es um die Projektion von Konstanz und magischer Kraft auf ein Objekt, das in der Folge in spezifischer Art besetzt wird. Megalomane Vorstellungen, die narzisstische Integrität garantieren, dominieren das Feld. Der Fetisch wird in dieser Konzeptualisierung Gegenstand eines dem psychischen Apparat immanenten Idealisierungsprozesses, welcher äußere und innere Bedrohungen abwehrt.

Die Anklammerung an die fetischistische Fantasie und ihre Verwendung scheint uns im Zusammenhang mit der psychischen Balance eine ähnliche Funktion wie die fetischistische Objektbeziehung zu enthalten. Eine klare Diagnostik für unsere PatientInnen zu finden verschaffte uns Schwierigkeiten: Wir würden sie weder einer klar perversen noch einer neurotischen Struktur zuordnen. Ihnen gemeinsam ist die Unbeweglichkeit, mit der sie an ihrer Fetisch-Fantasie festhalten und eine extreme Spannung, unter der sie stehen. Sie wollen sofort erlöst werden und setzen ihren Analytiker in der Übertragung entsprechend unter Druck.

J.B. Pontalis beschreibt in einer Arbeit über Fetischismus (Pontalis, 1970) seinerseits die fetischistische Bewegung in der gleichen Kategorie, nämlich als ein Seinsmodus der Welt gegenüber. Er dehnt die Skala fetischistischer Bewegungen aus bis zur Beziehung zum gewöhnlichen Glücksbringer, dem vom Subjekt magische Kräfte zugeschrieben werden, der auch libidinös besetzt wird als Garant narzisstischer Integrität durch die Vorstellung, er könne vor Unglück und Tod schützen. Wir können kurz dauernde, vorübergehende fetischistische Bewegungen auch in psychischen Prozessen wie bei der Trauer bei jedem von uns auffinden. Aber sie haben nie diese Unveränderbarkeit und Starre, die uns bei unseren Patienten herausforderte.

Richard Tuch präsentiert in seiner aktuellen Übersicht über psychoanalytische Literatur zur Perversion (Tuch, 2011) das ganze Spektrum perverser Manifestationen, vom konkreten Ding-Fetisch über die perversen Charakterstrukturen bis zu den perversen und fetischistischen Beziehungsregulierungen. Er situiert den konkreten Ding-Fetisch am einen Ende und die fetischistische Beziehungsregulation am anderen Ende eines Spektrums. Die fetischistische Position kann unterschiedlichste Ängste in Schach halten: Kastrationsängste aller Art, Vernichtungsängste, beispielsweise ausgelöst durch die Vorstellung eines verschlingenden Objekts, Ängste durch ein perverses Gegenüber erniedrigt zu werden oder plötzlich als wertlos fallen gelassen zu werden oder auch Panik vor überwältigender Hilflosigkeit im Zusammenhang mit Verlassenwerden etc.

Im Folgenden werde ich anhand von klinischem Fallmaterial Aufbau, Struktur und Funktion einer Fetisch-Fantasie untersuchen. Es sind zwei Aspekte, die ich unterscheiden möchte: Der eine betrifft Inhalt und Struktur der Fantasie, der andere ihre Funktion in Bezug auf die Objektbesetzungen.

Zu Inhalt und Struktur beschäftigt mich vor allem die Frage, wie sich Abwehr und Triebbefriedigung in Aufbau und Inhalt einer Fetisch-Fantasie verschränken können. Zudem interessiert mich, wie der Inhalt einer solchen Fantasie auf unterschiedlichen Ebenen einerseits als Traumaverarbeitungsversuch wie andererseits auch als Bearbeitung ödipaler Verstrickungen verstanden werden kann.

In Bezug auf die Funktion scheinen mir Fragen zu der Bedeutung des Einsatzes der Fantasie innerhalb der Übertragungsbeziehung, zu seiner Rolle innerhalb der Regulierung der Objektbeziehung, zentral.

Selbstverständlich kommt Bewegung in die phantasmatische Erstarrung, wenn es uns gelingt, Inhalte und Aspekte der Fantasie innerhalb der Entwicklung der Übertragungs-/Gegenübertragungsbeziehung zu beleben und zu erkennen.

Primär beschäftigte mich in der Analyse mit Lena jedoch die Art und Weise wie sie ihre Fantasie innerhalb der Beziehung mit mir einsetzte: die mechanistische Wiederholung des Abbruchs von allem gemeinsamen Denken und Erleben durch ihren Rückzug in ihre statische Fantasie, der einer autistischen Position nahekommt. Francis Tustin und Thomas Ogden beschreiben in ihren Arbeiten über autistische Phänomene »Objekte« oder schutzgewährende Systeme, die die

Wahrnehmung von Getrenntheit – im Gegensatz zum Übergangsobjekt – schon gar nicht aufkommen lassen. Ogden erwähnt repetitive Muster wie zum Beispiel stets gleiche intellektuelle Systeme, die einen autistischen Rückzugsort darstellen können (Ogden, 1989).

Ich unterscheide das Phänomen der Fetisch-Fantasie von »Orten des seelischen Rückzuges«, wie sie John Steiner beschreibt (Steiner, 1993). Es entspricht nicht einer pathologischen Organisation, die aus einem Netzwerk von Beziehungen und Verstrickungen besteht, in die das Objekt hineingelockt wird, sondern stellt eine Art autoerotisches Refugium außerhalb der Objektbeziehungen dar und steht damit den von Ogden und Tustin beschriebenen autistischen Phänomenen näher.

## Falldarstellung

Lena begann ihre Analyse vor vier Jahren, damals 37-jährig. Trotz ihrer massiven Schwierigkeiten war es ihr – mithilfe einer ersten Analyse – gelungen, eine beachtliche Karriere als Juristin in einer international tätigen Firma aufzubauen. Sie lebte allein. Ihre Mutter wurde von ihr als depressiv, zwanghaft und überängstlich geschildert, der Vater als begabter Jurist, ebenfalls depressiv und zudem Alkoholiker.

In den ersten Monaten der Analyse verstrickte Lena mich tiefer und tiefer in ein unbewegliches, starres Ritual, dessen Bedeutung mir zunächst schleierhaft war. Regelmäßig schwieg sie anfangs Stunde dumpf vor sich hin. Irgendwann seufzte sie und gab meistens gleiche oder ähnliche Worte von sich: »Ich komme hier nie raus!« oder »Wie soll das gehen?«, »Das wird immer so bleiben!«, »Immer diese Quälerei in mir!«, »So helfen Sie mir doch raus hier!« Einmal sagte sie:

> »Heute kam ich auf dem Herweg zu ihnen an einem Plakat vorbei mit einer nackten Frau drauf. Sofort verlor ich mich und wurde zu ihr. Dann die Wut und gleich drauf werde ich zum Schlächter und geh auf sie los. Es ist unerträglich. Hört das denn nie auf?«

Lena weihte mich in ihre Fantasie ein, von der sie sich seit Jahren gequält und verfolgt fühlte, zu der sie aber auch aktiv Zuflucht nahm.

Was wir »die Schlächterfantasie« nannten, fand in anderen Momenten auch direkt zwischen uns statt: Ein zärtliches Gefühl für mich, ein anhänglicher Impuls, konnten jederzeit in Sekundenschnelle in diese immer gleiche Schlachtszene kippen, in der sie mir den Bauch aufschlitzte, um gewaltsam in mich, in meine Wärme einzudringen. Meine Patientin fürchtete, der Schlächter werde eines Tages ihr ganzes mentales Leben dominieren. Zugleich beschwor sie mich, ich dürfe nicht daran rühren und nichts ändern wollen, denn die »Schlächterfantasie« sei der einzig wirklich warme Ort in ihrer Seele, zu dem sie Zuflucht nehmen könne.

Mithilfe der sadistischen Fantasie rettete sich Lena unter anderem aus ihrer Fusionsangst, die ihre Subjektivität bedrohte. Wenn sie zu mir in Beziehung trat, fühlte sie sich von meiner Gegenwart überwältigt und verlor sich so wie in die Frauen auf den Plakatwänden. Es gab keine Möglichkeit, dass wir beide in zwei getrennten Körpern existierten. Lenas Fantasie hatte allerdings diverse defensive Aufgaben auf verschiedenen Ebenen, nicht zuletzt auch innerhalb ihrer ödipalen Verstrickungen. Doch davon später.

Zum ersten Mal aufgetaucht war das, was Lena später »das Geschwür im Kopf« nennen sollte, als Masturbationsfantasie in ihrer Adoleszenz. In den Jahren vor der Analyse hatte sie gegen die Fantasie angekämpft und war immer wieder in schweren Depressionen versunken, die zeitweise einen Klinikaufenthalt und Medikamente nötig machten. Im Verlauf der Analyse fühlte sich Lena während langer Zeit mehr und mehr besessen von ihrer stereotypen Fantasie. Sie tauchte in allen möglichen und unmöglichen Momenten inner- und außerhalb der Analyse auf: auch während Sitzungen im Geschäft, beim Musizieren etc. Die »lichten Momente«, in denen sie aus dem Schlächterphantasma ausbrach, waren begleitet von unerträglichen namenlosen Ängsten, ins Leere zu fallen oder von einem schwarzen Loch verschlungen zu werden.

In ihrer Fantasie bewältigte Lena ihren passiven Fusionswunsch – von einem Selbstverlust bedroht – durch eine Wendung von aktiv in passiv, indem sie als aktiver Schlächter in mich, in meine Wärme eindrang. In der Folge fühlte sie sich von erstickender Enge bedroht, worauf sie – sich befreiend – mich umbrachte. Diesen Mord an mir brachte sie mit dem Mord an ihrer Mutter in Verbindung, der Mutter, die ihr – selbst schwer kriegstraumatisiert – nicht ausreichend als lebendiges und containendes Gegenüber hatte zur Verfügung stehen können. »Es soll endlich Ruhe herrschen«, war ein Satz, den Lena wiederholte. Mit Ruhe meinte sie die Vernichtung einer Mutter, die sie durch ihre innere Abwesenheit Chaos, Verzweiflung und Übererregung überlassen hatte und dadurch zu einem quälenden Objekt geworden war.

In ihrem Phantasma wollte sie auf einer tiefen Ebene in einem ersten Schritt noch einmal in die früheste Mutterbeziehung zurückkehren, in meinen Bauch, und mich dort – ihr Schicksal magisch korrigierend – als containendes Objekt anzutreffen, welches sie introjizieren könnte. In ihrem Erleben eines Claustrums traf sie in mir jedoch erneut auf die abweisende Mauer ihrer traumatisierten Mutter, wurde von Ängsten und Panik überflutet und fand schließlich den immer gleichen Ausweg, indem sie die unerreichbare Quälerin in der Fantasie umbrachte, damit sie vermeintlich Ruhe finde, was sie erneut namenlosen Katastrophenängsten und Triebüberflutung aussetzte.

Im Verlauf der Monate kam Bewegung in die »Schlächterfantasie«. »Nun geht es nicht mehr nur ums Schlachten und Aufschlitzen ... jetzt ist nach dem Ablauf der Szenerie dieses Gefühl dominant, dass ich trostlos sitze und irgendwie schabe«, berichtete Lena. Da ich schon länger mit Gegenübertragungsgefühlen einer Art Gefangenschaft absorbiert war, die ich mit der Fetisch-Beziehung, in der sie mich immobilisierte, in Verbindung brachte, evozierte diese Vorstellung in mir das eindeutige Bild eines an einer Wand schabenden, resignierten Gefangenen und ich hörte mich sagen: »Schaben ... wie ein Gefangener ...« Darauf meinte sie: »Mein Großvater war in Gefangenschaft, von den Russen verschleppt.« Sie berichtete nun zum ersten Mal vom Kriegsschicksal der Familie ihrer Mutter: Die Familie lebte in Pommern, der Vater war als Förster bei einem Gutsherrn angestellt. 1945 (Lenas Mutter war 15 Jahre alt) fielen die Russen eines Tages ins Dorf ein und vergewaltigten Lenas Mutter mehrmals vor den Augen ihrer Eltern. Der Vater wurde verschleppt, kam in Gefangenschaft, die Mutter versteckte sich von da an zusammen mit ihrer Tochter in den Ställen. Lenas stereotype Klagen – »Wann holen Sie mich endlich hier raus?«, »Ich will hier raus!« – bekamen angesichts des mütterlichen Traumas einen erweiterten Sinn.

Wo sollte ich sie rausholen? Wen sollte ich rausholen? Die Mutter aus den Ställen, in denen sie sich verängstigt unter Heu versteckt hielt? Aus den Fängen der Russen, die sie vor meinen Augen vergewaltigten? Die Schlächterszene, von der sich Lena verfolgt und gepeinigt fühlte, die sie aber zugleich faszinierte und bei der sie Zuflucht suchte: War sie nicht nebst der aktiven Variante eines frühen Fusionswunsches auch die Variante einer Darstellung der Vergewaltigungsszene der Mutter durch die Russen? War Lena vom nie bewältigten Trauma der Mutter »besessen«, trug sie in sich die vergewaltigenden Russen wie auch die vergewaltigte Mutter? War sie Trägerin einer transgenerationellen Erbschaft und war ihre Wut und Verzweiflung auch als ihr Aufbegehren darüber zu verstehen, dass sie psychische Arbeit leisten musste, die eigentlich nicht ihre war, Arbeit, die die Mutter ihr überlassen hatte?

Sie reagierte mit Wut, als sie meine Betroffenheit über die Vergewaltigungsszene spürte. Ich sollte mich um sie kümmern, nicht um die Mutter! Mein Interesse für das mütterliche Schicksal verletzte sie, da sie es nur als Desinteresse an ihr selbst interpretieren konnte. Neben der Mutter mit ihrem dramatischen Kriegstrauma blieb ihr nur eine unbedeutende Schattenexistenz.

Das Erscheinen des mütterlichen Traumas erlaubte mir, produktiver mit meiner Gegenübertragung umzugehen. Was waren unsere Rollen in der Szene, die sie mir wieder und wieder vorspielte, in der sie sich vor mir mit ihrem Phantasma quälte und schrie: »Helfen sie mir doch hier raus!«? Schob sie mich in die Rolle der hilflosen Großmutter, die dem Geschehen zusehen musste und nichts tun konnte, weil sie sonst sofort erschossen worden wäre? Sollte ich – das Schicksal ihrer Mutter und Großeltern und damit auch ihr eigenes magisch korrigierend – rettend eingreifen und die vergewaltigenden Russen von damals stoppen? Konnte sie sich eine Heilung in der Analyse nur vorstellen, wenn ich diese magische Rettung vollbringen und ihr damit Trauer und die Aneignung der eigenen Geschichte mit all ihren Traumata ersparen würde?

Lena klagte immer noch oft: »Es wird nie besser werden«?, »Wie soll ich je hier rauskommen?« Ihre Klagen erlebte ich mehr und mehr als massive Verführung: Entweder ich resignierte gemeinsam mit ihr pessimistisch und dachte: »Ja, das wird wohl ewig nichts werden mit dieser Analyse«, oder ich kippte in eine omnipotente Haltung, nicht aufzugeben und hörte mich innerlich sagen: »Doch, doch, wir schaffen das schon, wir zwei, sie werden sehen.« Beide Haltungen entsprachen Reaktionen auf die Ohnmacht, die sie mich erleben ließ, ihre eigene Ohnmacht angesichts der traumatischen Familiengeschichte, die sie mir in einer Umkehrung in der Übertragung zuspielte.

Mein emotionaler Zugang zu meiner inneren Hilflosigkeit erwies sich als fruchtbar: Ich fand Worte, die Lena dabei halfen, ihre eigene Ohnmacht vor der unzugänglichen depressiven Mutter zu spüren, sich aber auch mit der Ohnmacht ihrer Mutter und Großmutter im vergangenen traumatischen Erleben zu befassen. Es begann eine sorgfältige Differenzierungsarbeit, die ihr half, mit der Vielfalt ihrer verschiedenen Identifikationen besser zurechtzukommen und Zeit in ihre Geschichte und diejenige ihrer Familie einzuführen: Schritt für Schritt zu verstehen, was zu ihr, was zur Mutter, zum Vater, zur Großmutter und zum Großvater gehörte.

Lena fühlte sich aber weiterhin von ihrer Fantasie gequält. Sie berichtete mir eines Tages – beinahe könnte man sagen »aus Versehen« – von einem von ihr sehr erfolgreich geführten Prozess, brach plötzlich ab und klagte, jetzt sei es wieder da, »das in Sie Eindringen-Wollen .... und dann die Enge und darauf das Schlächtern im Kopf«. Wir konnten rekonstruieren, dass sie in dem Moment ihrer Erfolgserzählung von der Befürchtung ergriffen wurde, ich könnte sie plötzlich sehr idealisiert sehen, ihre Fähigkeiten überschätzen und in der Folge nur noch Berichte von Erfolgserlebnissen von ihr erwarten und ihre Not nicht mehr sehen. Dies hätte zur Folge, dass sie vollkommen den Boden unter den Füßen verlieren und nur noch atemlos und überfordert bis zur Erschöpfung dem nie erreichbaren Ziel nachlaufen würde, meine Erwartungen an sie zu erfüllen.

Lena konnte ihre Sucht erkennen, für die Mutter und den Vater »zu rennen«, deren Idealen gerecht zu werden, als geniale Anwältin mit überwältigendem Erfolg und Karriere die Mutter und den Vater für all ihre Traumen zu entschädigen, ihr schweres Schicksal zu korrigieren und sie im Nachhinein zu retten – ein archaischer Wunsch, der sie zugleich mit trostlosen Gefühlen des Scheiterns konfrontierte, die sie auch in mich ausstieß.

Es gelang uns in der Folge immer besser, Momente zu erfassen, in denen wir die Funktion der Fetisch-Fantasie verstehen konnten: In diesem Moment hatte sie einen narzisstischen Missbrauch meinerseits befürchtet und ihre dabei auflodernde Wut. Als Ausweg hatte sie sich in die Fantasie geflüchtet und mich als Missbraucherin innerlich umgebracht. Lena kämpfte gegen ihre eigenen Gefühle der Hilflosigkeit und Verzweiflung und blockierte auch eine anstehende Trauer mit ihrem atemlosen, omnipotenten und vergeblichen Versuch, die elterlichen Traumata zu reparieren, indem sie die mütterlichen und väterlichen Erwartungen erfüllt.

Wie bereits erwähnt, konzentrierte ich mich technisch sowohl auf die Bearbeitung derjenigen Teile der Fantasie, die innerhalb der Übertragung fassbar wurden, als auch auf die Art und Weise, wie mich Lena mithilfe des Einsatzes ihrer Fantasie besetzte oder eben nicht besetzte. Man könnte die Transformation ihrer Besetzungsmöglichkeiten in der Übertragung als einen Weg »vom Fetisch über das Übergangsobjekt zum Objekt« beschreiben. Anfänglich desanimierte und animierte mich Lena nach Lust und Laune. Sie schloss mich ins Ritual ihrer Fetisch-Fantasie ein und ließ mich deasanimiert und dumpf als stummen, hilflosen Zuschauer an ihren vorgeführten Qualen teilnehmen. Diese Situation wechselte sich mit den kurzen lichten Momenten ab, in denen ich mich lebendig fühlte und mit ihr »vernünftig« sprechen konnte, beispielsweise über Dinge, die sie beruflich bewegten.

Diese Bewegung von Desanimierung und Animierungs beschreibt Evelyne Kestemberg eindrücklich in ihrer Arbeit über die »Relation fétichique à l'objet« (Kestemberg, 1975) und ich habe sie als spezifisch für eine fetischartige Besetzung von mir durch Lena erfahren, in der Phase als sie von mir eine omnipotente Heilung oder totale Impotenz erwartete. Die Desanimierung verstand ich zugleich als ein Geschehen, mit dem sie mir vermittelte, wie sie sich selbst als von ihrer unzugänglichen Mutter desanimiert erlebt hatte. Indem ich ihre Desanimierungs-

Animierungs-Bewegungen tolerierte und Worte für ihr Erleben in ihrer Beziehung zur Mutter fand, wurde ich für sie mit der Zeit zu einem verlässlicheren, verständnisvolleren Objekt und es gelang ihr, mich ganz langsam allmählich in objektalerer Art und Weise zu besetzen.

Winnicott beschreibt in seinem Beispiel des »Jungen mit dem Bindfaden« in seiner Arbeit über Übergangsobjekte und Übergangsphänomene (Winnicott, 1971) wie ein übermäßiger stereotyper Gebrauch eines Übergangsobjektes (in diesem Fall ein Bindfaden, mit dem ein Junge stereotyp Gegenstände zusammenbindet) der Verleugnung der Abwesenheit oder Untauglichkeit des Objektes entsprechen kann. Der Bindfaden des Jungen entspricht mehr einem Fetisch als einem klassischen Übergangsobjekt. Was für den Jungen der Bindfaden war, war für Lena ihre Fantasie.

Mein technischer Beitrag zum Weg vom Fetisch zum Übergangsobjekt bestand in erster Linie darin, Lenas Desanimierungs-Animierungs-Bewegungen in einem Winnicott'schen Sinn als Analytikerin zu überleben und ihr unbeirrt meine assoziativen Verbindungen und Rêverien (wie z. B. diejenige des »schabenden Gefangenen«) weiterhin anzubieten.

Ich möchte nun auf die Bedeutung und Funktion zu sprechen kommen, die Lenas Fantasie innerhalb ihrer ödipalen Verstrickungen einnahm, welche in einer späteren Phase der Analyse zutage traten. Lenas Hass und Eifersucht auf die Mutter, die ihre Weiblichkeit – anders als Lena in ihrer Blockierung – leben konnte, indem sie den Vater geheiratet und Kinder zur Welt gebracht hatte, und zudem in den Augen von Lena »mit ihrem Kriegsschicksal triumphierte«, evozierte in ihr Schuldgefühle, die uns auf die Fährte von Lenas ödipalen Konflikten führten. Mit dem Vater verband Lena den »bösen Witz«, mit dem sie sich über Mutters Dummheit und Eingeschränktheit lächerlich machen konnten.

Mir wurde klar, dass kurze »lichte Momente«, in denen sie außerhalb des perversen Rituals zu mir sprach, mit dieser positiv-ödipalen Beziehung zum Vater zu tun hatten. So berichtete sie mir beispielsweise nach der Rückkehr von Geschäftsreisen in die USA oder Asien weltgewandt und humorvoll von lächerlichen Schwierigkeiten bei der Einreise in New York oder von einem Anlass in Indien, bei dem man sie als allwissenden Guru im Zusammenhang mit vollkommen ungewissen Versicherungsgeschäften empfangen hatte.

Das waren lichte Momente, die immer nur ganz kurz dauern durften und sofort wieder abgelöst wurden von der Litanei der immer gleichen quälenden Klagen über ihr Leiden, mit denen sie mich unter Druck setzte und einkerkerte – als ob Nebel in den Bergen kurz weichen würde und man für einen ganz kurzen Moment eine klare Weitsicht ins Tal genießen dürfte, um dann sofort wieder in dichte Schwaden gehüllt die Sicht verlieren zu müssen. Die abrupten Wechsel können nur in Verbindung mit ihrer massiven Spaltung verstanden werden.

Ich sehnte mich danach, Zugang zu Lenas Witz und klarem Denken zu haben – so wie sie sich nach ihrer verbotenen Verbindung zum Vater sehnen musste. Die Mutter warnte sie vor ihm und erschreckte sie mit Aussagen wie: »Er hat wie alle Männer nur das eine im Kopf, er ist ein sexbesessener Bock, er säuft, geht in Bars und zu Prostituierten«. Es scheint, dass die Mutter in allen Männern potenzielle Vergewaltiger sah. Die lichten Momente mit dem klugen Vater gab es zwar, aber sie waren selten, da er oft betrunken und benebelt nach Hause kam und dann ein jämmerliches Bild abgab. Die Enttäuschung über ihn, aber auch das ödipale Verbot ließen Lena auf die Mutter zurückfallen, die zwar nicht wirklich verfügbar war, aber letztlich doch das verlässlichere Objekt abgab.

Entlang meinem Erleben konnte ich mehr und mehr verstehen, wie Lena gespalten in zwei Welten lebte: in der Vaterwelt, in der für Momente klares Denken und Wahrnehmen sowie Humor möglich waren, und in der »Kerkerwelt«, in der sie in dumpfer Wiederholung der perversen Fantasie der Mutter die Treue hielt und sie zugleich mit ihrem Sadismus strafte. In der Fantasie, die zugleich dazu diente, die Hoffnung aufrechtzuerhalten, in der Mutter – wenn sie sie nur lange genug »weich schlug und quälte« – doch noch die Resonanz zu finden, die sie für die eigene Subjektivierung brauchte.

Wenn ich Lenas Fantasie im Folgenden im Zusammenhang mit ihren ödipalen Konflikten untersuche, positioniere ich mich damit bei den frühen Auffassungen Freuds von Perversionen, wie er sie zum Beispiel in den *Drei Abhandlungen zur Sexualtheorie* dargestellt hat. In Lenas Fetisch-Fantasie waren mehrere identifikatorische Rollen und Bewegungen eingelagert, die zur ödipalen Situation gehörten. Ihr Drama war, dass die von ihr kreierte Schlächterszene ihr weder erlauben konnte, die Identifikation mit dem Schlächtervater in ein phallisches Penetrieren umzuwandeln und zu genießen noch die Identifikation mit der Schlachtopfer-Mutter in ein Genießen des passiven Penetrationswunsches zu transformieren.

Lena war über ihre Innenwelt derart erschrocken, dass sie sie für Jahre bekämpft und unterdrückt und jeglicher Bearbeitung entzogen hatte. In der Analyse konnten wir erkennen, dass sich Lena für jeden Genuss oder jedes Erfolgserlebnis unmittelbar mit Rückzug in ihre mentale Kerker- Quälerei bestrafte. Die Mutter hatte sie gewarnt: »Das mit den Männern ist nichts für uns, wir sind keine attraktiven Frauen«. Diese Entmutigung hörte Lena in ihren ödipalen Strebungen als Verbot. – ein Verbot, das die Mutter vom Vater auf alle Männer ausdehnte, denn sie sah durch ihre Russen-Projektion in allen Männern potenzielle Vergewaltiger. Das ödipale Verbot korrespondierte auf tieferer Ebene mit Lenas Verweigerung dem Leben und jeglicher Bewegung und Dynamik gegenüber: Sie wollte in ihrer immobilen Position verbleiben, weil für sie mit jeder Bewegung nichts als erneute Katastrophen und ihre Begegnung mit der unzugänglichen Mutter drohten.

Die Fetisch-Fantasie entsprach demzufolge nicht nur einem positiv-ödipalen Verbot, sondern bot Lena auch Gelegenheit, ihren Hass der Mutter gegenüber auszuleben. Wenn sie schlachtend in mich oder die Mutter eindrang, entsprach dies einer Identifikation mit dem Vater, dessen Imago von der mütterlichen Warnung infiltriert war. In einer negativ-ödipalen Position, die sie defensiv-regressiv besetzte, baute sie ihren passiv-weiblichen Penetrationswunsch als aktiven Schlächter-Impuls ins Phantasma ein. Lena hatte die Urszene regressiv in eine Schlachtszene verwandelt, ähnlich derjenigen, mit der sie in früherer Zeit bereits ihren passiven Fusionswunsch aktiv bewältigt hatte. Sie agierte darin in ihrer Identifikation mit dem Vater in aktiver Weise, was die Mutter passiv erlitten hatte.

Wie Judith Kestenberg es in ihrer bekannten Studie über Kinder von Holocaust-Überlebenden (Kestenberg, 1980) beschreibt, blieb Lena damit der Vergangenheit ihrer Mutter verhaftet und in einem Verarbeitungsversuch des mütterlichen Traumas verstrickt. Kestenberg betont, wie das Thema des Überlebenskampfes der Eltern das psychische Leben ihrer Kinder so prägt, dass diese unter Druck stehen, diese elterliche Vergangenheit in ihrem Leben in gewissem Sinne zu korrigieren. Wie Deckerinnerungen vermitteln die traumatisierten Eltern ihren Kindern bestimmte Geschichten oder Szenen in einer Art, die eine Rettung und Korrektur des erlittenen Traumas ermöglicht. Die Beschwörung von Lenas Mutter, »Wir sind keine attraktive Frauen«, entspricht einer derartigen Botschaft: Lena soll sich nicht attraktiv fühlen und damit vermeintlich vor Vergewaltigung geschützt bleiben.

Kestenberg beschreibt, wie die Aufgabe, ein Problem in der Vergangenheit eines Elternteils lösen zu müssen, ein Hindernis innerhalb der Entwicklung von Autonomie und im eigenen Realitätserleben werden kann. Libidinöses und agressives Trieberleben werden bei diesen Kindern überschattet von und vermischt mit Problemen des Überlebens und Todesdrohungen.

Lenas Fetisch-Fantasie können wir auch als einen stecken gebliebenen Verarbeitungsversuch des mütterlichen Traumas verstehen, der Lena zugleich eine mögliche Bearbeitung von eigenen Konflikten – auch auf ödipaler Ebene – bot.

Eines Tages sagte meine Patientin: »Letzte Stunde am Schluss empfand ich beim Hinausgehen einen intensiven körperlichen Wunsch, von ihnen gesalbt zu werden.« Ich: »Gesalbt?« Lena: »Ja, die Wunden, ... die Wunden der Mutter, die die Großmutter nicht salben konnte.« Wir rekonstruierten gemeinsam, dass es nach der Vergewaltigungsszene damals wohl keinen Platz für Trost oder Pflege gegeben hatte. Die Frauen mussten sich schnell verstecken, um sich vor den Verfolgern zu schützen. »Vermutlich hat die Großmutter zur Mutter gesagt: »Hab dich nicht so! Nimm dich zusammen!«, meinte Lena. »Da war kein Platz für Trost und Wärme. Die mussten handeln und sich kalt und klar überlegen, was zu tun war. Beide starr vor Todesangst. Sie konnten sich keine Gefühle, keine Psyche leisten.«

In der Folge konnten wir auch Lenas Übertragung auf mich als bagatellisierende Mutter bzw. Großmutter verstehen: Lena versetzte mich immer wieder in die Rolle derjenigen, die sagte: »Hab dich nicht so, es ist doch alles halb so schlimm!« Lena und ich belebten in der Folgezeit eine mögliche Korrektur des mütterlich-großmütterlichen Traumas. Wir konnten uns in der Après-coup-Situation der Geborgenheit der Analyse Gefühle leisten und uns sorgfältig mit dem Trauma von Lenas Mutter und Großmutter befassen und vor diesem Hintergrund auch ihr eigenes Schicksal, das sie als »Schattenexistenz« definierte, besser erfassen.

Ich möchte nun Lenas Fetisch-Fantasie vor dem Hintergund von drei unterschiedlichen Auffassungen von Perversion differenzieren, die wir im Werk Freuds unterscheiden können.

- erstes Modell: die Regression und die Fixierung an die kindliche Sexualität (polymorph-pervers), in den *Drei Abhandlungen zur Sexualtheorie* (Freud, 1905d)
- zweites Modell: die Ableitung, Umleitung vom Ödipuskomplex mit der Analyse der Schlagefantasie in »Ein Kind wird geschlagen« (Freud, 1919e), wobei der Masochismus als Paradigma der Perversion erscheint

In diesen zwei Modellen, die zwischen 1905 und 1919 entstanden, unterhalten die Perversionen eine enge Verbindung mit den Neurosen.

- Im dritten Modell der Perversion, das Freud mit seinen Arbeiten »Fetischismus« (Freud, 1927e) und »Die Ichspaltung im Abwehrvorgang« (Freud, 1940e) einführt, distanzieren sich die Perversionen von der Neurose und nähern sich der Psychose an, mit der sie die Abwehrmechanismen Ich-Spaltung und Verleugnung teilen.

Lenas Fetisch-Fantasie lässt sich – entsprechend ihrer heterogenen Abwehrstruktur – mit allen drei Modellen verbinden. Mithilfe des neurotischen Anteiles ihrer Struktur ist es ihr gelungen, durch Mechanismen der Verschiebung und Verdichtung eine zumindest teilweise phantasmatische Verarbeitung ihrer ödipalen Konflikte anzugehen. Ihre archaischen Abwehrmechanismen wie Spaltung und Verleugnung limitierten diese ihre neurotischen Möglichkeiten jedoch in einer Art und Weise, dass sie damit stranden musste. Freuds zwei erste Perversionsmodelle lassen sich mit Struktur, Aufbau und Inhalt von Lenas Fantasie in Verbindung bringen, sein letztes, das Fetisch-Modell, mit der Funktion der Fetisch-Fantasie innerhalb der Objektbeziehungsregulierung.

Aktuelle psychoanalytische Autoren nehmen kaum oder gar nicht mehr Bezug auf Freuds erste Perversionsmodelle, sondern beziehen sich – wenn überhaupt – auf die letzte Version von Fetischismus und Ich-Spaltung als Bestandteile einer spezifischen Objektbeziehungsregulierung.

Lassen Sie uns in der Entwicklung der psychoanalytischen Theorie eine Zeitreise antreten und den damals möglichen Fokus auf Lenas Phantasma richten. In den *Drei Abhandlungen zur Sexualtheorie* (Freud, 1905d) postuliert Freud einen sexuellen Trieb während der Kindheit, der an sich pervers ist. Das perverse Verhalten der Erwachsenen entstammt einer Hemmung und Fehlentwicklung innerhalb der normalen sexuellen Entwicklung. Die Perversion ist somit gekennzeichnet durch eine Regression und Fixierung an die prägenitale Organisation und die libidinöse Besetzung dieser Fixierungsstufe. Die pubertäre Loslösung von den Objekten der kindlichen Liebe misslingt.

Tatsächlich ist Lena gebunden geblieben an ihre inzestuösen Objekte. Sie klammert sich an ihre Fantasiewelt, ihr Triebziel ist auf ein anales Universum regrediert und dort fixiert geblieben. Sie kann in ihrer Fantasie nur Lust empfinden, wenn sie sadistisch Frauen und damit die Mutter quält. Die Fantasie wird als einzig möglicher Lustgewinn ein autoerotisches Refugium. In einem regressiven Schritt identifiziert sich Lena innerhalb ihrer ödipalen Strebungen mit dem Vater und wechselt das Triebobjekt: In ihrer Fantasie wird sie zum Vater und quält in der Urszene die Mutter, die sie in einer Inversionsbewegung zum neuen Triebobjekt nimmt.

In »Ein Kind wird geschlagen« (Freud, 1919e) definiert Freud die Perversion als Erbin des Ödipuskomplexes. Er versteht die perverse Schlagefantasie, die er bei seinen hysterischen Patientinnen antrifft, als Narbe des Ödipuskomplexes und entfernt sich damit von der Hypothese von 1905, in der er sie als direkte Triebbefriedigung, einer prägenitalen Fixierung vor Bildung des Über-Ichs entstammend, definierte. Die Perversion ist in dieser Fassung im Werk Freuds der Rest eines infantilen Verführungsszenarios durch den Vater, das von einer durch Schuldgefühle entstandenen masochistischen Fantasie verdeckt wird.

Lenas Fantasie können wir leicht als Variante dieser Version erkennen: Die passive Position des Geliebt-/Geschlagen-Werdens ist jedoch angesichts des transgenerationell vermittelten Traumas zu gefährlich und wird von ihr nur transformiert in einer aktiven Version ertragen. »Ich schlage die Frau« (die Mutter), ist ihr Szenario. Lena ist in der Ausarbeitung dieses ödipalen Szenarios stecken geblieben. Erst im dritten Jahr ihrer Analyse, nach Etablierung und Interpretation einer masochistischen Position mir gegenüber, kann sie zum ursprünglichen passiven Wunsch vordringen: »Ich möchte, dass ein Mann mich nimmt«.

Lena kann rekonstruieren, dass sie in ihrer Adoleszenz während einer kurzen Phase Masturbationsfantasien kannte und genoss, in denen ein Mann (damals einer ihrer Lehrer) aktiv über sie herfiel. Diese Fantasien wichen jedoch bald der aktiven Version, in der sie selbst über eine Frau herfiel. In der Vernebelung ihrer ursprünglich passiven Wünsche konnte sie über lange Zeit nur ihren aktiven Impuls, auf mich einzuschlagen, wahrnehmen.

Das letzte, dritte Modell, das seither als Perversionsmodell schlechthin gilt, führt Freud mit seinen Arbeiten »Fetischismus« (Freud, 1927e) und »Die Ichspaltung im Abwehrvorgang« (Freud, 1940e) ein. Durch die Verleugnung der Realität (der fehlende Penis der Frau und damit einhergehend die Kastrationsdrohung) rückt die Perversion in die Nähe der Psychose. Die Verleugnung, sagt Freud, betrifft die Repräsentation und nicht die Wahrnehmung. Es geht um die Kastrationsdrohung, die mit der Wahrnehmung des weiblichen Geschlechtes verbunden ist, die verleugnet wird. Der Fetisch wird zum Zeichen des Triumphes über die Kastrationsdrohung und ein Schutz gegen diese.

Lena setzt ihre Fetisch-Fantasie gegen ihre potenziell mögliche lebendige Fantasietätigkeit ein, gegen vielfältige Assoziationsketten, die sich an Wahrnehmungen anschließen würden. Ich möchte dafür ein Beispiel geben: Eines Tages brachte sie die Tatsache, dass ich ein Detail aus der Stunde des Vortages vergessen hatte, in größte Aufregung und sie kippte unmittelbar ins Fetisch-Ritual. Die Analyse dieser Abwehr ergab, dass sie mein Vergessen als Anzeichen meiner völligen Unfähigkeit (Kastration und Impotenz) auffasste. Bevor sie sich in diese Befürchtungen verlor, suchte sie Zuflucht beim Schlachten.

Nicht nur die Blockierung der Fantasieverbindung wird an diesem Beispiel offensichtlich, auch die Spaltung können wir erkennen: Während sie mein Nicht-Erinnern einerseits wahrnehmen konnte, blockierte sie in einem nachfolgenden Schritt alle Gedanken, die sie damit verbunden gedacht hätte, und erhielt mich als idealisiertes, allwissendes Objekt, als das sie mich brauchte und nicht aufgeben wollte.

Besonders eindrücklich war für mich ein Bild, das die Fetisch-Funktion darstellt, das sich mir eines Tages innerlich aufdrängte. In einer Phase, als mehr Freiraum entstanden war,und Lena nicht mehr ausschließlich über ihre Qualen und ihr verpasstes Leben jammerte, erlebte ich selbst ein Gefühl der Befreiung in ihrer Gegenwart, vor allem im Kopf. Eines Tages imaginierte ich ein parasitäres, mit Saugnäpfen und Fangarmen ausgerüstetes Monstrum, das meinen Kopf saugend und pressend umschlungen gehalten und mir nicht gestattet hatte, frei zu denken. Unschwer ließ sich das oral-anale Universum erkennen, dem das Gebilde entstammte. Eindrücklich stellt es Einengung und Blockierung aller mentalen Beweglichkeit dar – ein Monstrum, das uns beiden das Denken verbot, weil dieses Denken vermeintlich nur in Katastrophen führen konnte.

Die Fetisch-Funktion der Fantasie, die die psychische Arbeit Lenas ganzes bisheriges Leben hindurch in Schach hielt, können wir als eindrücklichen und effizienten Widerstand verstehen. Als eine Art Bollwerk gegen die in der psychischen Realität erlebten Ängste und Konflikte auf verschiedensten Ebenen rückt die hier beschriebene Funktion der Fetisch-Fantasie in die Nähe der von André Green beschriebenen phobischen Position (Green, 2000) als einem Geisteszustand, der durch eine Störung des Assoziationsgeschehens gekennzeichnet ist. Wie die zentrale phobische Position sucht auch das fetischistische Phantasma durch Unterbrechung des Assoziierens die Potenzierung verschiedener Traumen in der Geschichte des Patienten zu vermeiden. In beiden Fällen werden gleichzeitig die Ausdehnung und das Zusammentreffen unterschiedlichster Themen unterbunden, weil diese einander gegenseitig bei jeder Berührung verstärken würden. Die assoziative Vermeidung entspricht einer Manifestierung des Negativen.

Ich wollte mit dieser vielschichtigen »Durchleuchtung« von Funktion und Inhalt einer spezifischen Fetisch-Fantasie aufzeigen, welch vielfältige Bedeutung ein derartiges mentales perverses Phänomen innerhalb der psychischen Regulierung einnehmen kann. Entsprechend ihrer Bedeutung im neurotischen Kontext lässt sich Lenas Fantasie mit Freuds frühen Vorstellungen über Perversion verbinden. In der Art und Weise, wie die Fantasie innerhalb der Objektbeziehungsregulierung eingesetzt wird, in ihrer desobjektalisierenden Funktion, gehört sie zum Bereich von Freuds letztem Modell, das die Perversion der Psychose näher rückt.

Dank der Weiterentwicklung psychoanalytischer Theoriebildung und Technik können wir heute PatientInnen wie Lena vertieft verstehen und ihnen in einem sicher schwierigen, mit der Zeit jedoch möglicherweise fruchtbaren, lebendigen Prozess zur Verfügung stehen.

## Literatur

Freud, S. (1905d). *Drei Abhandlungen zur Sexualtheorie. GW V* (S. 27–123).

Freud, S. (1919e). Ein Kind wird geschlagen. Beitrag zur Kenntnis der Entstehung sexueller Perversionen. *GW XII* (S. 197–226).

Freud, S. (1927e). Fetischismus. *GW XIV* (S. 309–317).

Freud, S. (1940e). *Die Ichspaltung im Abwehrvorgang. GW XVII* (S. 59–63).

Green, A. (2002). Die zentrale phobische Position. *Psyche, 56*(5), 409–441.

Kestemberg, E. (1975). La relation fétichique à l'objet. *Revue française de Psychanalyse, 1978, 39*(5–6), 875–883.

Kestenberg, J. S. (1980). Psychoanalysis of Children of Survivors from the Holocaust: Case Presentations and Assessment. *Journal of the American Psychoanalytic Association, 28, 775–804.*

Ogden, T. (1989). The concept of an autistic-contiguous position. *Int. J. of Psychoanal*, 70, 127–140.

Pontalis, J.-B. (1970). Présentation d'*Objets du fétichism. Nouvelle Revue de Psychanalyse – Objets du fétichisme, 1970/2*, 5–19.

Steiner, J. (1993). *Psychic Retreats. Pathological Organizations in Psychotic, Neurotic and Borderline Patients.* London: Routledge.

Tuch, R. (2011). Mörderische Gedanken. Tyrannische Macht und andere Phänomene innerhalb des perversen Spektrums. In A. Mauss-Hanke (Hrsg.), *Internationale Psychoanalyse 2011* [Bd. 6] (S. 107–137). Gießen: Psychosozial-Verlag.

Tustin, F. (1990). *The Protective Shell in Children and Adults.* London: Karnac Books.

Winnicott, D. W. (1971). Transitional Objects and Transitional Phenomena. In Ders., *Playing and Reality.* London: Tavistock Publications.

# Konstruieren rund ums Chaos

*Bérengère de Senarclens*

Als Freud bei bestimmten Pathologien an die Grenze ihrer Analysierbarkeit stieß, revidierte er sein ursprüngliches Modell und führte mit der »Konstruktion« ein neues Paradigma ein. Verschiedene Entdeckungen hatten ihn schlussendlich zur Formulierung dieses neuen Konzeptes geführt. Die Arbeit »Konstruktionen in der Analyse« von 1937 nimmt zentrale Themen von Freuds gesamtem Werk erneut auf und kann als Versuch der Bearbeitung von Ungedachtem in »Die endliche und die unendliche Analyse« (Freud, 1937c) verstanden werden.

Die Vorstellung des Analytikers als Archäologe stößt dabei an Grenzen, weil es nun darum geht, etwas zu konstruieren, das fehlt. Könnte man sagen, der Analytiker werde im übertragenenen Sinn zum Architekten? Jedenfalls geht es nicht mehr um das Wiederfinden der Erinnerung, weil das betreffende psychische Ereignis ursprünglich weder repräsentiert noch verdrängt worden ist. In der Kur geht es nun nicht mehr darum, etwas Ursprüngliches wieder zu finden, sondern vielmehr versucht man über eine hypothetische Konstruktion einen Weg zu finden, der sich auf Unerwartetes und Neues hin öffnet. Dies geschieht in einer Arbeit der Ko-Konstruktion, an der sich sowohl Analysand als auch Analytiker beteiligen. Die Aufgabe besteht nun nicht mehr darin, die Spuren einer biografischen Geschichte aufzufinden, sondern vielmehr geht es jetzt darum, gemeinsam Sinn zu »konstruieren«, um den sinnlichen und den Wahrnehmungselementen eine Form zu geben, die sich aufgrund der Wucht des vorzeitigen triebhaften und traumatischen Erlebens nicht hatten organisieren können. Oftmals ist es wichtig, die »Spuren« vorerst auf rein körperlicher Ebene zu erfassen und zu »ordnen« und sie erst danach Schritt für Schritt mit Worten zu verbinden – all dies bevor erst zu einem späteren Zeitpunkt die Deutung von Fantasien gelingen kann.

Nehmen wir den historischen Verlauf der Dinge nochmals auf: 1918 erscheint der Ausdruck der Konstruktion im »Wolfsmann«. Bereits 1914 unterstreicht Freud jedoch, dass die vergessene Tatsache manchmal eher in Form von Handlungen oder Wiederholungen wiederkehrt als in Erinnerungen. Man weiß, was dann folgt: die Bedeutung, die der Übertragung beigemessen wird, ebenso dem Objekt, die »Einführung des Narzissmus« (Freud, 1914c). Mit der Entdeckung des Wiederholungszwanges jenseits des Lustprinzips gelangt Freud zur zweiten Topik und empfiehlt: »Wo Es war, soll Ich werden.« Es geht nun darum, eine Transformationsarbeit auf der Ebene des Ichs durchzuführen, dem zugeschrieben wird, es sei in der Lage, sich das Es, das Triebhafte, anzueignen, sich die »ursprüngliche psychische Materie« anzueignen, um zum Subjekt zu werden. Mit der zweiten Topik spricht Freud von den unbewussten Wurzeln des Ichs und des Über-Ichs und gibt zu verstehen, dass das Es aus Nicht-Repräsentierbarem besteht. Daraus ergibt sich die Forderung, im Inneren des psychischen Apparates zu unterscheiden, was repräsentiert ist (das Verdrängte) und was nicht repräsentierbar ist (jede Art von Empfindung oder Wahrnehmung, die nur ausgestoßen oder abgespalten werden konnte. Folglich geht nach 1920 das Ziel der Psychoanalyse über eine Förderung der Bewusstwerdung hinaus und strebt nun eine subjektive ppsychische Aneignungsarbeit an, die durch einen Prozess der Darstellung von nicht-repräsentierten Inhalten und der Rekonstruktion der subjektiven Realität geschieht, auf der – oder auch gegen die – sich das Subjekt erbaut hat.

Bereits nach »Trauer und Melancholie« (Freud, 1916–1917g), aber auch seit 1923, seit Freud sich in die Art und Weise der Ich-Konstituierung vertieft, legt er größeres Gewicht auf die Objekte und die Geschichte, das heißt auf das subjektive Erleben der äußeren Realität und die frühen Beziehungen des Patienten. Die sogenannte »Wende von 1920« impliziert einen veränderten Bezug zur Realität. Es scheint im Nachhinein, als hätte die erlebte Geschichte in dem vorausgehenden Modell nicht wirklich ihr Gewicht bekommen.

Für Freud sind die Konzepte der Konstruktion und der Ich-Spaltung untrennbar miteinander verbunden. Zudem setzt er die Spaltung in Verbindung mit dem Infantilen und dem Traumatischen. 1923 zeigt er in *Das Ich und das Es*, wie das Ich sich unter der Wirkung von Traumatischem, einem Übermaß an Triebhaftem, deformieren und seine Einheit verlieren kann, und wie es versucht, dieser Überflutung mit sofortigen Abwehrmechanismen etwas entgegenzusetzen. Wenn jedoch das Ich die traumatische Realität zurückweist, bildet sich ein Riss, der zum Ausgangspunkt einer Spaltung wird. Die Psyche wird überlastet, das Ich kann nur zersplittern – aus diesem Grund wird »Konstruieren« notwendig. In *Der Mann Moses und die monotheistische Religion* (Freud, 1939a) und in »Konstruktionen in der Analyse« (Freud, 1937d) betont Freud, dass die Traumata das frühe Ich auf der narzisstischen und der körperlichen Ebene zu einer Zeit treffen, in der das Kind noch nicht über die Sprache verfügt. Die Spaltung wäre ein Ausweg, eine Art Erlösung aus einem Zustand unerträglicher Not, die aber gleichzeitig jegliche psychische Transformationsarbeit kurzschließt, denn sie schlägt den kurzen Weg einer unmittelbaren Entlastung von der Erregung ein. In der Nachträglichkeit der Kur hat die Konstruktionsarbeit die Aufgabe, eine psychische Transformationsarbeit zu stimulieren, die einen längeren Weg nimmt.

Es gibt Patienten, die unablässig mit der Bedrohung von einem unmittelbar bevorstehenden Zusammenbruch und Chaos leben. Man könnte meinen, dass sie befürchten, das Echo eines Erlebnisses »intakt« wiederzufinden, das sich nicht organisiert hat, sowie das Leiden, das dieser Mangel an Gestaltung nach sich gezogen hat. Sie scheinen ein schreckliches »Wiederfinden« zu fürchten. Manchmal ist jegliche Regression unmöglich, der Patient bleibt in einer betonierten Abwehr verbarrikadiert, die ihn in einem Zustand des psychischen Überlebens erhält, oftmals ohne irgendeine authentische Objektbeziehung. Es ist, als dächte er, wenn er diese Position verließe, könne er nur in einen Zustand von primärer Verzweiflung geraten und wäre seiner eigenen triebhaften Gewalt ausgeliefert. Es hat den Anschein, als finde er psychische Kohärenz nur im hartnäckigen Festhalten an seinen früheren Abwehrkonstruktionen (in einer Art von Gedenken an das Trauma). Pontalis zeigt, dass die Verweigerung von Veränderung eine verrückte Bindung an ein Objekt beinhaltet, von dem man sich nicht freimachen kann, eine aus einer gewaltvollen Mischung von Hass und Liebe bestehende Bindung (Pontalis, 1988). Der Patient besteht auf Wiedergutmachung, die dieses bestimmte Objekt leisten soll, wobei jegliche Logik und jegliche Zeitlichkeit verleugnet werden; es ist, als bedeute die Anerkennung von Sinn in der Gegenwart eine Verletzung gegenüber der ohnmächtigen Verzweiflung des Kindes von damals.

Jacques Press zeigt, wie es in der Kur darum geht, eine passive Position zu konstruieren, da nur diese dem Chaos Raum schaffen kann, damit dieses sich zu einem Formlosen umbildet, das seinerseits voller Potenzialitäten steckt (Press, 2007). Für jeden Patienten haben wir die Aufgabe, zu erfassen, wie die jeweilige traumatische äußere Situation eine innere traumatische Potenzialität aktiviert hat und wie diese sich äußert. Für Press geht es um diese traumatische Potenzialität, die unsere Konstruktionen zu transformieren versuchen müssen.

Kehren wir zurück zu Freud. Die Wende von 1920 kündigt eine andere technische Haltung an, zu der »Konstruktionen in der Analyse« später zweifellos beitragen wird. Freud besteht auf der besonderen Rolle des Analytikers wie auch auf der Tatsache, dass sich die analytische Arbeit auf zwei Schauplätzen abspielt und zwei Personen betrifft. Diese Entwicklung enthält im Kern alle post-freudianischen Entwicklungen zur Frage der Gegenübertragung. Das, was der Patient nicht erinnern kann, hat der Analytiker zu konstruieren, zu containen: Er muss versuchen, die gewaltvollen Erlebnisse zu transformieren, die ursprünglich nur ausgestoßen wurden, und muss dabei die unterschiedlichsten Empfindungen, Bilder oder überraschenden Gedanken berücksichtigen, die in ihm auftauchen. Das entstehende Ensemble in seinem Inneren wird zur Basis für seine Konstruktionen. Davon ausgehend werden sich in der Folge neue psychische Verbindungen ergeben. Der Analytiker fühlt sich nun in viel aktiverer Weise in die interpsychische Beziehung einbezogen als zu Zeiten, in denen er ausschließlich an der Aufhebung von Verdrängtem arbeitete.

Man leidet mithin nicht nur an Reminiszenzen, sondern ebenso an dem, was in der subjektiven Geschichte nicht integriert werden konnte. Die Übertragung und das Spiel der Übertragung-Gegenübertragung wird der Ort der Wiederholung, ein »Spielfeld«, ein Raum, in dem das, was »nicht-existent« war, entstehen und sich formen kann. Dies lässt mich an Situationen denken, in denen man den Eindruck haben kann, durch unseren Blick und unsere Worte ein – oft sehr gewaltvolles – psychisches Geschehen in die Existenz zu bringen, das vom Patienten und/oder seiner Umgebung zuvor als ein Nicht-Geschehen behandelt worden ist. Wir wissen gut, dass das Nicht-Repräsentierbare nie aufhört, sich zu manifestieren, mit dem Ziel, doch noch anerkannt zu werden. Bei manchen Patienten können wir beobachten, wie eine der Wirkungen des Traumas in einem Auslöschungsversuch von gewissen psychischen Erlebnissen besteht. Es bleibt dann nichts als eine negative Markierung in der Psyche. In der Kur ist es so, als müssten wir um dieses Nicht-Existierende, um dieses Loch immer wieder kreisen, in der Hoffnung, es Schritt für Schritt in der inneren Welt des Patienten zunehmend lebendig werden zu lassen.

Für Freud wächst die Bedeutung des Traumas sowohl in der Klinik wie in der Theorie im Verlauf der Zeit. Zudem verschiebt sich sein Inhalt mehr und mehr weg vom Sexuellen, hin zum Narzisstischen. Die frühen Traumata werden nun als Folge innerer Empfindungen, zum Körper gehöriger Wahrnehmungen oder Erfahrungen angesehen, die nicht nur aufgrund der Unreife des Ichs traumatisch wurden, sondern auch aufgrund des quantitativen Faktors, des triebhaften Zuviels und der mangelhaften Abschirmung von Erregung. Diese Traumata des ersten Lebensjahres sind in so tiefen Schichten der Psyche begraben, dass die Wiedererinnerung nur in sehr spezieller Form zugänglich werden kann. Bereits vor 1937 betont Freud, dass das, was nicht mit Worten benannt werden kann, im halluzinatorischen oder wahnhaften Agieren wiederkehrt. Er unterstreicht, dass es für bestimmte Pathologien nicht mehr ausreicht, den verdrängten Wunsch zu deuten, sondern dass es erforderlich ist, mit Sinn zu verbinden, was agierend wiederkehrt und unablässig wiederholt wird. Häufig ist das Ich in hartnäckigen, massiven und masochistischen Abwehrformationen verbarrikadiert, die nur dazu dienen, es vor bedrohlichen narzisstischen Ängsten der Vergangenheit und vor ohnmächtigen kindlichen Verzweiflungsgefühlen zu schützen.

Daraus ergibt sich, dass die analytische Arbeit nicht mehr nur als eine sekundäre Verbindungsarbeit zwischen unbewussten Sachvorstellungen und Wortvorstellungen gedacht werden kann. Die Interventionen des Analytikers werden nun vielmehr darauf gerichtet sein, eine »primäre Verbindung« zu ermöglichen. So schlägt Freud im Jahre 1937 vor, von den Erinnerungsspuren ausgehend eine Geschichte zu konstruieren und nach Bildern zu suchen, die die triebhafte Gewalt dieser ersten Empfindungen binden und mildern können. Er betont dabei, dass die Konstruktion, wenn sie überzeugt, die gleiche Wirkung hat wie eine verdrängte Erinnerung.

»Konstruktionen in der Analyse« (Freud, 1937d) ist zu einer wesentlichen Referenz im aktuellen Nachdenken über die Technik mit Grenzfällen geworden. Erkennen wir darin nicht die Intuition oder jedenfalls den impliziten Ausdruck dessen, was in den letzten Jahrzehnten zur Frage der subjektiven Aneignung, aber auch zur Technik und also zwangsläufig zum Rahmen entwickelt wurde? Der Rahmen ist das Gerüst, das den Ablauf eines Prozesses ermöglicht, und bietet die Basis, auf der die Triebhaftigkeit des Patienten sich ausdrücken kann, während sie sich vor der Kur allzu häufig in einem ängstigenden »Grenzenlosen« manifestiert hat.

Heute muss die Konstruktion – so scheint es mir – vor allem als ein Vorschlag, eine Hypothese, eine Möglichkeit in Betracht gezogen werden, die sich darauf bezieht, was den Analysanden dazu gebracht hat, der zu sein, der er mit seinen Symptomen und seiner Abwehr geworden ist. Die vom analytischen Paar kreierte Ko-Konstruktion bezieht sich nicht auf die Geschichte des Patienten, sondern auf die sukzessiven, manchmal sogar widersprüchlichen Versionen seines Familienromans, seines ödipalen Romans und seiner Urfantasien. Wenn die »subjektive historische Wahrheit« des Patienten Stück für Stück auftaucht, wenn er die Konstruktionen nutzen kann, wenn sie ihn berühren, dann kann man hoffen, dass daraus eine libidinöse Öffnung entsteht, die psychische Transformationen zulässt, ein »Lockerlassen« und damit die Fähigkeit zu neuen Repräsentationen.

Worum es in der Analyse geht, ist nicht weniger als die Konstruktion eines Subjektes und eines Sinns. Desorganisiserende Erfahrungen sollen in der Kur einen Ort finden, wo sie erlebt und bearbeitet werden können – dank der Gegenwart des Analytikers, der zugleich ein Dritter, Zeuge, Gefäß und Architekt ist. Die Konstruktion öffnet auf den Dritten und auf die Zeitlichkeit hin. Einen Rahmen und einen analytischen Prozess zu konstruieren wäre damit eine Art Metapher für die Konstruktion des Ich.

Es ist für mich faszinierend, zu sehen, dass es nach Freuds Tod anscheinend eine lange Periode des Misskredits gegenüber dem Konzept der »Konstruktion« gegeben hat, bis dieses aus der Versenkung auftauchte und wieder hoffähig wurde und – mehr noch – seine Weiterentwicklungen in der zeitgenössischen Psychoanalyse erlangte.

Es ist, als ob wir die Freud'schen Gedankengänge erneut hätten durchschreiten müssen, nachdem wir – wie Freud zu seiner Zeit – in den letzten Jahrzehnten bei vielen Kuren mit Grenzfall-Patienten gescheitert sind und erst danach das Konzept der Konstruktion wieder aufblühen lassen und es als Werkzeug anerkennen, das sich an der Seite der Deutung bewährt.

So, wie es mir heute unverzichtbar erscheint, in unserem theoretischen Nachdenken die Triebtheorie, die infantile Sexualität und die Objektbeziehungstheorie zu verknüpfen, so erscheint es mir ebenso grundlegend, eine Arbeit über den Container mit einer Arbeit über dessen Inhalt zu verknüpfen und der Deutung wie auch der Konstruktion in unserer klinischen Arbeit ihren Platz zuzuweisen. Manchmal verbinden sich die beiden Arten von Interventionen zu konstruierenden Deutungen oder deutenden Konstruktionen. Bei beiden Figuren könnte man an die Metapher des dreitaktigen Walzers denken, wobei der dritte Takt der analytische Raum wäre, der Rahmen, der Raum des Spiels, in dem sich die beiden anderen Elemente abspielen können. Wenn man den Vorrang der Konstruktion in manchen Fällen und für einige Momente der Kur behauptet, bedeutet das keineswegs, der Deutung ihre Wichtigkeit abzusprechen. Ganz im Gegenteil scheint es mir notwendig, was auch immer geschieht, das Deuten als Zielrichtung zu bewahren, selbst wenn sie in einer ersten Phase manchmal nicht in vollem Umfang möglich ist. Berücksichtigt man die Heterogenität des Funktionierens von Grenzfall-Patienten, ist es da nicht erforderlich, auf unterschiedlichen Interventionsebenen zu spielen, jegliche Systematik zu vermeiden und sich selbst eine Kreativität, ein inneres Hören zuzugestehen, das allein die Regression des Patienten erlauben und uns in unseren Interventionen leiten soll – seien sie konstruierend, deutend oder noch anderer Natur? Unsere Beiträge sollten in jedem Falle aus dem Übergangsbereich der Kur hervorgehen. Müssen wir mit diesen Patienten nicht gleichzeitig ein wenig Architekt, Künstler und Archäologe sein?

Beginnt der analytische Verlauf nicht häufig mit einer Konstruktionsarbeit, bevor er den Zugang zur Deutungsarbeit findet? Bezieht sich die Konstruktion vor allem auf die Spaltung, die Deutung eher auf die Verdrängung? Man kann sich fragen, ob die Konstruktion im Wesentlichen mit dem Behälter zu tun hat und die Deutung mehr mit dem Inhalt. Wäre die auf den Container bezogene Arbeit in systematischer Weise derjenigen mit dem zu Containendem vorgängig? Mir scheint diese Trennung allzu künstlich. Gewiss ist die Deutung stärker mit dem Triebhaften verbunden und die Konstruktion mehr mit der Geschichte. Ist aber die Geschichte nicht untrennbar mit der Triebhaftigkeit des Subjekts verbunden? Lässt sich behaupten, dass die Deutung affirmativer, partieller ist, während die Konstruktion zugleich totalisierender und hypothetischer ist? Zielt die Deutung wesentlich darauf ab, zwei Elemente zu verbinden, wohingegen die Konstruktion darauf gerichtet ist, dem Subjekt eine relative Kohärenz zu gewährleisten? Zwar bestehen Unterschiede, aber die Grenzen zwischen Konstruktion und Deutung erscheinen mir weniger klar und endgültig, selbst wenn es zugegebenermaßen zutrifft, dass es verschiedene Typen von Konstruktionen gibt, manche näher am Primärprozess und andere sekundärprozesshafter. Jedenfalls scheint es klar zu sein, dass Interventionen in Form von Konstruktionen für einen Großteil der Fälle ein kostbares Instrument sein können.

Grundlegend erscheint mir jedoch die Frage der Form, des Stils und der zeitlichen Abstimmung unserer Interventionen, egal, ob sie konstruierend, deutend oder anderer Art sind. Denn all diese Faktoren bestimmen mit, ob wir unsere Patienten berühren können oder sie dazu bringen, für immer taub zu werden und zu bleiben. Wir müssen versuchen zu überraschen, zu erstaunen und Konstruktionen in hypothetischer, offener oder metaphorischer Form zu formulieren sowie Interventionen »sui generis« zu finden, einzigartige, verbale oder non-verbale – angepasst an diesen besonderen Patienten und diesen Moment der Kur. Was spricht gegen Humor, wenn er feinsinnig und respektvoll mitspricht? Wäre auch das ein Umweg, der manchmal Bilder und Affekte vermitteln könnte – vielleicht genau wie Interventionen, die etwas psychodramatisch wirken?

In diesem Zusammenhang können wir uns fragen, welcher Wert dem Schweigen in den Jahrzehnten nach Freud zugesprochen wird. Freud selbst praktizierte offenbar ein relatives Schweigen, weit entfernt von dem tödlichen Schweigen, das später oft angepriesen wurde. Man kann sich fragen, ob ein absolutes Schweigen nicht oftmals einer Abwehr entspricht, die ein Ohnmachtserleben des Analytikers gegenüber einer Reihe von Pathologien nur schlecht verhüllte. Sich in einem absoluten Schweigen festfahrend, führte der Analytiker seinem Patienten eine allzu künstliche Allmacht vor. Es stimmt, es gibt unterschiedliche Arten des Schweigens: Einige sind kostbar, herausarbeitend und stimulieren sehr die Assoziationen des Patienten; wenn man aber in eine Idealisierung des Schweigens verfällt, ist die Wahrscheinlichkeit hoch, allein Kälte und Schrecken zu begünstigen. Sollte nicht ein Übermaß des Schweigens vermieden werden, ebenso wie ein Übermaß des Sprechens? Wenn das Schweigen manchmal »der Mund des Unbewußten« ist, wie Michel de M'Uzan es ausdrückt, so sind die Worte des Analytikers grundlegend, wenn sie es verstehen, die »Grammatik des Unbewußten« zu benutzen und sich nicht damit begnügen, die Prozesse des sekundärprozesshaften Denkens zu verwenden (Denis, 2001). Es ist klar, dass das Schweigen nicht genügt. Es scheint sich als ein postfreudianisches Dogma errichtet zu haben, das nach und nach tabu wurde. Das lässt an die dogmatischen Entwicklungen denken, wie sie auf die Geburt jeglicher Religion folgen und die schließlich mit der ursprünglichen Bewegung verwechselt werden, während es sich aber in Tat und Wahrheit um Abweichungen handelt.

Der Kult des Schweigens sollte mit der Vernachlässigung der letzten Schriften Freuds (und Ferenczis) während Jahrzehnten nach dessen Tod in Verbindung gebracht werden. Wir wissen, wie angesichts der klinischen Schwierigkeiten, denen wir begegneten, das Paradigma der Konstruktion nach und nach rehabilitiert wurde. Aber allzu lange lag eine Art Schleier über diesem Konzept, der allzu einseitig das Triebhafte, das Sexuelle, die Fantasie und die Deutung begünstigt hat. Es ist befremdlich, zu sehen, dass wir den Weg noch einmal gehen mussten und vierzig Jahre gebraucht haben, um den Reichtum des Konzeptes der Konstruktion wiederzuentdecken, genau so wie es für Freud in seiner eigenen Theorieentwicklung der Fall war.

## Konstruieren rund ums Chaos

Ich möchte meine Überlegungen weiterführen, indem ich sie mit klinischen Elementen illustriere. Ich denke dabei an einige Patienten, die sehr frühe Krankheiten und Hospitalisierungen erlitten haben, in einem Alter, in dem es ihrem unreifen Ich (Freud spricht von der »Schwäche des primitiven Ich«) nicht möglich war, die Erfahrungen von Trennung und von körperlichen und narzisstischen Verletzungen zu bewältigen. Diese Patienten scheinen nicht über die »Sprache des Begehrens« zu verfügen, sondern funktionieren in einer »Ökonomie des Überlebens«. Angesichts der Gefahren und Bedrohungen in ihrem frühen Leben haben sie eine Art »Überleben im Schongang« entwickelt, in dem jegliches Risiko und wirkliche Lebendigkeit vermieden werden. Ihre Abwehr zielt darauf, jegliche Konfrontation mit traumatischen Elementen ihrer psychischen Geschichte zu vermeiden, die nachträglich nicht haben verarbeitet werden können und daher undenkbar geblieben sind. Diese persönlichen Abwehrkonstruktionen hindern sie an einem Leben in vollen Zügen, das Chaotisch-Triebhaftes zulassen würde. Diese Patienten scheinen eine Art von uneinnehmbarer Festung errichtet zu haben und konfrontieren uns mit erstarrten, gefrorenen Zonen. Eine der Auswirkungen von traumatischem Erleben ist die Neigung zur radikalen Negierung von Erfahrung.

Bekanntlich antizipieren Grenzfall-Patienten ein Chaos, das nicht darstellbar ist, aber jederzeit eintreten kann. Für diejenigen Subjekte, die sehr früh in ihrem Leben krank wurden, erscheint die Gefahr extrem. Die Bedrohung ist verbunden mit der Angst, erneut auf Formloses, Unorganisiertes zu stoßen. In der Folge wird jegliche Regression mit einem potenziell drohenden Zusammenbruch in Verbindung gebracht.

Press (2010) fordert, es gehe in der Kur darum, das Kind in seiner Verzweiflung zu hören, die triebhaften und narzisstischen Kräfte zu verstehen, die seine persönliche Konstruktion determiniert haben, darüber nachzudenken, warum sie ihm als einziger Ausweg in bestimmten Momenten seiner Geschichte zur Verfügung stand, und Türen zu öffnen, die es erahnen lassen, dass eine andere Konstruktion möglich ist.

Situationen von Hospitalisation können eine künstliche Frühreife des Ichs erzeugen: Vordergründig entsteht eine überangepasste Fassade, dahinter bestehen jedoch abgespaltene Bereiche der Verzweiflung. Um zu überleben, suchen die Patienten eher Ruhe als Befriedigung, da sie – wenn sie sich ins Leben wagen – unaufhörlich erneut den Mangel erleben. Während sie die Realität der Zeit verleugnen, klammern sich einige an die Fantasie einer magischen Wiedergutmachung, die ihre von klein auf bestehenden Bedürfnisse erfüllen würde. Man weiß, wie sehr diese Haltung destruktives Agieren und sterile Wiederholung produzieren kann. Es gelingt diesen Patienten nur schwer, ihr prekäres Selbst-Holding loszulassen, um zu einer Öffnung in Richtung eines Holding durch das Objekt zu gelangen, das in der Kur entstehen sollte.

Gleichwohl haben diese Patienten, die in unserer Praxis ankommen, die Hoffnung, auf ein Objekt zu treffen, das ihren triebhaften Forderungen standhält, das ihnen einen Rahmen zur Verfügung stellt und ihre Attacken überlebt. Ich denke an einen Patienten, der zu mir sagte: »Ich vertraue Ihnen das jetzt an, aber Risiken und Gefahren haben Sie zu tragen«, als ob seine triebhafte Welt mich zerstören und er im Voraus die Schuld daran tragen würde. Ich möchte Ihnen einen Mann von 50 Jahren schildern, der mich vor fünf Jahren um eine Analyse bat. Ihm war eine brilliante Karriere gelungen, aber er fühlte, dass etwas in ihm blockiert blieb und ihn für Beziehungen unzugänglich sein ließ. Im Großen und Ganzen hatte er sich nur ein Überleben gebastelt. Er erzählte mir ganz beiläufig von einem Krebs, der ihn im Alter von sechs Monaten befallen hatte. Er wurde bestrahlt und danach bis zur Adoleszenz im Zusammenhang mit verhängnisvollen Auswirkungen der Strahlentherapie häufig hospitalisiert. Um aufrecht stehen zu können hatte er jahrelang ein Gipskorsett tragen müssen. All dies lieferte ihn der permanenten Pflege einer zwar aufmerksamen Mutter aus, verhinderte aber, dass er – wie alle anderen – spielen und »ein inneres Spielfeld« hätte entwickeln können, auf welchem er das Match seiner triebhaften Welt hätte austragen können. Als Kind sah er, wie das Leben am Fenster seines Zimmers vorbeizog, in dem er seine Tage im engen Korsett liegend verbrachte. Ebenso immobil ließ er später die Jahre, in denen er hätte Vater werden können, vorbeiziehen, ohne sie wahrzunehmen. Er wusste nicht, weshalb seine Frau und er – seit vielen Jahren verheiratet – kein Kind bekommen hatten. Es schien, als hätte sich die Frage nie gestellt.

Hinter der sehr angepassten Seite dieses Mannes erahnte ich eine kurz vor der Zündung stehende triebhafte Bombe. Aber ebenso nahm ich das betonierte Korsett um diese Bombe herum wahr. Ich dachte an Ferenczi – hatte den Eindruck einer sehr intellektuellen Seite in meinem Patienten und einer anderen, traumatisierten, die das äußerst rohe Triebhafte enthielt, das jeglicher Transformation entgangen war. Mein Patient ahnte etwas davon, denn er konnte sich allmählich ein Loch, eine Katastrophe vorstellen, die ihn verschlingen würde, wenn er die Schnüre des Korsetts lockern würde. Er sah sich als Wächter, nach dem Vorbild der »Wüstentartaren«, und bekräftigte: »Es darf nichts passieren, das ist weniger schlimm als das, was geschehen könnte.« Er sprach von der Vorstellung von »Sicherheitsschranken«, die fest um ein formloses Chaos gezogen wären, hinter denen er und ich uns aufzuhalten hätten, um nicht zu explodieren. Mir schien, meine Aufgabe bestand darin, um dieses Loch herum zu laufen, Hypothesen zu konstruieren, einen Rand, um zu versuchen, diesem Nicht-Existierenden einen Raum und eine Form zu geben mit dem Ziel, es nach und nach in die innere Welt des Patienten zu integrieren. Press (2010) beschreibt, wie jede zukünftige Organisation des Individuums darauf ausgerichtet ist, diesen Kern eher zu umschreiben als ihn zu heilen.

Nach und nach und in einer überraschenden Weise zeigten sich Abkömmlinge seines Unbewussten, wie Geschosse. Das geschah immer dann, wenn er draußen, in Bewegung – zum Beispiel auf seinem Motorrad unterwegs oder auf dem Weg zu mir – war. Dort, geschützt in der Mobilität, die ihm seine Lebendigkeit garantierte, wurde er unvorhergesehen überwältigt von einem Lied aus der Vergangenheit, einer Opernarie, verbunden mit einem unwiderstehlichen Drang zu schreien. Ähnlich einem halluzinatorischen Flash forderten uns Szenen wie diese unablässig zu einer Arbeit von Darstellbarmachen, von Sinngebung und

Konstruktion dessen auf, was sich hinter der abwehrenden Position verbarg. Wir versuchten, einen neuen Blick auf das zu werfen, was sich erfassen ließ und es dadurch in die Existenz zu bringen. Er schleuderte rohes Material heraus, das wir »entfalten« mussten, auch wenn er seinerseits den Anschein gab, nicht daran rühren zu wollen. Schritt für Schritt tauchten diese Art Ausbrüche aus seinem Unbewussten auf der Couch auf, immer bezogen auf unsere Beziehung. So hielt das Leben Einzug in unsere Sitzungen und die Kur kam in Bewegung.

Entsprechend unserem Erleben von Übertragung und Gegenübertragung konnten wir viele auf sein psychisches Universum bezogene Bilder konstruieren. Was mit Nachdruck immer wiederkehrte, war eine Art Verschränkung und extreme Verdichtung von Leben und Tod in einem hochbedeutsamen Objekt. Ich wurde zu einem mörderischen Objekt, dem er entkommen musste, indem er sich unanstastbar machte. Gleichzeitig erwartete er einzig von mir Hilfe vor seiner widersprüchlichen Triebhaftigkeit, die ihn chaotischen Empfindungen aussetzte. Die Krankheit hatte ihn in einem frühen Stadium der Ununterschiedenheit von Ich und Nicht-Ich angegriffen. Daraus erwuchs, wie J. Bleger formuliert, »ein verklebter Kern aus ununterschiedenen Elementen mit Ansätzen von Ich und Objekt« (Bleger, 1981 [1967], Übers. J. N.).

Ich hatte häufig die Sensation einer Art »chaotischen Magmas«, wenn ich mit Patienten arbeitete, die sehr frühe physische Krankheiten erlitten hatten. Das hat mich dazu gebracht, folgende Hypothese zu konstruieren: Es ist, als gäbe es im Kern ihrer Problematik eine paradoxe Botschaft: »Lebe, aber lebe nicht!«, eine unaufhörliche Gegenüberstellung von Leben und Tod in einer entsetzlichen Binarität und unmöglichen Verknüpfung. Ein Ja, gefolgt von einem Nein, einem Nein, das jede Bewegung annulliert und sie zerschlägt. Ich hatte das Gefühl eines in den Körper eingeschriebenen sehr ursprünglichen Verbots, einer Spur des Todes, der nicht nachlässt, seine Rechte geltend zu machen und das Ich-hafte Funktionieren behindert. Es schien mir, als wiederhole sich für den Patienten das Entsetzen, das er im mütterlichen Blick lesen konnte als dieses enttäuschende Kind, das die Mutter zu verlassen drohte und das sie in der Tiefe ihrer selbst berührte – als wäre der verletzte Narzissmus der Eltern auf sein Ich gefallen. Was hatte er daraus konstruieren können, aus diesem entsetzten und niedergeschmetterten Blick seiner Mutter, als sie von seinem Krebs erfuhr? Was hatte er darauf zurückgegeben? Welche Schuld hatte er sich nachträglich zugeschrieben? Er bewahrte die Spur eines gefährlichen Blutegels, dem er entkommen musste, zugleich eines magischen Blutegels, der in allem für ihn da war. Diese Fantasie organisierte alle Bindungen wie auch unsere Beziehung. Er fürchtete die Invasion, meine Invasion, wie einen erschreckenden Einlauf, einen ängstigenden »Arschfick«, der aber zugleich ein Lebens-»Arschfick« wäre, so als würde er schreien: »Ich gebe mich Ihnen hin, fallen Sie über mich her.«

Die Bilder von Liebe und Hass, von zerstörerischem Feuer und lebensspendender Wärme sind einander ebenso entgegengesetzt wie die von Leben und Tod. Ich werde zu einer väterlichen Imago, die nicht interveniert, die nicht sieht, dass er stirbt, sondern ihn den Flammen einer Blutegel-Mutter überlässt. In einer sich überlagernden Weise ist dieser Vater gleichzeitig der von ihm kastrierte, getötete Vater, weil er durch seine Krankheit seine lebensspendende Mutter total und existenziell in Anspruch nahm. Sein kranker Körper war in einem solchen Ausmaß unrepräsentierbar, dass sich alles kondensierte: Ursache und Wirkung – was eine primäre, entwertende Schuld mit sich brachte, wenngleich diese das Erleben von verzweifelter Ohnmacht auch mildern konnte.

Die traumatische Erfahrung ist nicht darstellbar, hinterlässt aber unauslöschliche Spuren. Solche Babies scheinen ein Erleben von Tod in sich zu tragen und es ist, als ob sie ein Sterben-Lassen wiederholen würden, ursprünglicher als ein Erleben von Hass, der das Objekt einschließen würde. Wird diese Spur, wenn sie reaktiviert wird, den Patienten nicht dazu bringen, sich selbst zu zerstören, um dieses Erleben wiederzufinden? Diese Patienten versuchen, uns in einer Art Anklammerung in unserem Inneren ihren ohnmächtigen Todeskampf und ihre Identitätskonfusion spüren zu lassen.

Das triebhafte Bombardement, das so ein unreifes Ich erleidet, führt zu betonierten Spaltungen und allein der Rückgriff auf eine idealisierte Imago kann den Hass auf das Objekt zähmen, das nicht in der Lage ist, die Pein zu erleichtern. Wenn sich die Spaltung lockert, fühlt sich der Patient in Gefahr. Ist es aber nicht genau dieser kritische Moment, in dem »die Chimäre zwischen Analytiker und Analysand« (De M'Uzan, 1994 [1978], Übers. J. N.) ihre dynamische Form annimmt?

Das Bedürfnis nach Beherrschung und Kontrolle macht für meinen Patienten die Regression schwierig. Dennoch träumt er und bringt folgende zwei Bilder: Er gleitet durch einen Wassertunnel, ist ein Baby, verlässt den Tunnel kopfvoran, sich die Lungen aus dem Hals schreiend – das Bild einer schwierigen von Agonie mitgeprägten Geburt, in der Leben und Tod sich paaren. Das zweite Bild ist das einer riesigen Brust, die sich in ein Strahlentherapiegerät verwandelt. Nach dem Erleben von extremen Spannungen auf der Couch empfindet er nun magische Momente von Entspannung, in denen er das Gefühl hat, dass Kopf und Körper zusammenwachsen. Er sagt:

> »Diese granitartige Kraft, mit der sie in einer Regelmäßigkeit zu Werke gehen, darin erkenne ich eine väterliche Präsenz … Ich habe mich lange nach dieser Hand des

> Vaters gesehnt. Vielleicht habe ich seine Anwesenheit nicht sehen wollen, so wie ich heute weder Wärme noch Bindungen sehen will. In was für einer gefährlichen Treue bin ich gefangen?«

Er erlebt die Sitzungen wie ein »Aufladen an der Steckdose«, als sei er auf der Couch lebendig, aber anderswo tot. Er sagt: »Hier kann ich fühlen, wie sich die Bänder meines Korsetts eines nach dem anderen lockern.«

Aber nichts ist sicher. Im Anschluss an eine Sitzung, in der er Erleichterung und ein unklares Glücksgefühl erlebt, als er an seinen Vater denkt, findet er sich unter seinem Motorradhelm summend wieder: »Daddy, daddy cool ...«, eine Sekunde später aber stößt er einen Schrei aus: »Fick dich«. In der Übertragung kippt seine Besetzung vom Positiven in die Revolte. In meinem Warteraum hat er das Gefühl, wie ein Cowboy zu sein, der sein Gewehr lädt. Er ist besessen von dem Gedanken, sich für »den Arschfick« zu rächen, den sein Leben ihm verpasst hat. Er ergänzt: »Es ist dramatisch – als wollte ich das Gute, was ich gestern auf der Couch erlebt habe, ausradieren.« Er klammert sich an eine kleine Dose mit Bonbons, die das Bild Freuds trägt, bewahrt sie in seiner Tasche oder hält sie in der Hand, wie um sich auf diese Art an unserer Arbeit festzuhalten. Er rast vor Wut über meine Abwesenheit: »Sehen sie denn nicht, wie ich leide?« Dann fallen ihm biblische Worte In Latein ein: »Befreie uns von dem Bösen.« Um welches Böse handelt es sich? Das des Krebses? Das seines Hasses, seiner »Schlechtigkeit«, wie er es ausdrückt? Ist es ein Appell an eine magische Intervention von meiner Seite? Dann taucht das Bild Christus' am Kreuz auf: »Eli, warum hast Du mich verlassen?« Danach sagt er zu mir: »Was für einen Haufen an Konstruktionen habe ich mir gemacht? ... Warum habe ich mich mit Christus identifiziert, der für die Sünden der Welt bezahlen muss?«

Welch grandiose Bilder, auf die er aus Angst vor dem Chaos nicht verzichten kann! Wenn eine Dekonstruktion in Gang kommt, trällert er ein Chanson von Paolo Conte: »Piove, piove, aber auf meinen Regenmantel, nicht auf meinen Körper ...« – als ob er sich mitten in der Stunde damit versichern muss: Seine Abwehr hält, er ist undurchlässig.

Er hat die Fantasie, in der Kur müsse sich etwas Außerordentliches ereignen, um diesen außerordentlichen »Todes-Arschfick« auszugleichen, den er, ohne sein Wissen, unaufhörlich zelebriert und wiederholt. Er sagt mir: »Wenn mein Arschfick der Krebs ist, dann ist meine Zorn'sche Idee, im Erwachsenenalter mittels des Krebses zu verschwinden, wie das wiedererlebte Bild einer Vergewaltigung, das der ersten Vergewaltigung ihren Sinn gibt und die Ohnmacht lindert.« Ist es nötig, einen Todeszustand wiederzufinden, um Zugang zum Leben zu erlangen? Werden unsere deutenden und konstruierenden Werkzeuge standhalten angesichts der Wucht dessen, was auf dem Spiel steht? Er sucht in der Kur nach dem Zauber, der Leben gibt. Er appelliert daran, seine traumatischen Erlebnisse genau so nochmals zu erleben, um deren erste, unrepräsentierbare Spur auszulöschen durch eine Spur desselben affektiven Gewichts, ähnlich, aber unterschieden darin, dass diese durch die Bindung an das Analytikerobjekt einen Sinn bekommen könnte.

Er bricht in Tränen aus, als er den Schmerz verspürt und schöpft zugleich Kraft und Wohlbefinden daraus. Aber das Tauwetter erweckt Albträume und fremdartige körperliche Empfindungen. Mein Patient erlebt sich als Baby, das sein Bedürfnis nach Liebe hinausschreit oder stellt sich als eine kindliche Leiche vor, die auf dem Wasser treibt. Er entwirft die Fantasie eines Gewaltaktes, der dieses Mal von ihm ausgeht und ihm erlaubt, aus einer unentwirrbaren Situation herauszukommen. Ihm wird bewusst, dass er seinen Hass eingefroren hat, um zu überleben. »Ich fühle Schlangen in mir wimmeln.« In einer Wendung von passiv in aktiv träumt er von einer Dolch-Brust, die sich in einen Dolch-Penis verwandelt – das Geschlecht als unterschwellig lebendige und machtvolle Kraft, die aber auch alle möglichen Gefahren birgt. Er erinnert eine außerordentliche Erektion im Alter von vier oder fünf Jahren, verbindet sie mit dem Bild seiner Großmutter, die ihm auferlegt hatte, sich niemals zu berühren. Abwechselnd bin ich Trägerin des Lebens oder des Todes. Er berichtet von einer Vision: Ein weiblicher Unterleib verwandelt sich in ein Fischmaul voller Zähne. Die Kastration in ihrer ganzen Wucht und Pracht – nun wird sie darstellbar und mitteilbar.

Mein Patient stellt fest, dass es ihm mithilfe eines Kraftaktes gelungen ist, seinen Zorn vor sich selbst zu verstecken und jegliche Vitalität in sich zu begraben. »Ich habe mein ganzes Leben lang gepfiffen, um nichts zu hören.« Er assoziiert zu einem Bekannten, der über Teilchenphysik arbeitet und Spuren nachverfolgt, die im Mikroskop nicht sichtbar sind. Mich bringt das Thema dazu, über unsere Konstruktionsaktivität nachzudenken, als der Patient plötzlich hinzufügt: »Man könnte sagen, dass es diese Spuren sind, die wir hier nachzeichnen.« Dann sagt er mir: »Der Hass ist es, der die Hexen produziert; inzwischen fühle ich diesen Hass und ich sehe besser, dass Sie auf meiner Seite sind, dass wir einen echten Austausch haben.« Ein Bild aber kehrt wieder, das die Spur einer körperlichen Gefahr erweckt – und plötzlich ist es, als habe er den Minotaurus im Nacken.

Die traumatische Erfahrung ist das, was nicht darstellbar ist, wenngleich sie unauslöschliche Gedächtnisspuren hinterlässt. Das Chaos wäre dieses »Unvergessbare«, das Loch, das auf den Evakuierungsversuch folgte; um dieses herum konstruieren wir.

Frühe somatische Erkrankungen können auch eine Art von narzisstischem Missbrauch beinhalten und sind mit einer eingefrorenen Zeitlichkeit verbunden, die starken Einfluss auf die Psyche nimmt. Ich fühlte mich in dieser Arbeit angesichts des »phytischen« unsichtbaren Vertrages oft ohnmächtig. In anderen Momenten konnte er auf das Orakel, das »Alles oder nichts« verzichten und über das Gefühl sprechen, dass die Kur und die aus ihr entstandenen Konstruktionen sein Korsett aus eingefrorenem Hass aufgeweicht hatten.

Sein Krebs und das, was daraus folgte, bedeutete eine Form des Anhaltens des Lebens in einer entscheidenden Phase und hat die Arbeit der Analität und die Konstruktion seines Ichs in einer bestimmten Weise eingefärbt. Als Psychoanalytiker muss es uns gelingen, eine Vitalität aufrechtzuerhalten, sodass unsere Kräfte nicht gemeinsam mit denjenigen des Patienten erlahmen und wir uns nicht unter seiner Bleidecke von Entmutigung verlieren, die zum Überlebens- im Gegensatz zum Lebens-Modus gehört.

Konstruieren wir also, um wach und lebendig zu bleiben? Jedenfalls schlägt der Analytiker in wüstenähnlichen Phasen unermüdlich Vermutungen oder konstruierende Hypothesen vor, die eine Verschiebung ermöglichen oder eine ganz kleine Öffnung schaffen.

Ich komme zum Schluss: Mir scheint, dass Konstruieren vor allem das Skizzieren, die Kreation einer psychischen und phantasmatischen Geschichte ist, die darzustellen versucht, was vergessen wurde, ausgehend von übrig gebliebenen Spuren, um damit einen Raum, eine Dreidimensionalität zu schaffen, welche Denken und Fühlen in Gang setzen kann. Es passiert häufig, dass eine Konstruktion den Boden für eine Deutung bereitet, aber es passiert ebenso, dass es eine Art von Zirkularität zwischen mehr deutenden und mehr konstruierenden Momenten gibt. Im Konstruieren erschaffen wir und stellen dem Patienten einen Spiel-Raum zur Verfügung, in dem er seine freien Assoziationen entfalten kann. »Spielend« wird er aktiv und das hilft ihm dabei, die Aktualisierung von vergangenen Erfahrungen von Passivität und Ohnmacht in der Kur auszuhalten.

*Übersetzt aus dem Französischen von Johanna Naumann, Hamburg*

## Literatur

Bleger J. (1981 [1967]). *Symbiose et ambiguïté.* Paris: PUF.

Botella C & Botella, S. (2001). *La figurabilité psychique.* Lausanne, Paris: Delachaux et Niestlé.

Denis, P. (2001). Brève contribution à l'histoire du silence. *Topique, 2001/3*(76), 31–39.

Ferenczi, S. (1982 [1932]). Confusion des langues entre l'adulte et l'enfant. In Ders., *Psychanalyse IV*. Paris: Payot.

Freud, S. (1914c). Zur Einführung des Narzißmus. *GW X* (S. 137–170).

Freud, S. (1915e). Das Unbewußte. *GW X* (S. 264–303).

Freud, S. (1916–1917g, 1915). Trauer und Melancholie. *GW X* (S. 428–446).

Freud, S. (1920g). *Jenseits des Lustprinzips. GW XIII* (S. 1–69).

Freud, S. (1923b). *Das Ich und das Es. GW XIII* (S. 237–289).

Freud, S. (1937c). Die endliche und die unendliche Analyse. *GW XVI* (S. 59–99).

Freud, S. (1937d). Konstruktionen in der Analyse. *GW XVI* (S. 41–56).

Freud, S. (1939a, 1934–1938). *Der Mann Moses und die monotheistische Religion. GW XVI* (S. 103–246).

Green, A (1993). *Le travail du négatif.* Paris: Gallimard.

Green, A (2002). *Idées directrices pour une psychanalyse contemporaine.* Paris: PUF.

McDougall, J. (1996). *Eros aux mille et un visages: la sexualité humaine en quête de solutions.* Paris: Gallimard.

M'Uzan, M. de (1994 [1978]). *La bouche de l'inconscient.* Paris: Gallimard.

Ogden T. (2005). Le tiers analytique: les implications pour la théorie et la technique psychanalytique. *Revue française de Psychanalyse, 2005/*3(69), 751–776.

Pontalis, J-B. (1988). *Perdre de vue.* Paris: Gallimard.

Press J. (2007). L'inoubliable, limite de l'analysable. Vortrag, gehalten am Centre Raymond de Saussure, März 2017 in Genf.

Press, J. (2010). *La construction du sens.* Paris, PUF.

Roussillon, R (1999) *Agonie, clivage et symbolisation.* Paris: PUF.

Winnicott, D.W. (1983 [1954]). Metapsychologische und klinische Aspekte der Regression im Rahmen der Psychoanalyse. In Ders. *Von der Kinderheilkunde zur Psychoanalyse* (S. 183–207). Frankfurt am Main: Fischer Taschenbuch-Verlag.

Winnicott, D.W. (1991). Die Angst vor dem Zusammenbruch. *Psyche, 45*(12), 1116–1126.

# Auf der Suche nach Sinn – jenseits von Worten

*Bérengère de Senarclens*

> »Ein Schluchzen [...] eine Art Brandung, die uns aus ferner Zeit erreicht, eine Spur von etwas Verlorenem. Man fühlt sich plötzlich überrascht und überwältigt von dumpfer Gleichgültigkeit und Hoffnungslosigkeit, von körperlicher Verkrampfung. Anders wenn man weint, Schmerz fühlt, leidet und Tränen vergießt – dabei erinnert man sich mit Worten und in Bildern. Schluchzer hingegen enthalten weder Worte noch Bilder [...] sie enthalten Unsagbares, das uns überwältigt und das von der Zeit nie gelöscht wurde.«
>
> *Delacomptée (2014, Übers. E. S.-G.)*

Wenn wir nach einem Sinn jenseits von Worten fragen, stoßen wir unweigerlich auf die Transformationen des Triebes, die sich – ausgehend von seinem somatischen Ursprung – bis in die komplexeren psychischen Bildungen, bis hin zur Sprache strukturieren.

Dabei stellt sich von Anbeginn die Frage nach dem Objekt. Die psychische Transformationsarbeit ist unmittelbar mit der Bedeutung des Objektes verknüpft. Der Trieb ist zweifelsohne der Motor jeder Beziehung. Die psychische Konstruktion von Identität erfordert ihrerseits eine Verbindung, innerhalb welcher die Selbsterkenntnis in der Begegnung mit einem »anderen« stattfinden kann, wobei im Zentrum dieser Beziehung die Sinnlichkeit steht. Für die Konstruktion der Identität können wir also die Triebtheorie nicht ohne Einbeziehung der Objektbeziehungstheorie denken.

Der für diese Arbeit gewählte Titel »Auf der Suche nach Sinn – jenseits von Worten« verweist ebenso auf die Suche nach den Spuren von körperlichen Sensationen, wie auch auf die Suche nach Sinn als Bedeutung. Im Französischen hat das Wort »Sinn« *(sens)* diese doppelte Bedeutung. Für uns ist es naheliegend, dass es für unsere psychoanalytische Technik sowohl darum gehen muss, körperlich-sinnliche Signale zu hören, als auch darum, deren Bedeutung zu entziffern.

Im Zentrum unserer Überlegungen stehen narzisstische Pathologien oder Patienten, die ein fragiles Ich haben, oft versteckt hinter einem schützenden falschen Selbst. Diese Menschen konfrontieren uns mehr mit Fragen des Seins als des Habens, mehr mit einem Körper und einer psychischen Struktur, in denen das Bedürfnis und nicht das Begehren im Zentrum stehen. Wir wissen, dass in diesen Strukturen wenig Spielraum besteht. Um ein »Zuviel« an triebhaftem Unrepräsentierbarem auszustoßen, können diese Patienten für Momente plötzlich die Sprache verlieren und den abgekürzten Weg über den Körper oder eine Handlung – warum nicht auch über ein Schluchzen – nehmen.

Dabei stellen sich uns Fragen: Wie können wir uns mögliche Verbindungen zwischen einer Grenzfall-Pathologie und einer somatischen Erkrankung vorstellen? Warum öffnet sich im einen Fall der kurze Weg über die Somatisierung und im andern derjenige über eine Handlung? Oder auch: Wird ein fragmentiertes Ich eher diesen kurzen Weg favorisieren als ein stabiles Ich, das – besser mentalisiert – die Kraft hat, ihm zuvorzukommen?

Das Interesse der Psychoanalytiker für diese Fragen entstand im Zusammenhang mit dem ersten Scheitern der klassischen Kuren. Dieses Scheitern zwang sie, anzuerkennen, dass etwas in diesen Patienten nicht zugänglich werden konnte, sich weder in der Übertragung erkennen noch mithilfe von Worten erfassen ließ.

Im Zusammenhang mit dieser Erkenntnis hat sich innerhalb der psychoanalytischen Theoriebildung ein Interesse für alles entwickelt, was sich in der frühesten Lebenszeit ereignet mit speziellem Fokus auf die Spuren der Interaktion mit dem Objekt.

Die Intuition sowie die gesamte Metapsychologie Freuds bleiben unser Fundament für die aktuelle Erforschung der identitären oder Grenzfall-Problematik. Freuds letzte Hypothesen in seinen Arbeiten von 1938 gaben Anlass zur Erforschung des Ichs, der Traumata und der Bedeutung der frühesten Objektbeziehung. Der französische Psychoanalytiker René Roussillon hat wiederholt auf die Bedeutung der in London entstandenen letzten Arbeiten Freuds hingewiesen, in denen Freud eindeutig bestätigt, dass die Sprache des Körpers und der Handlung einen Versuch der Formgebung und Botschaft von subjektiven frühesten Erfahrungen beinhalten, welche dem Erscheinen der Sprache vorausgehen. Freud vertritt dort die Hypothese, dass die archaischen Erfahrungen sich das ganze Leben hindurch »konservieren« und eine starke Tendenz haben, sich innerhalb der Kur zu wiederholen. Er verbindet dies mit der Schwäche der Synthese des kindlichen Ichs. Wir wissen, wie sehr er die Wucht des Triebes anerkennt und respektiert, die auf das Kind bereits im frühesten Lebensalter einwirkt, ohne dass in dieser Lebensphase diese Kraft mit Sinn verbunden werden kann.

Üblicherweise artikuliert sich der Körper gegenüber der Psyche über die Vermittlung der Träume, der Affekte und über die Sprache. Aber hin und wieder ist die Psyche hin- und her gerissen, überflutet von Erregung, die Abwehrmanöver auslöst, welche – wenn sie nicht ausreichen – den Weg für Actings und Somatisierungen öffnen. Genau dieser Bereich »jenseits der sekundären Symbolisierung« fordert uns heraus.

In seinem Buch *La naissance de l'objet* erwähnt René Roussillon drei Niveaus der Sprache, die in jedem von uns existieren: die Sprache der Worte, die Sprache der Affekte und die Sprache des Körpers oder der Actings (Roussillon, 2010). Die Sprache des Körpers und der Actings sowie diejenige der Affekte sind eine Voraussetzung für die Sprache der Worte. Alle diese drei Niveaus bleiben in uns das ganze Leben lang aktiv, die beiden ersten aber möglicherweise in intensiverer und extremerer Weise bei den Grenzfall-Patienten.

Ich möchte den Begriff »Sprache« für die sekundäre Symbolisierung reservieren und mir scheint, dass der englische Begriff *body language* einem Kompromiss entspricht, der adäquat die Vorstellung eines Körpers, der agiert oder somatisiert, darstellt. Der Ausdruck betont den unbewussten Aspekt desjenigen Anteils des Triebes, der auch als Botschaft verstanden werden will. Sinn bleibt hier als potenzielle Möglichkeit erhalten oder erscheint im Nachhinein.

Auf jeden Fall hängt die Entwicklung der Fähigkeit zur Mentalisierung beim Kind weitgehend von der Fähigkeit des Objektes ab, Antworten auf dessen Triebimpulse zu geben. Genauso sind auch in der Kur vom Analytiker die Fähigkeiten gefordert, Antworten auf die Impulse seines Patienten zu finden. Häufig scheitern diese Antworten jedoch daran, Sinn zu generieren und die Patienten sind in diesem Fall mit einer Leere konfrontiert.

Man weiß, dass sich der Prozess der Symbolisierung in Etappen entwickelt: symbolische Gleichsetzung oder primäre Symbolisierung zuerst, danach sekundäre Symbolisierung. Mir scheint, man könnte auch von Etappen sprechen, die durch die Intentionalität der Kommunikation des Körpers bestimmt würden. Sie wären manchmal vollkommen unbewusst, andere Male eher vorbewusst. In ihren Anfängen hat sich die Psychoanalyse für die Erforschung der Symbole interessiert und im Verlauf ihrer Entwicklung mehr für die Prozesse der Symbolisierung.

Bei diesen Patienten haben wir es sicher mit einer Pathologie der Symbolisierung zu tun. Wir müssen uns mit nicht-symbolisierten Zonen im psychischen Apparat konfrontieren, in welchen, was an der Repräsentierung gescheitert ist, alle »proto-mentalen« Einschreibungen, die dabei entstehen, eine enorme Energie enthalten und dies umsomehr als sie nicht aufgehoben sind, weder im symbolischen Gewebe noch in der Geschichte der Subjektes. Dieses Scheitern wird alles färben, was das Subjekt empfindet und zugleich seine kindlichen Verzweiflungszustände zeitlos machen.

Bei diesen Patienten wurde der kindliche Narzissmus angegriffen und fragilisiert. Wir haben es bei ihnen mit einer schlecht organisierten Erinnerung zu tun, die wir konfrontieren müssen – immer klar vor Augen habend, dass sie paradoxerweise zumindest teilweise nie erkannt werden wird.

In seinem Buch *Winterjournal* fasst Paul Auster (2013) dazu wunderbar in Worte, wie der Körper – indem er zusammenbricht – ausdrückt, was der Geist ignoriert. Der Körper sei es, der die Rechnung und die Last unserer Ängste und inneren Kämpfe übernehme und die Schläge kassiere, die der Geist nicht ertragen wolle oder könne.

Können wir daraus schließen, dass sowohl der Akt, die Handlung, wie auch die körperlichen Empfindungen und die Somatisierungen systematisch einen Sinn mitenthalten? Die Meinungen zu dieser Frage sind geteilt. Ich persönlich kann eher eine Art von Kommunikation darin erkennen als einen Sinn, eine Kommunikation ohne bewusste Intention. Der Körper würde dabei seine Bedeutung in seiner Rolle als Zeuge einnehmen, als Übermittler einer Botschaft mehr im Sinne eines Vektors, der potenziell in Richtung Symbolisierung weist.

Wir können uns das so vorstellen, als ob etwas gleichzeitig im Kopf des Patienten präsent, aber unbekannt wäre und sich zu zeigen versuchen würde. Der Patient würde es uns in Form eines Rätsels zeigen, wie zum Beispiel ein Baby, das sich – ohne über Worte zu verfügen – über eine Anorexie oder Meryzismus, in Form einer Colitis oder Neurodermitis ausdrückt. Geneviève Haag fragt sich, ob wir beim Erwachsenen nicht dieselbe Ausdrucksform erkennen könnten (Haag, 2004). Könnten wir die somatischen Manifestationen als psychotischen Ausdruck von etwas potenziell Symbolisierbarem verstehen?

Gewisse Somatisierungsprozesse im Verlauf der Kur erscheinen manchmal wie ein »kleineres Übel«, als ob sie vor einer ernsthafteren Erkrankung schützen würden oder schlicht und einfach einen verborgenen Sinn enthalten, der nicht anders ausdrückbar ist. Eine Regression könnte sich beispielsweise nicht anders ereignen als über bestimmte Somatisierungsprozesse, die in diesem Fall als einzig mögliche Passage in Richtung der Repräsentation von archaischem Material erscheinen.

Wir können uns fragen, bis zu welchem Ausmaß die Kraft der Spaltung das Risiko zur Somatisierung erhöht. Paradoxerweise, enthält der Moment, in dem die Spaltung aufgehoben werden kann, oft ein großes Risiko.

Diese Patienten konfrontieren uns von Anfang an mit mehreren Paradoxien. Wenn Sie uns aufsuchen, drücken sie »in Worten« eine Frage nach Hilfe aus, aber wir können wahrnehmen, dass jenseits ihrer Worte etwas vollkommen anderes ihre Bitte verneint.

Wir stehen dann vor der großen Herausforderung, zu erraten, was sie einerseits an uns herantragen und zugleich verheimlichen. Sie fordern, dass wir das hören wofür sie keine Worte kennen, das Sinnliche und die Bedürfnisse, die davon ausgehen. Oder sie schützen sich, sobald sie den Schmerz erahnen, den ein Auftauen dieser primären Emotionen verursachen würde. Es ist, als ob sie alle damit zusammenhängenden Worte und Gedanken abweisen würden. Diese Blockade verhindert jegliche Assoziativität. Die Zurückweisung verweist ihrerseits auf das Scheitern des frühesten »tunings« und damit auf eine mehr oder weniger eindeutige Pathologie der primären Beziehung. Diese Patienten fürchten heute, in eine Beziehung einzutreten, als ob jede Bewegung in diese Richtung unweigerlich zur ursprünglichen Enttäuschung führen und damit eine Katastrophe, den viel zitierten Winnicott'schen »breakdown« auslösen müsste. Die Spaltung triumphiert und die archaischen Erfahrungen bleiben dadurch unberührt und eingekapselt. Gefangen im Widerstand gegen jegliche Veränderung scheinen diese Patienten jede Form psychischer Integration zu fürchten.

Angesichts dieser erschreckenden Immobilität fragen wir uns: »Was höre ich nicht, was entwischt mir hinter allen formulierten Worten und all dem Faktischen, das an mich herangetragen wird?« Wie können wir diese früheste Sprache, die unsere Patienten nicht in Worten ausdrücken, verstehen, damit sie sich schlussendlich ihre eigene Geschichte aneignen können, damit dieses »Jenseits der Worte« aufhört, jederzeit die Oberhand zu gewinnen?

In der gleichen Logik erkennen wir Patienten, die in unendlichen Wiederholungen aktiv ihr eigenes Verlassenwerden wiederholen, indem sie demjenigen, das sie am meisten lieben, den Rücken kehren. Es ist, als ob sie nur in dieser aktiven Art die Möglichkeit eines Zugangs zur Spur ihrer Verlassenheit in der Vergangenheit legen könnten.

Man kann sich manchmal des Eindrucks nicht erwehren, dass leichtere Somatisierungen bisher blockierte Klagen und Tränen evozieren können. Ich denke an einen Patienten, der nach einer unvorhersehbaren Verspätung meinerseits in der Stunde zu zittern begann und sich, in Tränen ausbrechend, über schreckliches Bauchweh beklagte. Meine Verspätung hatte in ihm völlig überraschend an schwindelerregende früheste Verlassenheitsängste gerührt, die sich ausschließlich auf körperlicher Ebene ausdrückten und bisher verborgen geblieben waren. Dieses Erleben im Hier und Jetzt der Sitzung erlaubte uns, neue, bisher unbekannte Schichten seiner psychischen Welt in Worte zu fassen. Es ging dabei um einen Bereich jenseits von Traurigkeit, einen Bereich, der vielmehr mit einem gewaltsamen physischen Entreißen oder Entrissenwerden zu tun hatte und mit einem Erleben von völliger Hilflosigkeit und Todesgefahr verbunden war. Dieser gleiche Patient brauchte drei Jahre, um mir zu sagen, dass die Ferienunterbrechungen ihm unendlichen Schmerz bereiteten, weil er jedes Mal meinen Tod befürchtete. Vor dieser Szene hatte ich mich inexistent gefühlt, so als ob ich außerhalb seiner Projektionen tatsächlich kein eigenes Leben hätte. Danach erschien hinter seinen kalten, unerbittlichen Worten Schritt für Schritt ein triebhaftes Erleben, das bisher vollkommen eingekapselt gewesen war. Er hatte sich selbst »eingefroren«, in eine Art Roboter verwandelt. Im Verlauf der Analyse konnten sich jedoch der Schmerz, der Hass und die blockierten Frustrationen explosionsartig Raum verschaffen und Repräsentationen finden, die ihn zurück ins Leben führten.

Es sind aber nicht nur die Patienten, die sich jenseits der Worte ausdrücken. Es ist, als ob der Kontakt mit ihnen in uns, ihren Analytikern, ebenfalls diese Sprache der Handlungen evozieren würde. Manchmal sind es »Mini-Actings« oder kurze Denkstörungen, die uns irritieren können.

Es kann leicht passieren, dass wir Botschaften, die unsere Patienten uns »jenseits der Worte« senden, überhören oder nicht verstehen. Diese Botschaften enthalten einerseits das, was wir »Repräsentaktionen« nennen, Versuche unserer Patienten, etwas durch ein Acting zu repräsentieren, und andererseits »Interpretaktionen«, Actings von uns Analytikern, die ihrerseits interpretativen Wert annehmen können.

So ist die Gegenübertragung – auch wenn sie jenseits von Worten bleibt – nicht im Geringsten still. Ich denke dabei an unsere Art einen Patienten zu empfangen, was unser Lachen, unsere Mimik, unsere nicht unterdrückbaren Gesten, die Bewegungen unserer Hände, unseres Körpers oder unser Vergessen ausdrücken. Ich denke an Emotionen, die uns mitten in einer Sitzung ergreifen und überwältigen können, oder die plötzlichen Phasen von Müdigkeit und Schläfrigkeit, die Träumereien, die uns an ferne Orte führen, an Orte, die für uns spezielle Bedeutung tragen, aber uns zugleich etwas über unseren Patienten sagen. All das drückt Vieles »jenseits von Worten« aus.

Die Grenzfall-Patienten, gleich wie diejenigen Patienten, die Somatisierungen zeigen, erzeugen ein besonders gewaltiges Gegenübertragungserleben, das sich oft nur sensorisch oder körperlich zeigt. Im gleichen Moment verstehen diese Patienten es raffiniert, sich an unsere eigenen stummen Emotionen zu adressieren. Ihre Sensibilität diesbezüglich ist beachtlich. Je archaischer die Spur im Patienten ist, desto intensiver wird sie körperliche Sensationen im Analytiker evozieren.

Es braucht Ausdauer aufseiten des Analytikers, um das Formlose seines Patienten zu ertragen. Und oft kann etwas erst nachträglich oder im Gespräch mit einem Dritten gedacht und verstanden werden. In einer ersten Phase muss es erlebt werden. Nur vor dem Hintergrund der überraschenden Begegnung mit der emotionalen Wahrheit des Patienten im Hier und Jetzt der Übertragung kann sich in einer nachfolgenden Phase eine echte Transformation ergeben.

Um eine solche Dynamik zu illustrieren möchte ich gern eine Vignette aus einer Supervision berichten. Die junge Kollegin berichtet:

> »Seit einiger Zeit habe ich den Eindruck, in zwei Welten zu leben, zwischen denen keine Verbindung besteht. Eine der beiden Welten ist die Supervsion. Hier verstehe ich die Dinge, formuliere Hypothesen zu meiner Patientin, über den stattfindenden Prozess, und fühle mich entsprechend klar in meiner Identität als Analytikerin. Die andere Welt ist diejenige, in welcher die Analyse stattfindet, in welcher ich das Gefühl habe, alles sei fragmentiert und in tausend Stücke zersplittert; ich verliere dabei jegliches Verständnis und kann im Material nicht den geringsten Sinn erkennen. Die Sitzungen erscheinen mir überflutet von einzelnen voneinander losgelösten konkreten Elementen. Ich fühle mich vollkommen immobilisiert und unfähig, psychische Arbeit zu leisten. Seit einiger Zeit empfinde ich nach jedem Stundenende ein nicht unterdrückbares Bedürfnis einzuschlafen, ich falle in ein schwarzes Loch und dämmere in tiefem Schlummer. Es herrscht eine erstickende Athmosphäre. Ich sehe mich fremd anmutend gestikulieren, als ob ich mich von etwas befreien möchte.«

Die Kollegin hat nichts unversucht gelassen. Zu Beginn sagte sie sich, dass sie speziell müde und erschöpft sei, versuchte, sich mit Kaffeetrinken oder Vitaminen aufzuwecken. Danach versuchte sie, aufzuschreiben, was sie fühlte, indem sie Verbindungen mit ihrer eigenen Geschichte herstellte.

Das intensive Schlafbedürfnis stellte sich bei ihr jedoch nur bei dieser einen Patientin ein. Sie überwand ihr Unbehagen und entschied sich, mit mir über ihre massive Gegenübertragung zu sprechen. Man könnte sagen, es war vor allem dank ihrer Fähigkeit, mit mir in der Supervision über diese Phänomene zu sprechen, zu »triangulieren«, dass es ihr schlussendlich gelang, sich Raum innerhalb der Beziehung zu ihrer Patientin zu verschaffen und sich von diesem nicht repräsentierbaren Druck zu befreien, den diese in sie hineinverlegt hatte, sowie ihre Denkfähigkeit zurückzugewinnen. Sie hatte sich wie von einer Art Fremdkörper invadiert gefühlt, dessen Herkunft ihr unbekannt war. Der Zustand hatte sie ohne Vorwarnung überfallen. Aber ihre Rezeptivität hatte ihr Zugang zu primitiven Todesängsten ihrer Patientin ermöglicht, die den Weg zu einem beginnenden Verständnis von deren Geschichte wiesen.

Trotzdem geht bei der Übersetzung in Worte unweigerlich ein Teil verloren. Worte reichen nie aus, um das Leiden dieser Patienten zu fassen und ihnen dabei zu helfen einen eigenen psychischen Ort zu kreieren und zu finden. Man könnte sagen, Worte seien wirkungslos und unhörbar, solange der Patient nicht in seinem tiefsten Inneren innerhalb von Übertragung und Gegenübertragung seine Destruktivität und Verzweiflung, das Drama oder den oft fantasierten Mord wahrgenommen und integriert hat. Es ist, als ob diese Patienten in uns nicht nur einen Spiegel suchen, sondern vielmehr die gute Formulierung, die »einzig richtige«, einmalige, entsprechend der omnipotenten Logik, die ihre ganze Kindheit bestimmt hat.

Besonders schwierige Momente können wir mit diesen Patienten erleben, wenn eine übererregende Qualität der Worte diese ungehört bleiben lässt, weil die Patienten die Erregung, die ihr fragiles Ich bedroht, zutiefst fürchten. Trotzdem könnte man sagen, dass sie dringendst um eine Art präverbale »Erzählung« bitten, um eine Dramatisierung, die ihrem infantilen Erleben so nahe wie möglich kommen würde.

Damit sich der Patient gehört und erkannt fühlen kann, müssen wir uns bis zu einem gewissen Grad in seine »geheime Verrücktheit« (Green, 2000) einlassen, seine von archaischen Prozessen bestimmte Logik erkennen und deren zähen Widerstand gegen die Errichtung einer reiferen, sekundären Logik verstehen.

Auch wenn diese primäre Logik sich in Worten ausdrückt, ist sie grundlegend »vom Es geprägt« und tief im Körper verankert. Unsere Grenzfall-Patienten konfrontieren uns ohne Unterlass mit einer dualen und omnipotenten Logik, die Erbe ihrer archaischen Geschichte ist und in starre Überzeugungen mündet, die schwierig zu überwinden und vollkommen anders als Überzeugungen sind, die beispielsweise von einer Konstruktionsarbeit innerhalb einer Analyse ausgehen. Es geht darum, das Erleben freizulegen, das von dieser Art von fixen Überzeugungen überdeckt wird.

Manchmal zeigen sich die primären Überzeugungen solcher Patienten in einer erstarrten, repetitiven Szene. Ich denke dabei an eine Patientin, die überzeugt war, dass sie nur über den realen Kontakt mit meiner Haut, nur wenn ich sie in meine Armen nehmen würde, ihre Existenz, ein Leben in ihrer eigenen Haut zurückgewinnen könnte. Es gab keinen Weg, sie von ihrer Überzeugung abzubringen, die sich mehr und mehr zu einer Zwangsvorstellung entwickelte. Die Art und Weise, wie sie ihre Fantasie einsetzte, ließ mich an einen Fetisch denken. Es scheint, dass sie darin eine Illusion fand, die sie gegen ihre tiefe Verzweiflung einsetzte – zugleich blockierte diese Fixierung jegliche psychische Integration. So bleibt uns nichts anderes übrig als uns um die Übersetzung des sich in solchen Phänomenen ausdrückenden »Jenseits der Worte« zu bemühen – ein »Jenseits der Worte«, das aus einer vielfältigen Sprache besteht, die innerhalb der verrückten Logik traumartige Bilder, sensomotorische Impulse, Halluzinationen produziert, oder wie wir schon gesehen haben, einen Weg hinein ins Acting oder ins Somatische nehmen kann. Um mit diesem Material zu arbeiten, muss sich der Analytiker auf seine Träumereien, seine Fantasien und körperlichen Empfindungen verlassen, um etwas von dem aufzunehmen, was mit dem ursprünglichen Erleben seines Patienten zu tun hat. Es ist unsere Aufgabe, Verbindungen herzustellen zwischen dem manifest trostlosen Material und einem Hintergrund, der mehr Affektives enthält – aus dem Manifesten das Latente aufsteigen zu lassen. Aber hier – anders als bei den neurotischen Patienten – gilt es, eine Mauer zwischen den beiden Bereichen zu überwinden.

Kommen wir zurück zu den Worten, aber dieses Mal zu den geschriebenen Worten, denn mir scheint, das Erleben mit diesen Patienten drängt uns in spezieller Weise dazu, unsere Erfahrungen aufzuschreiben oder zumindest mit Kollegen auszutauschen. Es gibt ein dringendes Bedürfnis, unsere Gegenübertragung in Worte zu fassen.

Mir scheint, dass diese Notwendigkeit nicht nur mit dem Bedürfnis zu tun hat, Sinn in all dem Ungeformten zu finden, sondern vielmehr auch mit einem diesen Patienten fehlenden Container ihrer eigenen psychischen Welt. Es geht also um Worte, die zugleich containen als auch selbst Inhalt sind. Vielleicht bringt uns Schreiben eine notwendige Distanz, den Abstand, die Triangulierung, die erst den Weg zu möglichem Verständnis öffnen, damit wir den Patienten schließlich symbolisch zurückgeben können, vor was sie fliehen und in uns zu deponieren trachten. Schreiben wäre vielleicht eine Hilfe, um mit unserer Hilflosigkeit zurande zu kommen, die uns angesichts ihrer Negativität erfasst, um in einem unerträglichen Klima lebendig zu bleiben und einen Ausweg aus Konfusion und Einsamkeit zu finden.

Geht es schlussendlich nicht auch darum, dass wir uns von der defensiven Idealisierung und Omnipotenz distanzieren können, die so oft auf uns projiziert wird? Diese Patienten setzen alles daran, dass wir in unserem Körper ihr identitäres Leiden und ihre Verzweiflung spüren.

Das phantasmatische Unbewusste, das diese Art von Kommunikation in uns aufsteigen lässt, kann unsere Worte in der Sitzung nähren. In diesem Sinn ist sie voller Bedeutung. Aber die Frage blebt bestehen: Wie können wir im geschlossenen Raum der Sitzung das psychische Material aufnehmen, das nicht den Weg über die Worte nimmt, sondern vielmehr über unbekannte Kanäle zu uns gelangt. Es kann sein, dass Mechanismen der Umkehrung oder der projektiven Identifikation am Werk sind, aber manchmal kann sich die Botschaft auch jenseits dieser Kanäle, auf regressivere, körpernahe Weise ihren Weg suchen. Die Frage für den Analytiker bleibt: Hat das, was in mir aufsteigt, mit etwas zu tun, das im Patienten blockiert ist und über das er sich schweigend beklagt, oder gehört es zu mir selber? Warum steigt es gerade in diesem Moment auf? Nur in einer Art spiegelartigen Regression kann uns der Zugang zu diesen Zonen primitiven Funktionierens gelingen, das Basis von Konstruktionen und Metaphern werden kann, die dem ursprünglichen traumatischen Erleben Form geben können – eine schwierige Aufgabe, für deren Bewältigung wir kreativ bleiben und zugleich loslassen müssen, nichts Bestimmtes erwartend, offen für mögliche Überraschungen. So verstehe ich Bions »without memory and desire«. Diese Haltung erfordert eine schwierige Mischung von passiv und aktiv. Technisch geht es dabei auch um das Schweigen des Analytikers, dessen Notwendigkeit, aber auch des dazugehörigen gefährlichen Aspektes. Oft ist es schwierig, die richtige Dosierung zu finden.

Viele Autoren haben sich mit diesem Formlosen befasst, das wir jenseits von Worten und Repräsentanzen zu erfassen versuchen. Sie haben es »signifiants formels« (Anzieu et al., 1985) genannt, »Piktogramme« (Aulagnier, 1975) oder endoperzeptive Spuren. Bernard Golse versteht die »signifiants formels« als Spur eines fernen Echos, das von dem Baby stammt, das wir einmal waren (Golse, 2008, Übers. E. S.-G.).

Mir scheint, solches Material verstecke häufig Momente der Verzweiflung. Dieses »Proto-Mentale« ist verankert im Körper, obwohl es ursprünglich psychisches Material ist, das geformt werden will. Ich denke an einen Patienten, der regelmäßig eine Szene vor mir spielte, ein Baby-Mann, der mit offenem Mund, wie benommen, betäubt und ohne Worte ein überwältigendes Erschrecken zeigte – eine Art von »signifiant formel« für einen Schrecken. Wir haben diese Szene im Verlauf unserer gemeinsamen Arbeit entfaltet und es brauchte einige Zeit, um aus der Zeitlosigkeit herauszukommen und Worte zu finden, die Sinn ergaben, und unseren Weg zu finden, bis er in Gegenwart eines Objektes bestehen konnte, ohne fürchten zu müssen, dass dieses sich entweder in einen verschlingenden mütterlichen Mund oder einen ewig elenden Verräter verwandeln würde.

Diese in den Körper eingeschriebenen Spuren, diese Empfindungen, die Repräsentanzen suchen, befinden sie sich nicht auf einem Weg hin zum Traum, zu einer ersten Version einer Übersetzung von archaischem Erleben? Die visuelle Form des Traumes wäre dementsprechend eine zweite Version und die dritte wären die Worte mit ihrer Verankerung im Vorbewussten. Diese Transformationsarbeit würde ursprünglich ausgehen von den »signifiants formels«, die in Bildern elaboriert würden, dann in Träumen und schließlich in Worten – alles durch das Herstellen von Verbindungen. Das Lebendige der Worte wäre dementsprechend im Körper verankert, aus dem wir sie erst entstehen lassen sollen.

Zurückkommend auf Bion können wir sehen, dass der zunächst »nicht träumbare Traum« schließlich geträumt werden kann und dass eine Erzählung diesem ursprünglich unbekannten Material Schritt für Schritt Form geben kann. Das lässt mich an Äußerungen einer Patientin denken. Sie sprach vom Verlust ihrer Alpträume und realisierte, wie sehr diese auch Abwehrcharakter hatten und wie lange sie an ihnen festgehalten hatte. Sie sagte: »Sie haben meine Ängste bestätigt und gaben meinen Empfindungen Bilder. Jetzt haben wir Worte für all das gefunden. Die Worte sind überraschend. Seit wir die Worte dafür gefunden haben, sind die Alpträume verschwunden.« Seither kann die Ptientin träumen.

Ogden (2005) schloss im Begriff der »rêverie« des Analytikers all seine psychosomatischen Empfindungen, Gedanken, alltäglichen Gefühle, Grübeleien, Träume, aber auch alle körperlichen Sensationen ein. Für ihn ist es die Fähigkeit zur »rêverie« des Analytikers, die dem Patienten ermöglicht, seine eigene Fähigkeit zum Träumen zu entwickeln. Diese Art »rêverie« entsteht aus der Verbindung zwischen dem Unbewussten des Analytikers und des Patienten und verweist auf die Zeit vor der Trennung zwischen Ich und Nicht-Ich. Sie baut eine Brücke zwischen den beiden Protagonisten der Kur und zugleich zwischen den verschiedenen psychischen Anteilen des Ichs des Patienten.

Mit fortschreitender Kur kann man gleichzeitig beobachten, wie sich Träume, Fantasien und die assoziative Kapazität entwickeln, so wie auch ein Spielraum in Bezug auf die Affekte entsteht und die Frustrationstoleranz ansteigt. Die Aneignung der psychischen Inhalte erlaubt einen Übergang vom Alptraum zum Wunschtraum, vom Bedürfnis zum Begehren, von den Empfindungen zu den Affekten und von der Handlung zu einer bilderreichen Sprache. Genau für diesen Prozess steht die Couch zur Verfügung.

Jenseits der Worte besteht häufig eine sehr archaische Depression, gegen die der Patient all seine Abwehrmechanismen mobilisiert hat. Genviève Haag beschreibt die primäre archaische Depression wie eine narzisstische Blutung, die von Empfindungen eines tiefen Falls begleitet wird, von einer Art Auflösung, in der das Kind von einem Blick verschlungen wird, der es nicht wahrnimmt (Haag, 2004).

Häufig kommt es im Verlauf der Kur zu dieser Depression, aber da die Worte fehlen, nimmt sie den kurzen Weg um Ausdruck zu finden. Für Winnicott stehen die verfügbaren Worte ausschließlich in Verbindung mit der Abwehr. Es ist, als ob es tiefere Schichten der Depression geben würde, und was in der Analyse vorerst auftaucht, wäre eine spätere Version aus einem Alter, in dem der Patient bereits über mehr Autonomie verfügte. Winnicott unterstreicht, dass hinter einer solchen Depression immer das Scheitern von Abwehren liegt, das zu einer Phase gehört, in der das Individuum ein Baby oder ein ganz kleines Kind war (Winnicott, 2000). Ich habe mich gefragt, ob diese »originäre Depression« nicht oft am Grund von somatischen Prozessen im Erwachsenenalter liegt.

Ich denke an eine Patientin, die Vernichtungserlebnisse durchlitt, bedrohliches Zittern, das eine Todesangst begleitete, und Schwindelanfälle – all dies auf einer rein sensorischen Ebene. Sie irrte orientierungslos umher und war unfähig, ihre Übererregung zu containen. Sie ließ mich an eine psychische Katastrophe denken, die nicht den geringsten Sinn enthielt. Ausschließlich dank der körperlichen Empfindungen in der Sitzung konnten sich triebhafte Elemente aus ihrer Einkapselung lösen und parallel dazu ließen sich Elemente einer Geschichte Schritt für Schritt erfassen und zusammenfügen.

Sie regredierte in einer Logik außerhalb jeglicher Realität und forderte, dass ich mit ihr in diese »Neo-Realität« eintrete, in diese primäre Logik, als ob diese allein sie aus ihrem verzweifelten Zustand erlösen könnte. Sie bewegte sich in einer Welt magischer Gedanken, setzte alles daran, mich zum Agieren zu bringen und versuchte, mich in einer Art Umklammerung in ein nach Lust und Laune formbares Objekt, in ein »objet malléable« zu verwandeln, mit dem sie grenzenlos spielen könnte – ohne Unterlass und ausschließlich entsprechend ihren eigenen Vorstellungen. In der Sitzung wurde sie oft von Wut überwältigt, wenn sie realisieren musste, dass ich in Tat und Wahrheit nicht dieses formbare Objekt war. Sie schien sich gegen jegliche Einsicht zur Wehr zu setzen, gegen jegliche psychische Verbindung, wie auch gegen jede Integration, die Sinn stiften und ihr eine neue Erfahrung hätte verschaffen können. Viele Dinge hatten sich in dieser Kur erleben und repräsentieren lassen, aber all das reichte nicht aus. Es war, als ob sie notwendigerweise vorübergehend somatische Symptome hätte entwickeln müssen, die quälend und beunruhigend waren; als ob es diesen Umweg gebraucht hätte, damit sich endlich Empfindungen melden konnten und als ob erst dieser schwere Umweg über den Körper ermöglicht hätte, dass meine Patientin aus einer »Ökonomie des Überlebens« wie auch aus einer primären Depression herausfinden konnte, in der sie gefangen war.

Später fühlte diese Patientin auf ihrem Gesicht das Gewicht eines hindernisartigen Gegenstandes und sie halluzinierte ein weiches Kissen, von dem sie beinahe erstickt wurde. Sie wurde von Panik ergriffen und sagte: »Ich fühle mich von einem Beben überwältigt wie von meiner Vergangenheit. Ich fühle physisch diesen Gegenstand und es ist, als ob eine Art Wand mich heute noch daran hindert, klar zu sehen und mich selbst in die Zukunft projizieren zu können.« Später fügte sie hinzu:

> »Ich glaube, solange ich all das nicht physisch empfinden konnte, habe ich nichts begreifen können. Ursprünglich habe ich in einem Ausmaß nichts verstanden, dass man von heute aus sagen kann, alles musste über die physische Empfindung seinen Weg finden. Gestern hatte ich die Empfindung, man habe mich von etwas befreit, das vor langer Zeit in meinen Körper eingepflanzt worden war und ich konnte endlich tief durchatmen.«

Im Zusammenhang mit diesen sensomotorischen Spuren bilden sich Fantasien und Repräsentationen, aber man könnte auch sagen, dass sich der Übergang vom Körperlichen zum Psychischen auch vom Psychischen hin zum Körperlichen ergibt, als ob besser repräsentierte Fantasien ihrerseits wiederum das Aufsteigen ursprünglicherer Spuren favorisieren würden, als ob der Körper eine Art Antwort der Psyche erwarten würde.

Kommen wir nun zum Ich, zu seiner Konstitution, zu seiner Synthese, denn die ganze lange analytische Reise dient dazu, dass sich ein schlecht gebildetes Ich besser zusammensetzen und stabilisieren kann, damit der Patient sich als Subjekt fühlen und aus seiner Position herausfinden kann, in der Ich und Nicht-Ich verschmolzen waren. Nur auf dieser Basis kann sich eine reichere Mentalisierung entwickeln.

Wenn alles gut abläuft, verbindet sich die Begegnung mit einem weder zu nachlässigen noch zu invasiven Objekt mit dem körperlichen Erleben und das Kind kann eine Verbindung zwischen seinem körperlichen Erleben und den Emotionen, die das Objekt in ihm hervoruft, herstellen.

Die Introjektion von Sicherheit spendenden Imagines begünstigt ein kontinuierliches Seinsgefühl im Kopf des andern wie auch die Objektkonstanz. Um sich das Objekt außerhalb des Selbst vorstellen zu können, muss man es introjiziert haben. Damit es sein Fehlen tolerieren kann, muss das Subjekt ein inneres Objekt konstituiert haben, wie auch über einen psychischen Innenraum verfügen und dadurch psychisch stabil verankert sein. Abraham und Torok unterscheiden die Inkorporation als Fantasie von einer Introjektion als Prozess (Torok & Abraham, 1987). Das Ziel besteht darin, dass der Patient auf eine Inkorporationsfantasie verzichtet, die lediglich der Abwehr dient, und dabei einen Prozess der Introjektion favorisiert. Sowohl die Introjektion wie auch die Differenzierung von Subjekt und Objekt sind bei den Grenzfall-Patienten oft nicht ausreichend ausgebildet. Sie schwanken zwischen der Angst vor Überwältigung und Panik vor einem radikalen Verlassenwerden und haben große Schwierigkeiten, sich als Subjekt zu fühlen und in sich ein stabiles, ausreichend gutes Objekt zu installieren. Es ist anzunehmen, dass diese Schwierigkeit im Zusammenhang mit einer problematischen Beziehung zum Primärobjekt und einer Destruktivität besteht, die beide nicht symbolisiert werden können.

Die Introjektion entspricht einer paradoxen Herausforderung: Um vorwärtszukommen, muss der Patient sein Objekt zugleich introjizieren und sich bis zu einem gewissen Grad auch von ihm befreien. Er muss trauern können, Kompromisse zulassen und den Zugang zur Ambivalenz finden. Die Grenzfall-Patienten scheinen sich jedoch in Bewegungslosigkeit einzusperren und sich an eine Art Status quo zu klammern, der ihnen ihr Überleben vermeintlich sichert. Es ist, als ob ihnen grundsätzlich etwas fehlen würde, das zur psychischen Integration notwendig wäre, oder als ob jegliche Bewegung mit der Vorstellung eines Chaos verknüpft wäre, das sie mit einem infantilen Erleben verbinden könnte, in dem der Hass auf keinen Fall mit der Liebe in Verbindung kommen darf. Um zu überleben, hatten sie ursprünglich eine Schutzbarriere aus Beton gegen alles gebaut, das diese Spaltung hätte aufweichen können.

Innerhalb der analytischen Beziehung können diese Patienten manchmal sehr lebendig und präsent sein. Unvermittelt können wir aber als ihre Analytiker erleben, dass sie die Verbindung zu uns auflösen und alles, was soeben noch präsent und lebendig war, verlieren. In ihrer Sprache jenseits von Worten lassen sie uns in diesen Momenten an ihrer Erfahrung der erlittenen Diskontinuität ihrer primären Bindungen teilhaben. Selbstverständlich handelt es sich dabei nicht um ein intendiertes, bewusstes Handeln, sondern die Momente präsentieren sich vielmehr wie ein nicht unterdrückbarer Hilferuf und enthalten damit eine Art von Kommunikationsangebot.

Das berühmte »Ich bin krank, also bin ich« kann bei uns den Eindruck erwecken, dass die somatische Erkrankung für den Patienten paradoxerweise eine Möglichkeit darstellt, sich seiner Lebendigkeit zu versichern. Der kranke Körper kann in diesem Fall an die Stelle des fehlenden Objektes treten und den psychischen Schmerz ersetzen. Andere Patienten lehren uns, dass nur ihr Handeln sie vor dem psychischen Tod bewahren kann.

Diese Patienten, die in ihrem Alltagsleben häufig nicht schlecht funktionieren, erwecken in uns den Eindruck, nicht in einer Kontinuität zu leben und keinen Zugang zu einem wirklichen Leben zu haben. Sie konfrontieren uns mit etwas »Totem« in ihrem Inneren, als ob sie sich vor triebhaften Impulsen schützen würden, die unweigerlich mit dem Erleben einer Verzweiflung verbunden wären, die sie ursprünglich nie wirklich hatten erfassen können. Generell antizipieren die Grenzfall-Patienten eine permanent drohende Katastrophe, die sie in der Zukunft erwarten und deren Inhalt sie sich nicht vorstellen können. Wir erkennenn darin Winnicotts »breakdown« (Winnicott, 2000). Für diese Patienten ist jede Regression wie auch die passive Position mit der Vorstellung einer unmittelbar bevorstehender Katastrophe und Gefahr verbunden.

Wir wissen, wie sehr sich das Kind an die äußere Wahrnehmung klammert, und wie sehr es auf einen wohlwollend spiegelnden Blick des Objektes angewiesen ist. Die Besetzung des sichtbaren Objektes behält in der Folge ihre große Bedeutung für den Grenzfall-Patienten. Er muss sein Objekt sehen können und sich von ihm gesehen und mit seinen Verletzungen wahrgenommen fühlen. Er klammert sich an das Perzeptive an, weil er sich im Blick des Objektes nicht wiederfinden und sich von ihm nicht wahrgenommen fühlen kann und weil er ihn in der Folge auch in keiner Weise introjizieren kann.

Unser Existenzgefühl ist auch mit einer guten Mischung von wechselhaftem Erleben von Kontinuität und Diskontinuität verbunden. In der Kur hilft die rythmische Regelmäßigkeit in der Abfolge der Sitzungen dabei, dass im Patienten mit der Zeit die Wahrnehmung einer Hülle entstehen kann oder eines Containers, der in der Vergangenheit versagt hatte. Genau diese Erfahrung ermöglicht Schritt für Schritt eine Öffnung auf entsprechende Worte hin.

Diese Patienten drücken auch ein Leeregefühl aus, als ob ihre innere Welt entleert worden wäre und diese Leere die Konkretisierung des abwesenden Objektes oder das Scheitern der Verbindung zu diesem darstellen würde. Marilia Aisenstein beschreibt dieses Gefühl der Leere als Negativ der Spur einer selbstdestruktiven Trieb-Entmischung (Aisenstein, 2008). Genau das Erleben dieser Leere müssen wir mit diesen Patienten erfahren können, wenn wir wollen, dass sie irgendwann sinnstiftende Worte für ihr Drama finden und einen lebendigen psychischen Prozess erleben können.

Kommen wir zur Bedeutung der Handlung, des Agierens. René Rousillon formuliert eindrücklich: »Der Schatten des nicht angetroffenen Objektes fällt auf die Geste, fällt auf's Handeln« (Roussillon & Chouvier, 2008, Übers. E. S.-G.). Im Handeln wären damit unterdrückte Tränen enthalten, ein verzweifelter, an das nicht erreichbare Objekt gerichteter Schrei, ein nicht geträumter Traum, die Inszenierung frühester Erfahrungen oder ein Verbindungsversuch zwischen verschiedenen Schichten in der schwierigen Geschichte des Subjektes. Wäre demzufolge im Handeln ein Stück mehr Intentionalität enthalten als in somatischen Symptomen? Der Akt hat seinerseits paradoxe Aspekte: Er entleert ein Zuviel, flüchtet vor dem Schrecken, aber im gleichen Moment vermittelt er den Eindruck, etwas jenseits der Worte zu vermitteln und wäre demzufolge einer Sinngebung gegenüber offen.

Nachfolgend einige Gedanken zur Mentalisierung – immer in Verbindung mit dem Ich und seiner Konstruktion: Man kann die Mentalisierung als psychische Kapazität definieren, welche die Anforderungen des Körpers hört und auf diese antwortet. Die Entwicklung des Ichs steht eindeutig in Verbindung mit einer guten Mentalisierungsfähigkeit, da diese sich den Aufgaben der Symbolisierung stellt, dem Sich-Ausdrücken, Denken und dem Erinnern. Zu meiner Ausgangsfrage dieser Arbeit zurückkehrend, können wir nun sagen, dass wohl die gut mentalisierenden Patienten weniger zur Somatisierung neigen, dass aber durchaus eine eindeutige Verbindung zwischen dem Grenzfall und dem psychosomatischen Patienten besteht, da Agieren oder das somatische Symptom sich vor dem Hintergrund einer schwachen Mentalisierung und einem schlecht strukturierten Ich gegenseitig ersetzen können. Dennoch bleiben für uns einige Fragen offen: Warum dominiert der Akt bei gewissen Patienten, während andere mehr zur Somatisierung neigen? Gibt es vielleicht spezielle »Schwachstellen« (Press, 2014), speziell fragile Zonen, die zur Somatisierung disponieren? Könnte die Lage des Symptoms Sinn enthalten? Wenn wir eine Somatisierung als eine Art Bollwerk gegen eine drohende Psychose verstehen, müssen wir dann annehmen, dass die Verbindung zur äußeren Welt zum Preis einer physischen Erkrankung erhalten bleibt? Es scheint, dass die Angst vor der Verrücktheit den Patienten zum körperlichen Erleben eines Zusammenbruchs ohne Abwehr zurückschicken kann.

Immer noch befasst mit dem »Jenseits von Worten« komme ich nun zu Patienten, die in jungen Jahren krank waren. Sie konfrontieren uns mit einer zweifelhaften Frühreife ihres Ichs. Einerseits können wir bei ihnen oft eine hervorragende Anpassung wahrnehmen, eine elaborierte Sprache, andererseits müssen wir auch abgespaltene Zonen der Verzweiflung entdecken, die keinen Ausdruck in Worten finden. Einige dieser Patienten klammern sich an die Fantasie einer Reparation im Hier und Jetzt, sobald die Spaltung gelockert wird. In dieser magischen Erwartung erstarren sie in einer psychischen Bewegungslosigkeit. Vermitteln sie uns nicht in ihrer Art – jenseits von Worten – ihre blockierte Geschichte, traurig und betrübt, eingesperrt und gefangen? Wenn sie zu uns kommen, haben sie offenbar die Hoffnung, bei uns Sinn zu finden und auch ein Objekt, welches standhält und ihre Triebimpulse in einem Rahmen auffängt. Ein Patient sagte mir eines Tages: »Ich sage ihnen das, aber sie müssen das Risiko und die Gefahr ertragen«, als ob er mich zerstören, mich überwältigen und dafür bereits im Voraus Schuldgefühle erleben würde.

Eine klinische Vignette: Ein älterer Mann, der eine erfolgreiche berufliche Karriere geschafft hatte, sich jedoch jeglichen Beziehungen fernhielt, gefangen in einer Art Überlebensstatus, da er in seiner Gefühlswelt vollkommen blockiert war, erwähnte nach ein paar Sitzungen beiläufig, dass er in seinem ersten Lebensjahr an Krebs erkrankt war. Danach hatte er sich bis zu seiner Adoleszenz einer intensiven Bestrahlungstherapie unterziehen müssen, begleitet von mehreren Krankenhausaufenthalten, welche die Nebenwirkungen dieser Behandlung unter Kontrolle bringen sollten. Schließlich kam heraus, dass er als Kind mehrere Jahre immobil, eingezwängt in ein Gipskorsett im Bett hatte verbringen müssen.

Im Verlauf der Analyse zeigten sich oft unerwartet und überraschend Impulse, die wie eine Art Cruise-Missiles aus seinem Unbewussten explodierten. Mehrmals geschah dies beim Skifahren oder während er auf seinem Motorrad zur Analysesitzung fuhr – jedes Mal, wenn er in Bewegung war. In diesen Momenten außerhalb der Analysesitzungen, offenbar geschützt durch sein physisches, motorisches Erleben, fühlte er sich oft überwältigt von einem Drang, zu schreien, erinnerte Strophen eines Liedes aus seiner frühen Kindheit oder fühlte sich von bestimmten halluzinatorischen Bildern verfolgt. Es scheint, dass wir nur über diese außerhalb der Analyse erlebten Impulse den Weg fanden, uns schließlich sein kindliches Erleben Schritt für Schritt vorstellen zu können. Schließlich erschien vor seinen inneren Augen etwas, das ihn zusammendrückte. Er lieferte mir rohes Material, als ob er es aus sich herausschaffen wollte, ohne damit etwas zu tun haben zu wollen. Mehr und mehr erschienen diese Einbrüche aus dem Unbewussten mit der Zeit auch innerhalb der Übertragung, auf der Couch. Das Leben hielt Einzug in unsere Sitzungen, die Kur geriet in Bewegung. Wir mussten Unvorgesehenes verstehen und dabei überleben. Hin und wieder zeigte sich eine Öffnung und Tränen flossen, als ob Psyche und Körper sich berührt hätten. Seine zwanghafte Sprache gewann an Körper und Leben. Er sagte: »Mein Körper spürt eine Anspannung, die sich lockert, als ob zwei Elemente, die vollkommen getrennt waren, nun plötzlich verbunden wären.« Man könnte von einem gewaltigen Drängen des Ichs sprechen, das seine verschiedenen gespaltenen Anteile in einer Art Integrationszwang integrieren will. Dieses Drängen gibt uns zu denken, im Après-coup können wir wahrnehmen, dass all die Manifestationen jenseits von Worten ihren Kommunikationswert mit enthalten hatten. All dieses rohe Ungeformte hatte sein kreatives und lebendiges Potenzial enthalten.

Die traumatische Schädigung dieses Patienten hatte sehr früh in seinem Leben stattgefunden. Es war, als hätten sich seine Wunschimpulse nur durch den Körper, jenseits der Worte ausdrücken können. In einer Art Spiegel-Gegenübertragung antwortete ich ebenfalls auf der Körperebene. So hatte ich beispielsweise eines Tages die Fantasie, meinen Patienten in meine Arme zu nehmen, als ob nur diese Geste allein seine frühe Verletzung berühren und die Erstarrung und Blockierung lösen könnte. Diese magische Fantasie hatte sich von ihm auf mich übertragen und erlaubte mir eine psychische Elaboration wie auch den Ausdruck meiner Anerkennung seiner frühen Leiden und Schmerzen in Worten. Er sagte zu mir: »Es ist nur noch ein Zentimeter, der mich vom Ziel und vom Ende unserer Arbeit trennt; so viele Dinge konnten wir elaborieren, aber trotz allem werde ich diese Idee des Zentimeters, der mich vom Ende trennt, nicht los.« Und plötzlich assoziierte er den Schrecken des Korsetts, dieses Zentimeters aus Gips, der seinen Körper während vieler Jahre seiner Kindheit und Adoleszenz eingesperrt gehalten hatte.

Im letzten von Marilia Aisenstein herausgegebenen Buch über Psychosomatik geht es um die Frage eines Kurzschlusses im Soma, der aus somatischer Erregung entsteht, die keinen triebhaften Ausdruck finden konnte, wie auch keine Worte, »um es zu sagen« (Aisenstein & Rappoport de Aisemberg, 2010). Wir finden hier die Idee wieder, dass sich sensorielle Spuren aus archaischen Erfahrungen reaktualisieren und in dem Moment eine Somatisierung vorbereiten können, in dem ein neuer Verlust im Erwachsenenleben traumatisch erlebt wird.

Im erwähnten Buch sind zwei Zugänge zur Psychosomatik dargestellt. Der erste ist aus der Pariser psychosomatischen Schule entstanden und spricht von einem »sprachlosen Geist«, von Patienten, die nur wenig Worte und psychische Kapazität zur Verfügung haben. Der zweite vereinigt verschiedene Denker unter der Bezeichnung *attachment approach* und spricht von einem »Körper, der spricht«, einem Körper, der die Arbeit übernimmt, die eigentlich von der Mentalisierung geleistet werden sollte. Für die mit letzterem Ansatz identifizierten Denker sind die ersten Erfahrungen vor allem physischer Art und die Entwicklungsarbeit hat es zur Aufgabe, diese physischen Stimuli zu lesen. Sie beharren auf der Vorstellung, dass in einer somatischen Entgleisung Sinn enthalten ist, während für die Pariser Schule das Niveau der Mentaliserung die Entwicklung des physischen Symptoms bestimmt und ein Sinn ausschließlich nachträglich erfasst werden kann.

Die beiden Denkschulen bestätigen die Bedeutung der Mentalisierung. Der Unterschied zwischen ihnen besteht jedoch in den Faktoren, die deren Entwicklung beeinflussen: Die Pariser Schule spricht vom Einfluss der Triebe, ihrer Frustration oder Befriedigung, während die andere Denkrichtung sich auf die Art und Qualität der ersten Interaktionserfahrungen des Kindes mit seiner Umgebung konzentriert. Mir scheinen diese beiden Aspekte essenziell und wir sollten sie beide berücksichtigen.

Ich möchte schließen mit Winnicott, der die Psychoanalyse mit der Kunst des Musikers vergleicht (Winnicott, 2002). Wir sollten improvisieren können, musizieren, eine Harmonie finden zwischen unseren eigenen und den verschiedenen Ausdrucksmitteln unserer Patienten, unabhängig werden von der Sicherheit unseres theoretischen Denkens, um uns gehen zu lassen, um zu fühlen und – ausgehend von all dem Ungeformten, das uns in der Kur begegnet – zu kreieren.

*Übersetzt aus dem Französischen von Eva Schmid-Gloor, Zürich*

## Literatur


Abraham N. & Torok M. (1987). *L'écorce et le noyau*. Paris: Aubier-Flammarion.

Aisenstein, M. (2008). Travail psychique et maladie grave. *Carnet Psy, 2008/4*(126), 29–34.

Aisenstein, M. & Rappoport de Aisemberg, E. (Hrsg.). (2010). *Psychosomatics today: a psychoanalytic perspective*. London: Karnac Books.

Anzieu D., Anzieu, A., Guillaumin, J., Houzel, D., Missenard, A. Enriquez, M., Nathan, T. & Lecourt, E. (1985). Les signifiants formels et le Moi-peau. In Dies., *Les enveloppes psychiques* (S. 1–22). Paris: Dunod.

Aulagnier P. (1975). *La violence de l'interprétation*. Paris: PUF.

Auster, P. (2013) *Winterjournal*. Reinbek: Rowohlt Verlag.

Delacomptée, J.M. (2014). *Ecrire pour quelqu'un*. Paris: Gallimard.

Ferro, A. (2010). *Psychosomatique ou métaphore: problèmes de la limite*. Vortrag am 17. April 2010 bei der Tagung von AGEPSO in Genf.

Golse, B. (2008). Les signifiants formels comme un lointain écho du bébé que nous avons été. In C. Chabert, D. Cupa, R. Kaës & R. Roussillon (Hrsg.), *Didier Anzieu: Le Moi-peau et la psychanalyse des limites* (S. 103–122). Eres.

Green, A. (1993). L'analité primaire dans la relation anale. In B. Brusset & C. Couvreur (Hrsg.), *La névrose obsessionnelle* (S. 61–86). Paris: PUF.

Green, A. (2000). *Geheime Verrücktheit*. Gießen: Psychosozial-Verlag.

Gubb, K. (2013). Psychosomatics today. A review of contemporary theory and practice. *Psychoanalitical Review, 100*(1), 103–142.

Haag G. (2004). Le moi corporel entre dépression primaire et dépression mélancolique. *Revue française de psychanalyse, 2004/4*(68), 1133–1151.

Levy, R., (2013). De la symbolisation à la non symbolisation dans le champ du lien: des rêves aux cris de terreur causés par une présence absente. *Année psychanalytique internationale, 2013/1*, 93–102.

Ogden, T.H. (2005). *This art of psychoanalysis: Dreaming undreamt dreams and interrupted cries*. New York (NY): Routledge.

Ogden, T.H. (2008). Parler-rêver. *Année psychanalytique internationale, 2008/1*, 117–131.

Press, J. (2014). La transmission de la théorie: transmission de vie, transmission de mort. *Revue française de psychanalyse, 2014/2*(78), 453–464.

Roussillon, R. (1991). *Paradoxes et situation limites de la psychanalyse.* Paris: PUF.

Roussillon, R. (2003). *Agonie, clivage et symbolisation.* Paris: PUF.

Roussillon, R. (2006). Crises et chuchotements – Pour introduire la question du langage du corps et de l'acte. *Carnet Psy, 111*, 6–40.

Roussillon, R. & Chouvier, B. (2008). *Corps, acte et symbolisation: psychanalyse aux frontières.* Ed. de boeck.

Vincent, J. D. (1994). *Biologie des passions.* Paris: Editions Odile Jacob.

Winnicott, D. W. (1974). *Vom Spiel zur Kreativität.* Stuttgart: Klett-Cotta.

Winnicott, D. W. (1991). Die Angst vor dem Zusammenbruch. *Psyche*, 45(12), 1116–1126.

# Von Sigmund Freud zu André Green

## Zur Implementierung des Narzissmus in eine erweiterte Triebtheorie

*Eva Schmid-Gloor*

»Lebensnarzissmus und Todesnarzissmus« – mit diesem dualen Konzept hat uns der französische Psychoanalytiker André Green eine Narzissmus-Theorie geliefert, die für unsere aktuelle Klinik von großer Bedeutung ist und uns herausfordert (Green, 1983). In intensiver Auseinandersetzung mit Freud, dessen Narzissmus-Konzept von 1914 und letzten Triebtheorie von 1920 – sowie vor dem Hintergrund seiner eigenen klinischen Praxis mit nicht-neurotischen Patienten – kommt Green zu einer eigenen, ganz neuen Konzeptualisierung des Narzissmus. Es lohnt sich für uns als aktuelle Analytikergeneration ganz besonders, uns über den Wert und vor allem die unmittelbare klinische Umsetzung dieser neuen Konzeptualisierung Gedanken zu machen.

Ich werde in einem ersten Teil dieses Beitrags Greens Konzept vorstellen, um in einem zweiten Teil mit einer klinischen Darstellung zu zeigen, wie mir seine Theorie ein Verständnis für Dynamik und Transformation in einer Analyse mit einem Grenzfall-Patienten geliefert hat.

Ausgehend von Freuds »Zur Einführung des Narzißmus« (1914) untersucht André Green in seinem 1983 erschienen Buch *Narcissisme de vie, narcissisme de mort* die Situierung von Freuds Text »Zur Einführung des Narzißmus« (1914c) in dessen theoretischem Denken. Er macht uns darauf aufmerksam, dass das Narzissmus-Konzept nur während einer Übergangszeit von sechs Jahren in Freuds Denken präsent war und nach der Einführung der letzten Triebtheorie, der »großen Wende von 1920«, beinahe gänzlich daraus verschwunden sei.

Green meint, der Triebtheorie treu gebliebene Psychoanalytiker sollten sich deshalb nicht wundern, wenn in der Zeit nach Freud »dieses ins Exil geschickte Konzept« von diversen Autoren verschiedenster psychoanalytischer Schulen vollkommen abgekoppelt von triebtheoretischen Überlegungen untersucht wurde. Als Beispiel erwähnt er die Falldarstellungen Kohuts, in denen wir immer auch Triebe, sadistisches und masochistisches Verhalten sowie anale und orale Fixierungen am Werk erkennen können, die von diesem Autor jedoch völlig außer Acht gelassen wurden.

Generell gab es nach Freuds Tod zwei Lager: einerseits diejenigen, die neue Konzepte jenseits der Triebtheorie einführten, und andererseits diejenigen, die seine Theorien weiter vertraten und sie weiterentwickeln wollten. Grundsätzlich gewannen die Vertreter der Objektbeziehungstheorie (Klein, Fairbairn, später Kernberg und Edith Jacobson, in Frankreich Bouvet) gegenüber der Triebtheorie an Terrain. Sicher gehören viele Autoren der französischen Schule – allen voran André Green – zu denjenigen, die Freuds Triebtheorie treu geblieben sind.

Green hält »Zur Einführung des Narzißmus« für einen der stärksten Texte Freuds, findet jedoch, dass dieser mit dem Schicksal des Narzissmus-Konzeptes in der Weiterentwicklung seiner Theorie nicht sorgfältig umgegangen sei, da er den im Narzissmus enthaltenen Gegensatz von Ichlibido und Objektlibido sechs Jahre später kurzerhand zugunsten des Grundkonfliktes zwischen Lebens- und Todestrieb ersetzt hat und uns eine Neubewertung des Narzissmus angesichts dieser neuen Triebtheorie, die fortan sein Werk prägte, schuldig blieb.

Dies sei besonders verwunderlich, weil er beispielsweise das Konzept des Unbewussten grundlegend neu überdachte: Nach Einführung der letzten Triebtheorie gab er diesem innerhalb der zweiten Topik mit dem Es seinen neuen Ort und Rahmen. Das Schicksal des Narzissmus in Freuds Werk nach 1920 bleibt für Green unklar.

Im 1938 geschriebenen und unvollständig gebliebenen »Abriß der Psychoanalyse« findet sich im Kapitel »Trieblehre« eine Stelle, wo Freud eine Verbindung zwischen den triebtheoretischen Überlegungen, wie er sie in »Zur Einführung des Narzißmus« anstellt, und seiner später eingeführten Lebens- und Todestrieb-Theorie herstellt. Er schreibt: »Nach langem Zögern und Schwanken haben wir uns entschlossen, nur zwei Grundtriebe anzunehmen, den Eros und den Destruktionstrieb. (Der Gegensatz von Selbsterhaltungs- und Arterhaltungstrieb sowie der andere von Ichliebe und Objektliebe fällt noch innerhalb des Eros)« (Freud, 1924f, S. 71). Wir sehen, dass er an dieser Stelle die im »Narzißmus« postulierte Ichlibido und Objektlibido innerhalb der letzten Triebtheorie mit Lebens- und Todestrieb beide dem Eros zuteilt.

Green kommt nun jedoch seinerseits zu einem vollkommen anderen Bezug zwischen den beiden Freud'schen Theorieteilen. Er verbindet Freuds letzte

Triebtheorie mit den Antagonisten Lebens- und Todestrieb im Nachhinein mit dessen Narzissmus-Konzept und kreiert eine duale Konzeptualisierung des Narzissmus, die einen vom Todestrieb dominierten negativen Todesnarzissmus und einen antagonistisch orientierten vom Lebenstrieb dominierten positiven Lebensnarzissmus enthält. Diese beiden zum Narzissmus gehörenden Triebströmungen enthalten in ihrer Funktion ein Mischungsverhältnis aus Bindung und Entbindung, aus Lebens- und Todestrieb – und werden in ihrer Zusammensetzung je von der einen oder anderen Triebtendenz dominiert.

Green versteht seine aktuelle Sichtweise als Transformation der Konzeptualisierungen, die Freud 1914 und 1920 entworfen hat. Vor dem Hintergrund der eigenen klinischen Erfahrung (vor allem mit den Grenzfall-Patienten) und auf der Basis sorgfältiger Erforschung des Freud'schen Werkes entsteht die neue duale Auffassung des Narzissmus, die Green in diversen Artikeln über einen langen Zeitraum von 1964 bis 1983 entwickelt.

Obwohl Freud am Ende seines Lebens explizit die in der Narzissmus-Arbeit postulierte Ichliebe und Objektliebe dem Eros zuteilt, findet Green im Verlauf seiner Erforschung von Freuds Werk einzelne versteckte Hinweise, aufgrund derer er sich die Berechtigung gibt, den Narzisssmus auch verbunden mit dem Todestrieb zu denken. Er findet eine Stelle in »Das Ich und das Es«, im Kapitel »Das Ich und das Über-ich (Ichideal)«, wo Freud implizit über Narzissmus nachdenkt, während er die Bedingungen untersucht, unter denen das Ich – angesichts eines Objektverlustes – die Züge des Objektes annehmen kann und sich dem Es als Liebesobjekt aufdrängt, um ihm seinen Verlust zu ersetzen. Freud schreibt an dieser Stelle:

> »Die Umsetzung von Objektlibido in narzisstische Libido, die hier vor sich geht (wenn das Ich die Züge des Objektes annimmt und sich dem Es als Liebesobjekt aufdrängt, um ihm seinen Verlust zu ersetzen), bringt offenbar ein Aufgeben der Sexualziele, eine Desexualisierung mit sich, also eine Art von Sublimierung« (Freud, 1923b, S. 258).

Die Desexualisierung, die Freud in der Sublimierung enthalten sieht, müssen wir uns als vom anti-erotisch wirkenden Todestrieb geprägt vorstellen. Die in diesem Zusammenhang von Freud explizit erwähnte narzisstische Libido öffnet für Green das Tor zur Konzeptualisierung seines mit dem Todestrieb verbundenen Narzissmus (Green, 2002, S. 635).

Er führt in der Folge sein duales Narzissmus-Konzept ein: einen positiven Narzissmus, dessen Ziel es ist, Einheit zu erreichen und die Besetzung des Selbst zu nähren – all dies zum Teil auf Kosten von Objektbesetzungen – und einen negativen Narzissmus, der – entsprechend der Funktion des Todestriebes mittels Entbindung und Besetzungsabzug auf ein *niveau zero* und damit in Richtung psychischen Tod hinsteuert.

Im positiven Narzissmus werden die Objekte – im Dienste der Selbsterhöhung – als wenig wertvoll, ignorant, vulgär, kommun oder billig gesehen. Lebensnarzissmus kann eine Art Lebensstil sein, oft mit illusorischen Beziehungen, die das Selbst unterstützen (z. B. Spiegel-Beziehungen), mit keiner tieferen, echten Besetzung von lebenden, nicht idealisierten Objekten.

Im negativen Narzissmus ist es vor allem das Subjekt selbst, das universelle Verachtung verdient hat. Je weniger Befriedigung ein solcher Patient im Leben erreichen kann, desto mehr hat er das Gefühl, er habe sein Schicksal verdient. Das Leben ist ohne Freude, von diffusem Schmerz geprägt. Dominant sind Leere, Selbstverachtung und selbstdestruktiver Rückzug. Nicht nur die Objektbesetzung wird bekämpft, sondern auf einer tieferen Ebene das Selbst selbst.

Die Behandlung dieser Patienten konfrontiert uns mit besonderen Problemen, weil sie sich weder von der Illusion einer Übertragung packen lassen, noch wirklich zu Einsicht fähig sind. Green meint, dass solche Patienten von ihrer Mutter-Imago zerbrochen worden sind, gegen diese sie nur sozial – also agierend – rebellieren können, aber nicht wirklich intern.

Diese Unterscheidung möchte er jedoch nicht einfach als eine zwischen gesundem und pathologischem Narzissmus verstanden wissen. Ein Ungleichgewicht zugunsten von positivem Narzissmus kann auch pathologisch sein, weil in der Folge die Beziehungen mit Objekten verarmen. Positiver Narzissmus ist weniger destruktiv als negativer Narzissmus, der zugleich das Subjekt annihiliert und verarmen lässt. Als Beispiele von Besetzungsabzug im Sinne des negativen Narzissmus kennen wir: Asketismus, Negativierung narzisstischer Gratifikationen (sich von Gratifikation zu deprivieren ist wertvoller als Gratifizierung selbst), Zustände von Leerheit, Anorexie, extreme Idealisierung, die von der französischen psychosomatischen Schule beschriebene essenzielle Depression. Wir sollten nicht vergessen, dass wohl mehr als die Hälfte der Menschen auf unserer Welt nach religiösen Standards lebt, die die Überlegenheit eines Verzichts auf jegliche Befriedigung preisen. Indem sie ihre Suche nach Lust opfern, schützen sich die Gläubigen vor Enttäuschungen und Desillusionierung.

Ich habe in persönlichen Notizen, die ich während einer kleinen europäischen Tagung mit André Green festgehalten habe, eine besonders anschauliche Version seiner Narzissmus-Version gefunden. Er beschrieb damals im Zusammenhang mit einer Falldarstellung den Mythos von Narziss und Echo und konzentrierte sich dabei speziell auf die Tatsache, dass Narziss – selbstverliebt im spiegelnden Bild seiner eigenen Schönheit im Wasser – schlussendlich ertrinkt. Green interpretierte: Der Mythos zeige, wie es Narziss in seiner engen Festung von Selbstbezogenheit nicht gelingt, sich im eigenen gespiegelten Bild zu finden und wie er dabei untergehen muss. Er stößt die Nymphe Echo, die sich in ihn verliebt hat und sich nach ihm sehnt, zurück und entzieht sich ihrer Anziehungskraft. In dieser Rückwärtsbewegung verarmt Narziss' Libido und in sich selbst eingemauert bleiben ihm schlussendlich nur Untergang und psychischer Tod. Green betonte diesen Teil des Mythos, um damit den von ihm konzeptualisierten negativen Todesnarzissmus zu illustrieren.

Für uns als Kliniker stellt sich die Frage: Was führt zur Dominanz von Lebens- oder Todesnarzissmus? Oder: Wie kann sich ein Übergang aus der Dimension Todesnarzissmus in diejenige des Lebensnarzissmus gestalten?

Green beschreibt an diversen Stellen Optionen, die den Lebensnarzissmus nähren. Wenn es uns gelingt, Objekte – damit meint Green nicht nur andere Menschen, sondern auch Dinge, Tätigkeiten, Funktionen etc. – außerhalb von uns selbst, in der Außenwelt als für uns wertvoll und sinnvoll zu besetzen und zu pflegen, nährt dies unser Ich und versetzt es zugleich in die Lage, Enttäuschungen durch die Objekte besser zu verkraften. Diese Fähigkeit entspricht der von ihm konzeptualisierten dem Eros zugehörigen »objektalisierenden Funktion«, der er die dem negativen Narzissmus und Todestrieb zugehörige »desobjektalisierende Funktion« entgegensetzt.

Als Beispiel für negativen oder Todesnarzissmus beschrieb Green einen süchtigen Menschen, der sein Lebenspotenzial in selbstzerstörerischer Weise mehr und mehr reduziert. Es kann dabei auch um ein Übermaß an Destruktivität gehen, die aus diversen Gründen nicht nach außen gegen das Objekt gewendet werden kann und sich deshalb als Selbstzerstörung gegen das Subjekt selbst wendet.

Wir können dabei an das Winnicott'sche Primärobjekt denken, dessen Qualität für die Entwicklung des Subjektes darin besteht, dessen Destruktivität zu überleben, was erst die Trennung, danach Objektverwendung und schließlich das Entstehen eines psychischen Übergangsraumes ermöglicht – eines Übergangsraumes, der einen Rahmen bietet für libidinöse Besetzungen, wie sie Green für den Lebensnarzissmus als konstituierend beschreibt. In seiner Arbeit *Die tote Mutter* (Green, 2004, S. 233ff.) (frz. Orig.: *La mère morte*) beschreibt er mit der »mère encadrante«, der »Rahmen gebenden Mutter«, eine Konstellation, die unmittelbar mit dem »überlebenden Objekt« von Winnicott in Resonanz steht. Er spezifiziert Winnicotts gegen die Mutter gerichtete Destruktivität mit seinem

Konzept der »negativen Halluzination«, die Grundlage für seine Arbeiten zum »Négatif« wird. Green schreibt:

> »Wenn die Bedingungen für die unvermeidbare Trennung zwischen Mutter und Kind günstig sind, kommt es im Ich zu einer entscheidenden Veränderung. Das mütterliche Objekt wird in seiner Eigenschaft als primäres Objekt der Verschmelzung ausgelöscht, um Platz zu machen für die eigenen Besetzungen des Ichs als Grundlage für seinen persönlichen Narzissmus: ein Ich, das von da an fähig ist, seine eigenen – vom Ursprungs-Objekt verschiedenen – Objekte zu besetzen« (Green, 2004, S. 258).

Durch negative Halluzination wird die Mutter zur rahmengebenden Struktur des Ichs. Auf die Hintergrundleinwand der negativen Halluzination des Primärobjektes können nun Vorstellungen projiziert werden und das Kind fühlt sich in der Folge auch während der Abwesenheit des Objektes von diesem sicher gehalten.

Für den Ablauf dieses Prozesses ist die Antwort des Objektes auf die Triebregungen des Kindes konstitutiv. Muss das Kind ein Zusammenbrechen des Objektes fürchten, kann es dieses nicht mittels negativer Halluzination in eine rahmengebende Struktur verwandeln und die Entstehung seines psychischen Raumes ist dadurch beeinträchtigt.

Kommen wir zurück zur Unterscheidung der beiden Green'schen Narzissmen. Lebensnarzissmus würde – wie beschrieben – einer Besetzungsfähigkeit von Objekten aller Art außerhalb des eigenen Ichs entsprechen und wäre mit der »objektalisierenden Funktion« verbunden. Im Zentrum des Todesnarzissmus mit seiner »desobjektalisierenden Funktion« steht das Streben nach Spannungsreduktion, nach Ruhe, Nirwana, dem Nichts. Wir kennen klinische Bilder von Süchten, der Anorexie, der blanden Psychose etc., können jedoch die Tendenz auch in anderen Störungsbildern – mehr oder weniger ausgeprägt – erkennen.

Green ist der Meinung, dass große psychoanalytische Denker nach Freud die Bedeutung des Strebens nach dem »Nichts«, die mit Freuds Einführung des Todestriebes Eingang ins psychoanalytische Denken gefunden hatte, vernachlässigt haben. Sie hätten sich zu sehr mit dem Lärm des Chaos, das seinerseits zum Eros gehört, befasst und – passend zur Stille des Todestriebes – diesen vergessen. Er nimmt ihn wieder auf und führt ihn in einer Art und Weise in die Theorie ein, dass wir als Kliniker – wenn wir darauf zu hören bereit sind – davon großen Nutzen haben. Freud hatte nicht die Zeit, seine letzte Triebtheorie auch für die Klinik auszubauen und anwendbar zu machen – dies blieb seinen Nachfolgern überlassen. Vielleicht ist es allerdings für viele von uns einfacher über das laute Triebhafte nachzudenken, wie es sich in Sexualität und Aggression zeigt, als über eine dem Psychischen innewohnende bedrohliche Tendenz zu Ruhe und psychischem Tod.

Für Green ist eine der verwirrendsten und umstrittensten aller mit dem Narzissmus zusammenhängenden Fragestellungen diejenige des primären Narzissmus. Als Grundpfeiler seines Nachdenkens über Narzissmus bezeichnet er die von ihm 1966–67 geschriebene Arbeit *Le Narcissisme Primaire: Structure ou ètat*. In diesem schwierig zu lesenden, komplexen Text spricht er von einem primären Narzissmus, den er als Struktur versteht, die unser ganzes Leben lang in dieser oder jener Art mitwirkt, und nicht als passageren Zustand, den wir eines Tages überwinden.

Er pflegte eine leidenschaftliche Debatte mit den Vertretern der in der britischen Schule stark präsenten Baby-Beobachtung. Diese, wie auch Vertreter der Schule von Margaret Mahler mit der von ihr postulierten Symbiose widersprechen Freuds Konzept eines primären Narzissmus. Green ist mit ihnen einig, dass Babies auf die Stimmung oder die Art der Pflege ihrer Mütter reaktiv Signale geben. Beobachtungen dieses Verhaltens würden jedoch nichts über das Innenleben der Babies aussagen.

Green fordert, dass Freuds primärer Narzissmus neu interpretiert und nicht vorschnell ohne Überprüfung zurückgewiesen werden sollte. Die Mehrzahl der Autoren nach Freud behandelt primären Narzissmus lediglich als Zustand und Narzissmus im allgemeinen ausschließlich als Lebensnarzissmus.

Auf dem Weg zur Konzeptualisierung des Todesnarzissmus zeigt Green in seiner Arbeit über primären Narzissmus, wie Freud sich – als ob er intuitiv seine letzte Triebtheorie als Präkonzeption in sich tragen würde – seit seinen theoretischen Anfängen mit der Idee eines erregungslosen Zustands beschäftigte, angefangen bei den neurologischen Formulierungen zur Trägheit der Neuronen. Was dem absoluten primären Narzissmus entspreche, sei bereits im »Entwurf einer Psychologie« (Freud, 1950c, S. 375ff.) vorhanden, meint Green. Er untermauert diese These mit der Tatsache, dass Freud in seinem theoretischen Denken als erstes das Trägheitsprinzip – und nicht das Konstanzprinzip – aufgreift. Die ursprüngliche Tendenz des neuronalen Systems zur Trägheit ist die Absenkung des Spannungsniveaus gegen Null. Die primäre Funktion dieser ursprünglichen Tendenz ist es, das System in einem Zustand von Nichterregung zu halten.

Auch spätere Themen in Freuds Metapsychologie zeigen vor dessen expliziter Konzeptualisierung das Wirken des Todestriebs in Teilaspekten des Seelenlebens auf: so zum Beispiel die zielgehemmten Triebe, die Sublimierung, die Identifizierung oder die Funktion des Ideals. 1920 gelingt Freud mit seiner Arbeit *Jenseits des Lustprinzips* die Konzeptualisierung seiner letzten Triebtheorie mit Todes- und Lebenstrieben:

> »Dass wir als die herrschende Tendenz des Seelenlebens, vielleicht des Nervenlebens überhaupt, das Streben nach Herabsetzung, Konstanterhaltung, Aufhebung der inneren Reizspannung erkannten (das Nirwanaprinzip nach einem Ausdruck von Barbara Low), wie es im Lustprinzip zum Ausdruck kommt, das ist ja eines unserer stärksten Motive, an die Existenz von Todestrieben zu glauben« (Freud, 1920g, S. 60).

Diese »Tendenz des Seelenlebens« nach »Aufhebung der inneren Reizspannung«, sieht Green als zentrales Agens im Todesnarzissmus.

Was im Seelenleben führt dazu, dass diese »stille« negativ-narzisstische Tendenz die andere postiv-narzisstische Tendenz mit ihren vielfältigen, lebendigen und für das Ich bedeutungsvollen Besetzungen dominiert? Wir können uns diese Frage heute nur stellen, wenn wir uns zugleich mit der Rolle der Antwort des Objektes auf die Triebregungen des Subjektes befassen.

Seit die Rolle des Objektes in der psychischen Strukturierung sorgfältiger untersucht wird, befassen sich die Analytiker auch intensiver mit dem analytischen Paar und man spricht viel mehr von Übertragung-Gegenübertragung als lediglich von Übertragung. Dies alles hat auch damit zu tun, dass wir uns seit einiger Zeit intensiv mit der Behandlung nicht-neurotischer Strukturen befassen, bei denen die Grenze Ich/Nicht-Ich oder Subjekt/Objekt im Zentrum steht und nicht diejenige des Geschlechter- oder Generationenunterschiedes, um die es bei den neurotischen Strukturen geht.

Von all den vielen Kritiken, die sich im Nachhinein gegen Freuds Triebtheorie erhoben, hält André Green nur eine einzige für zutreffend: die Kritik, dass die Rolle der Antwort des Objektes für die Triebstrukturierung nicht einbezogen wurde. Genau dieses Fehlen habe Objekttheoretiker und Intersubjektivisten wie Melanie Klein, Fairbairn und Hartmann aufs Feld gerufen, die die Triebtheorie über Bord warfen.

In seinem Buch *Idées directrices pour une psychanalyse contemporaine* spricht Green von der Notwendigkeit, heute eine »dritte Topik« zu schaffen, die dem Objekt seinen gebührenden Platz innerhalb der Triebtheorie einräumen würde. Er schlägt vor, im Zentrum dieser erweiterten, neuen Triebtheorie zwei voneinander unabhängige Dimensionen zu konzeptualisieren: je eine subjektale und eine objektale Strömung. In allen psychischen Erscheinungsformen würden sich diese zwei Dimensionen verbunden und verknüpft artikulieren. Das Zentrum dieser Theorie würde sich aus dem Paar »Trieb – Objekt« konstituieren.

Auf der subjektalen Linie wären Subjekt, Ich, Selbst etc. eingebunden, wobei beispielsweise das Freud'sche Ich seine Spezifität behalten würde. Fundament des Subjektes bliebe der Trieb als Grenzkonzept zwischen Psyche und Soma mit seinen Arbeitsanforderungen des Körpers an die Psyche und dem Auftrag, Lösungen für dessen Mangelzustände und Spannungen zu finden. Diese subjektale Linie würde aus ihrer Verwurzelung in Körperzuständen bis hoch empor in Entwicklung und Entfaltung des Denkens wachsen.

Auf der objektalen Linie würden die Funktionen des Objektes ihre Rolle einnehmen und könnten in den klinischen Erscheinungen entsprechend untersucht werden. Green erweitert und differenziert Winnicotts Objektfunktion des »Containment« der »good enough mother« mit vielen Funktionskategorien des Objektes, von denen ich nur einige erwähnen möchte: Funktion der Besetzung, Funktion der Reflexion, Funktion der Erweckung und der Umrahmung, Funktion der Wahrnehmung, Funktion der Illusion, Funktion der Befriedigung, Funktion der Substitution, Funktion der Kreation.

Ich werde in meiner nachfolgenden Falldarstellung versuchen, einige dieser Objektfunktionen anhand der Übertragungs-Gegenübertragungs-Dynamik darzustellen, um damit ein klinisches Beispiel in Verbindung mit dieser dritten Topik zu geben.

Innerhalb der objektalen Strömung geht es im günstigen Fall per objektalisierender Funktion darum, dass die Psyche durch viele, diverse, konstant erneuerte Verankerungen genährt wird, sodass der notwendige Verzicht auf primäre Objekte ohne allzu großen Schaden durch Substitutionen kompensiert werden kann. Ein derartiger Prozess nährt das Ich mit inneren Besetzungen und entreißt es dadurch dem Zugriff der desobjektalisierenden Funktion des negativen Narzissmus, die es entleeren würde.

Green möchte mit dieser Erweiterung und Umformung die Freud'sche Triebtheorie um einen Bereich ergänzen, den er in ihr vermisst und dessen Fehlen seiner Ansicht nach viele post-Freud'sche Analytiker veranlasst hat, die Triebtheorie über Bord zu werfen: Er ergänzt die Triebtheorie um den Bereich des Objektes und die Bedeutung seiner Antwort auf Begehren und Wünsche des Subjekts für dessen Triebstrukturierung.

Ich möchte Ihnen nun über meinen Patienten Paolo berichten, um Ihnen ein Beispiel dafür zu geben, wie für mich Greens Narzissmus-Theorie in der klinischen Arbeit bedeutungsvoll sein kann.

Paolo, ein zu Beginn der Analyse vor vier Jahren 38-jähriger bildender Künstler, hatte bei unserer ersten Begegnung Schwierigkeiten, mir von seinem Leiden zu berichten. Das, was ihn plagte, war für ihn schwer in Worte zu fassen: Er konnte nur über sein Chaos berichten, wie er andauernd Termine verschlampte, nicht arbeitete, maßlos trank und seine Karriere gefährdete. Spürbar wurde für mich schnell eine Art verzweifelte Untergangsangst. Mir schien, Paolo fühle sich von etwas Unfassbarem, Dunklem in seinem Inneren bedroht, das ihn – wenn er nichts dagegen unternahm – eines Tages überwältigen und in einen Abgrund reißen könnte.

Potenziell sehr begabt und erfolgreich, hatte er sich in der Vergangenheit mehrmals selbst an den Rand eines gefährlichen Absturzes manövriert, den er »das schwarze Loch« nannte, in dem er für Tage, Wochen oder gar Monate verschwinden konnte und in dem sich alles, was in seinem Leben Bedeutung hatte, auflöste. Er lag dann über Tage hinweg nur noch im Bett, trank maßlos Alkohol, schaute TV-Serien und ließ alle Verpflichtungen schlittern. Er wusste, dass er sein Lebenspotenzial nicht ausschöpfen konnte und fürchtete, er würde eines Tages vollends in dem untergehen, was er »meine Krisen« nannte.

Paolo entstammt einer Künstlerfamilie, in der es in seiner Kindheit oft chaotisch und für ihn verwirrend zuging. Es gab wenig oder keinen Platz für seine kindlichen Bedürfnisse nach Geborgenheit, Sicherheit und Nähe. Seine Eltern beschreibt er folgendermaßen:

> »Der Vater war mit seinen Projekten ständig unter Druck, verstritt sich mit allen und schrie cholerisch herum und die Mutter klagte und weinte hilflos vor sich hin. Entweder war sie depressiv und innerlich abwesend oder dann überwältigte sie mich plötzlich mit erstickender Überfürsorglichkeit.«

Paolo erinnert sich, wie er als kleiner Junge, mit drei, vier Jahren, oft von seinem Vater und dessen Freunden, die zusammen eine Party feierten, mitten in der Nacht aus dem Schlaf gerissen und vor der heiteren Runde vorgeführt wurde. Er musste dann zu ihrer Unterhaltung lustige Liedchen singen oder sie alberten mit ihm herum, bevor sie ihn in sein Bettchen zurücklegten, wo er in seiner Übererregung vergeblich versuchte, zur Ruhe zu kommen und nicht mehr in den Schlaf zurückfand. Die Mutter konnte ihn vor diesen nächtlichen väterlichen Kapriolen nicht schützen.

Paolo machte als Kind viele lebensbedrohende Erkrankungen durch, während denen er oft wochenlang im Krankenhaus lag. So erlitt er als Kleinkind einen Leistenbruch, bei dessen Operation Komplikationen auftraten, in deren Folge er beinahe gestorben wäre. Wenig später hatte er eine Lungenentzündung, danach eine Meningitis, die er nur knapp überlebte, die ganze Latenzzeit über mehrere schwere Lungenentzündungen und eine weitere lebensbedrohende Meningitis.

Krank werden, ins Krankenhaus gehen hieß für Paolo – so hat er das letzthin in der Analyse formuliert – »auf Null schalten«, endlich Ruhe finden. Er erinnert sich, dass er die langen Trennungen von der Mutter zwar alptraumartig erlebte, aber diese Zeiten im Krankenhaus letztlich auch als eine Art Erholung erfuhr, weil er dort für Momente irgendwie zur Ruhe kam, abgeschirmt vom übererregenden, verwirrenden Geschehen zu Hause. Vom äußeren und inneren Chaos überfordert und erschöpft »rettete« sich Paolo in seine schweren Erkrankungen, die er teilweise nur knapp überlebte.

»Auf Null schalten« – wie kann man besser die Arbeit des Todestriebes und damit auch das Wesen des negativen Todesnarzissmus formulieren als wie dies Paolo tut.

Später in seinem Leben, ab zwölf Jahren, wurde Paolo als eine Art »Wunderkind« mit herausragender Begabung gefördert. Das hieß für ihn, während dieser für die Triebstrukturierung entscheidenden Zeit der Adoleszenz für jeweils viele Monaten im Jahr im Ausland, von seiner Familie getrennt zu leben, wo er an einer speziellen Akademie und zusätzlich von privaten Lehrern unterrichtet wurde und täglich viele Stunden lang hoch konzentriert arbeiten musste.

Wir können uns überlegen, was es für Paolos Triebentwicklung bedeutete, wenn der in dieser Zeit anschwellende Triebdruck gewaltsam sublimiert bzw. komprimiert wurde. Paolo hat letzthin ein sehr eindrückliches Bild für seine Triebverhältnisse gefunden: »Ich komme mir vor wie ein Hydrauliker, der einen Wasserschlauch an einer Leitung anschließen möchte. Das Wasser strömt aber mit einem derartigen Überdruck aus der Leitung, dass es mir nicht gelingen kann.«

Diese Szene hat sich mir tief eingeprägt. Mangelnde Präsenz in einer triebstrukturierenden Funktion vonseiten der Objekte, der allzu frühe, übermäßige Druck in Richtung Sublimierung und die damit zusammenhängende Desexualisierung haben wohl den Weg für eine Triebentmischung gebahnt, die den Triebstrom – nun mangelhaft strukturiert – unter Hochdruck setzt. Unfähig, diesen Druck aus eigener Kraft zu strukturieren, kennt Paolo oft nur noch eines: Er will Ruhe haben, auf Niveau Null schalten – das heißt Saufen, bis er nichts mehr spürt. Seine Sucht hat die früheren Erkrankungen abgelöst. Heute wird er nicht mehr krank, sondern trinkt sich krank.

Wenn ich ihm heute als in der Übertragung mittlerweile stabiler gewordenes, oft auch hilfreiches Objekt während der Ferien fehle, kann er sich immer noch tagelang ins Bett legen und trinken, um vor seinem Triebleben Ruhe zu finden.

Heute können wir den Ursprung dieser Krisen aber als Trotz mir gegenüber und als gegen mich gerichtete Wut verorten und befinden uns damit in einer objektaleren Welt.

Paolo versuchte mich im ersten Analysejahr relativ schnell in eine sadomasochistische Beziehung zu verwickeln, indem er mir in den Stunden regelmäßig berichtete, wie viel er wieder getrunken, wie er nicht gearbeitet oder was er alles verschlampt hatte, immer in der Erwartung, ich würde ihn dafür ausschimpfen oder bestrafen.

Deutungsversuche eines Strafbedürfnisses wurden von Paulo willig aufgenommen. Wir erwogen seine Schuldgefühle dem Vater gegenüber, der es künstlerisch in seiner Karriere nicht so weit gebracht hatte wie Paolo, oder Schuldgefühle der Mutter gegenüber, die an Krebs erkrankt war, als Paolo fünf Jahre alt war, wofür er sich verantwortlich und schuldig fühlte. All diese Interpretationsversuche blieben jedoch ohne tiefere Resonanz – es war spürbar, dass wir uns in einer Art Präludium an einer künstlichen Oberfläche bewegten. Irgendwie lebte Paolo in sich eingemauert und blieb für mich unberührbar.

Paolos äußeres Leben nahm einen geordneteren Gang, er lebte mit einer Freundin zusammen und hatte nicht nur als freier Künstler Erfolg, sondern auch als Professor für bildende Kunst. In der Analyse wurde die Situation jedoch zunehmend schwieriger.

Es wurde klar, dass Paolos einziger Zugang zu mir als Objekt derjenige über seine sadomasochistischen Inszenierungen war. Diese Verstrickung wehrte die dahinterliegende drohende Leere ab, die ihn zutiefst beunruhigte. Paolo konnte mit der Zeit erfassen, dass etwas in ihm unaufhörlich in Richtung Ruhe, Auslöschung und Stille drängte und dass es das war, was ihn zugleich in eine panische Grundstimmung versetzte. Er versuchte, mich mit seinen masochistischen Selbstbezichtigungen zu sadistischen Reaktionen zu aktivieren, und kämpfte damit gegen das drohende schwarze Loch meiner Indifferenz an, das ihn in der Tiefe bedrohte.

Ich fühlte mich während dieser Phase der Analyse eigenartig unbeteiligt und ratlos, machte mir über diese Gegenübertragung viele Gedanken und konnte ihm in der Folge zeigen, wie er sich an mich klammerte und mich vitalisieren wollte, indem er mich in die Rolle der strafenden Instanz zwängte.

Eines Tages brachte Paolo eine Deckerinnerung ein, die unser Verständnis für seine infantile Situation erweiterte. Er schilderte, wie seine Eltern dabeisaßen und zusahen, wie er als Dreijähriger mit der Hand auf die siedend heiße Herdplatte langte. Er verbrannte sich schrecklich. Sie waren der Meinung, er lerne nur aus eigenen Erfahrungen und Schmerzen – und versagten beide immer wieder als schützende und tragende Objekte. Mit seinen sadomasochistischen Inszenierungen versuchte er verzweifelt, Halt bei mir zu finden.

Paolo erinnerte sich in der Folge auch daran, wie er mit entsetzlichem Kopfweh zu seiner Mutter kam, die die Situation nicht erkannte und sein Jammern als nervend bagatellisierte. In letzter Minute brachte man ihn mit Meningitis ins Krankenhaus und er wäre einmal mehr fast gestorben.

Paolo realisiert mit der Zeit, dass er in zwei Teile gespalten lebt: einer, der lebendige Impulse verspürt, und einer, der sich immer sofort dagegen wendet und ihm alles verdirbt. Verspürt er Lust, zu arbeiten stellt sich der zweite Teil sofort dagegen und verleitet ihn zum Saufen; will er wichtige E-Mails beantworten, um Termine zu bestätigen oder Honorare einzufordern, wendet sich der verweigernde Teil gegen ihn und lässt ihn vor TV-Serien wertvolle Zeit, oft ganze Tage, vertrödeln – als ob er in endlosen, omnipotenten Wiederholungen seine frühkindlichen Erkrankungen immer wieder erneut inszenieren und dadurch zu kontrollieren versuchen würde.

In der Analyse vergisst er ständig alles und ich erlebe mit Paolo das, was mich ihn heute als Beispiel für die Wirkungen von Todesnarzissmus wählen lässt: Ich beginne auch zu vergessen, verliere den roten Faden, fühle mich vor seinem endlosen, oberflächlichen Redestrom konkreter Alltagsgegebenheiten rat- und hilflos. Am meisten beunruhigt mich die Tatsache, dass ich mich ab und zu erinnern kann, dass es in der gestrigen Stunde einen lebendigen, bedeutungsvollen Moment gegeben hat, in dem wir etwas verstanden haben, doch heute habe ich keine Ahnung mehr, worum es ging. Genau so geht es Paolo: »Gestern haben sie mir in der Stunde eine gute Deutung gegeben, ich fühlte mich danach wunderbar vital – aber heute habe ich wieder alles vergessen. Worum ging es gestern?«

Ich bin versucht, zu rekonstruieren, was ich gedeutet habe und was mir wichtig scheint, halte mich aber zurück und bin vor allem mit meinem eigenen Vergessen absorbiert. Die Situation irritiert mich zunehmend. Ich verbiete mir, Notizen zu machen, damit ich mein Vergessen nicht austricksen kann, indem ich vor der Stunde nachlese, was gestern war. Ich denke an Bions »attacks on linkings« oder an Greens »desobjektalisierende Funktion«, die – von Paolo ausgehend – nun auch mich erfasst hat. Was treibt Paolo dazu, bis in mein Denken hinein alles immer wieder zu löschen?

Ich verstehe vorerst, dass ich mit meinem Vergessen zu einem uferlosen Loch für ihn werde, zu einer Loch-Mutter, die Paolo nicht hält – zur Mutter, die in einer frühen Zeit nicht fähig war, Paolos Rythmen aufzunehmen und die ihn später allzu früh Erfahrungen mit der Realität ausgesetzt hat, ohne schützend zu vermitteln. Es wird mir klar, dass es innerhalb unserer Übertragungs-Gegenübertragungs-Dynamik einerseits darum geht, diese Loch-Mutter erscheinen und fassbar werden zu lassen, aber andererseits auch darum, sie – so weit wie möglich – in eine haltende, containende Mutter zu transformieren, mithilfe welcher Paolo sein frühes Leiden erst wird aushalten können. In der Folge gelingt es mir, in seinem aufreibenden Vergessen in Form einer Rêverie ein Spiel-Angebot aufzunehmen. Eines Tages erscheint während einer Stunde mit Paolo folgende Szene vor meinem inneren Auge: Ein kleiner Junge von zwei oder drei Jahren sitzt in einem Hochstuhl und wirft Klötze auf den Boden. Er erwartet, dass ich sie auflese und ihm zurückgebe. Dazu quietscht er vor Vergnügen. Überzeugt, dass diese Szene für unsere Übertragungs-Gegenübertragungs-Dynamik von Bedeutung ist, sage ich zu Paolo: »Es scheint, dass Sie immer wieder alles vergessen, weil sie gern möchten, dass ich es für sie behalte und ihnen immer wieder sagen soll?«

Paolo kann zu meiner Erleichterung etwas mit meiner Interpretation anfangen.

> »Ja, genau das will ich – Sie sollen mir das Gleiche immer wieder sagen. Immer genau gleich. Wie als dreijähriger Junge – da habe ich tausendmal eine Platte mit Musik von Mozart gehört – immer wieder die Taste gedrückt, es war wunderbar. Und jedes Mal, wenn ich das immer gleiche Stück hörte, empfand ich etwas Neues darin. Es war lebendig. Genau so will ich bei Ihnen die Taste drücken.«

Paolo bestätigt mit seiner Assoziation, dass in seinem Vergessen und Löschen eine Mitteilung an mich enthalten war, und damit zugleich die Hoffnung, mich in ein verlässliches, tragendes Objekt zu transformieren.

Er berichtet aus der Zeit, als er – erkrankt an Meningitis – todkrank im Krankenhaus lag und nicht klar war, ob er überleben würde. Er spürte, dass er dem Sterben nahe war. Da legte ihm sein Vater einen Kassettenrekorder ans Ohr und ließ dieses Musikstück von Mozart laufen. Paolo erinnert sich, wie er sich in seiner Schwäche plötzlich getragen fühlte von der Musik und erlebte, wie sie ihn zurück ins Leben holte.

Wir entdecken, dass er mich in etwas Verlässliches wie jederzeit zugängliche Musik verwandeln möchte, indem er vergisst. Ich soll ihm immer wieder dieselbe Melodie sein und damit zu einem tragenden Objekt werden, zur »mère encadrante«, zur »Rahmen gebenden Mutter«, aber verlässlicher als ein Mensch, wie eine Melodie von einem Kassettenrekorder, die jederzeit zuverlässig da ist. Wenn er mich per Tastendruck – mit seinem Vergessen – kontrolliert, kann er sich auf mich verlassen.

Ich habe an anderer Stelle von einer ähnlichen Übertragungs-Gegenübertragungs-Situation berichtet, in der mich eine Patientin zunächst in einer fetischartigen Beziehung besetzte, um mich später wie ein Übergangsobjekt zu verwenden und danach objektaler zu besetzen (Schmid-Gloor, 2011). Paolo kann in lichten Momenten sehen, wie er mich in einem Stillstand fixieren will, um sicheren Boden zu gewinnen, den er braucht, um sich an eine bessere Triebintegration zu wagen.

»Die Mutter hat nicht getragen, mein Körper hat nicht getragen – ich musste mich ins Leben zurückzwingen, sonst wäre ich gestorben.« Er möchte noch einmal zu diesem Moment zurück und mich dort als tragendes Objekt antreffen, sodass er ins Leben finden kann ohne sich dazu zwingen zu müssen.

In dem Maße, wie Paolo seine Verlorenheit und drohende Triebüberflutung spüren kann, beginnt er, mich für meine Zuverlässigkeit und Gegenwärtigkeit zu schätzen: »Sie sind immer da – ich versuche, Sie zu abstrahieren, Sie sollen kein lebendiger Mensch sein, das ist zu gefährlich. Aber ich fürchte, ich bekomme Sie gern«. »Abstrahieren« will er mich – ich höre darin Greens »negative Halluzination«, mit der mich Paolo in eine rahmengebende Struktur verwandelt, vor deren Hintergrund er mit seinen Triebbesetzungen zu spielen anfangen kann.

Objektalere Besetzungen wurden in der Folge möglich und damit konnte ein Stück Triebintegration auf diversen Ebenen in Gang kommen. Darüber will ich jedoch nicht berichten, sondern an dieser Stelle meine Falldarstellung abschließen.

Ich wollte Ihnen am Beispiel von Paolo zeigen, wie mir Greens Konzept eines Todes- und Lebensnarzissmus mit desobjektalisierender und objektalisierender Funktion beim Nachdenken über die Arbeit mit gewissen Patienten hilft. Dass ich hinter Paolos sadomasochistischen und negativierenden Attacken den ihn bedrohenden psychischen Untergang und Tod zunächst erahnte und später erkennen konnte, ermöglichte mir, einen Weg im Umgang mit seiner Destruktivität zu finden und mich davon nicht abschrecken zu lassen.

Ich frage mich, ob wir Analytiker nicht nach wie vor oft dazu neigen, die Todesdimension in der Destruktivität unserer Patienten zu überhören, und uns lieber mit der aktiven, vitalen Seite ihrer Wut und ihres Hasses befassen – dies, weil wir in unserer Klinik immer noch zu wenig vom Wirken des Todestriebes verstehen oder wissen wollen, zu wenig von der drohenden, abgründigen Stille hinter Lärm und Chaos von Sexualität und Aggression.

Zum Schluss möchte ich auf Greens Vorschläge für eine »dritte Topik« zurückkommen und die darin enthaltene »objektale Linie« in Erinnerung rufen, die er uns für unser weiteres Forschen in der Psychoanalyse als eines seiner Vermächtnisse hinterlassen hat.

Paolo war einer Triebüberflutung ausgesetzt, unter anderem weil seine Objekte in ihrer tragenden, Rahmen gebenden wie auch triebstrukturierenden Funktion versagt hatten. Gegen den gefährlichen mangelhaft strukturierten Triebüberdruck fand er keine anderen Mittel als seine Impulse mittels »desobjektalisierender Funktion« in Richtung Null zu dämpfen und zu löschen. In seiner Kindheit brachte ihn das mehrfach – als er gefährlich erkrankte – an den Rand des Todes. In Paolo hatte jedoch so viel Lebenstrieb überlebt, dass er mit dem Leben spendenden Angebot seines Vaters etwas anfangen konnte – er konnte sich von Mozart ins Leben zurücktragen lassen. »Es gab immer ganz kleine Freiräume«, sagte er mir später.

Wie können wir Paolos Übertragung auf mich verstehen? Ich würde mich als Objekt in einer Art Zwischenform zwischen Fetisch und Übergangsobjekt ansiedeln. Paolo machte aus mir Musik, die er immer wieder hören wollte. Das Tote daran war die Tatsache, dass er mich mechanisch per Tastendruck im Griff haben wollte, das Lebendige, dass er in der Musik und auch in meinen Deutungen immer wieder etwas Neues hören konnte. Indem ich ihm in dieser Konstellation zur Verfügung stand, erfüllte ich als Objekt mit meiner verlässlichen Gegenwart zunächst eine tragende Funktion, auf analer Ebene eine triebstrukturierende Funktion, weil er mit mir eine Art kontrollierendes Fort-da-Spiel spielen konnte und schlussendlich eine symbolisierende Funktion, weil wir über das alles sprechen konnten. Es würden sich sicher noch andere Objektfunktionen finden lassen im Spiel der Übertragungs-Gegenübertragungs-Situationen dieser mich sehr beanspruchenden und berührenden Analyse.

Ich hoffe, dass ich mit meinem Beitrag zeigen konnte, dass der Versuch, diese letzte – von vielen Seiten so oft kritisierte – Triebtheorie direkt für die Klinik umzusetzen, von großem Wert für unsere Arbeit sein kann.

## Literatur

Freud, S. (1914c). Zur Einführung des Narzißmus. *GW X* (S. 137–170).

Freud, S. (1920g). *Jenseits des Lustprinzips. GW XIII* (S. 1–69).

Freud, S. (1923b). *Das Ich und das Es. GW XIII* (S. 237–289).

Freud, S. (1924f). Kurzer Abriß der Psychoanalyse. *GW XIII* (S. 405–427).

Freud, S. (1950c). Entwurf einer Psychologie. *GW Nachtragsband* (S. 387–447).

Green, A. (1983). *Narcissisme de vie, narcissisme de mort.* Paris: Les éditions de minuit [Dt.: Green, 2004].

Green, A. (2002). A dual Conception of Narcissim: Positive and Negative Organizations. *Psa. Quarterly, 71*, 631–649.

Green, A. (2004). *Die tote Mutter – Psychoanalytische Studien zu Lebensnarzissmus und Todesnar-*

*zissmus*. Gießen: Psychosozial-Verlag [Frz. Orig. 1983: *Narcissisme de vie et narcissisme de mort*. Paris: Les éditions de minuit].

Green A. (2002). *Idées directrices pour une psychanalyse contemporaine*. Paris: Presses Universitaires de France.

Schmid-Gloor, E. (2011). Das Phantasma des Kerkers – der Kerker des Phantasmas. Zur Fetisch-Funktion des Phantasmas. *Z. psychoanal. Theor. Prax.*, *26*(3/4), 297–311.

# Zur Aneignung von »Unvergessbarem« …

*Bérengère de Senarclens*

Der Ausdruck »psychische Transformation« existiert als solcher bei Freud nicht. Gleichwohl ist sein ganzes Werk durchzogen vom Gedanken der Transformation. Zunächst spricht er von Material, das in Form von Erinnerungsspuren gegenwärtig ist, das von Zeit zu Zeit und unter bestimmten Umständen umgearbeitet wird. Gewiss denken wir dabei an die Kur. Wenn er später von der Übertragung und den infantilen Konflikten spricht, die sich in ihr erneut abspielen, spielt er auf eine aus der Aufhebung der Verdrängungen resultierende Modifikation des Ich an. 1933 zeigt er auf, in welchem Ausmaß die Kur die Möglichkeiten des Ich stärken kann, es unabhängiger vom Über-Ich macht und seine Kontrolle über das Es verstärkt. Das ist das berühmte »Wo Es war, soll Ich werden«.

Aber Hoffnung und Skepsis prägen sein Werk gleichermaßen. Manchmal bezweifelt er die Beständigkeit der in der Kur erreichten Transformationen. Für ihn wirken die frühen Abwehrmodi als Widerstände gegenüber der Veränderung. Er spricht von einer »psychischen Trägheit«, dem Ergebnis einer Fixierung, die er mit den frühen Bindungen verknüpft, die zwischen den Trieben, den Eindrücken und den Objekten eingerichtet werden. Das, was die Transformation bremst, wäre die Interaktion zwischen dem Lebenstrieb und dem Todestrieb sowie ihre Tendenz, sich zu vermischen oder zu entmischen. Am Ende seines Lebens, besonders in »Konstruktionen in der Analyse« (1937d), sieht er die Transformationen der Kur jedoch in optimistischerer Weise.

Wie wir wissen, wird Bion den Ausdruck der Transformation beträchtlich anreichern. In seiner Folge und in der Folge von Winnicott und anderen behauptet die zeitgenössische Psychoanalyse, dass die psychischen Transformationen das Ergebnis einer konstanten Interaktion zwischen dem psychischen Raum des Patienten und dem des Analytikers sind. Das »analytische Paar« ko-konstruiert transformative Momente, indem es versucht, Erregungen zu binden und zu bearbeiten und Bedeutungen hervorzubringen. In dieser Sichtweise werden die Träume, die Rêverien und die Vorstellungsfunktion im weitesten Sinne zum Objekt fundamentalen Interesses.

Somit hat sich auch die Theorie verändert. Jenseits der ursprünglichen Behauptung Freuds: »Man leidet an Reminiszenzen, man heilt, indem man sich erinnert«, wurde in den letzten Jahrzehnten ein anderes Postulat entwickelt, das man mit René Roussillon und anderen so formulieren könnte: »Man leidet am Nicht-Angeeigneten der Geschichte«, an dem, was man sich nicht zu eigen machen konnte, aber auch – und vor allem – an dem, was sich unseren psychischen Bedürfnissen entgegenstellte, was das unreife Ich nur überwältigte und dabei die Spur eines Zuviel, einer primären Intrusion hinterließ.

Die psychische Transformationsarbeit des Kindes wird innerhalb der körperlichen Beziehung zum Primärobjekt ausgelöst. Die »Fähigkeit zur Rêverie« der Mutter wird die emotionalen Erfahrungen des Neugeborenen wecken und stimulieren, bewahren und benennen. Diese Arbeit beinhaltet das Aufeinandertreffen zweier Psychen, es ist eine wechselseitige Transformation.

In der analytischen Arbeit ist es der Analytiker, der das emotionale Erleben aufzunehmen und zu containen hat, der das, was diese Empfindungen an Rätselhaftem haben, erkennen und übersetzen muss. Der Raum der Übertragung-Gegenübertragung ermöglicht es dem Analytiker, die psychische Realität seines Patienten zu erfassen und zu mutativen Deutungen zu gelangen. Im Gegenzug verhilft ihm dies dazu, seine eigene Identität als Analytiker zu verfeinern und zu differenzieren. Es ist ein unendlicher zirkulärer Prozess. Der Psychoanalytiker geht aus einer Kur nicht unversehrt heraus. Auch er wird darin transformiert.

Welche Transformation ist nun von einer Kur zu erwarten? Ganz idealerweise scheint mir die erwünschte Arbeit ein Aufblühen und eine psychische Freiheit mit sich zu bringen, die durch die Aneignung neuer Anteile der Psyche ermöglicht wird, durch eine angemessenere Triebmischung und durch eine veränderte Beziehung zur Lust, die es ermöglicht, den Modus des Überlebens zu verlassen, eine Neugier auf die eigene innere Welt zu entwickeln, weniger aufwändige Abwehrmodi einzusetzen und sich eine Geschichte zu eigen zu machen, die zu einem neuen Gefühl von innerer Kohärenz führt. Um dies zu erreichen, geht es darum, unvergessbaren Zuständen und Wahrnehmungsspuren symbolische Formen zu geben und dadurch die Fähigkeiten zur Repräsentation zu verbessern. Die sich daran anschließende Arbeit der Sinngebung kann dem Patienten eine vielschichtigere Kommunikation sowohl mit seiner inneren wie auch mit der äußeren Welt ermöglichen.

Im großen Ganzen bedeutet Transformieren den Übergang von der Wahrnehmung zur Halluzination und dann zur Repräsentation der Dinge zu finden, zur sekundären Symbolisierung, zu Worten, zur Narrativität und einer Zeitlichkeit, die Sinn stiftet. Die Kur sollte blockierte Prozesse wieder in Bewegung bringen und zu einer selbstreflexiven Fähigkeit führen, zu einem dreidimensionalen Raum, einem inneren Container, in dem mit Bildern und Fantasien gespielt werden kann. Sie soll ein rigides Über-Ich mildern. Das schließt die Entwicklung einer Fähigkeit ein, sich selbst zu lieben, ebenso aber, ein Objekt zu lieben, ohne dass Hass wiedererweckt wird aus Angst davor, bedrängt oder fallengelassen zu werden. Idealerweise könnte die Kur dem Patienten dazu verhelfen, ohne zu viele Fesseln zu denken, Tabus und Realitätsverleugnungen loszulassen, die ihn in einer Enklave, einer Art totalitärem Zustand eingeschlossen halten, bei dem das sadistische und allmächtige inkorporierte Objekt ihn daran hindert, für sich selbst zu denken.

Damit haben wir eine zugleich weit ausgelegte und optimistische Vision des Transformationsprozesses. Meinen Beitrag werde ich zwischen einem »relativen Optimismus und einem lebendigen Pessimismus« ansiedeln, wobei ich die nichtneurotischen, die Grenzfall-Pathologien in den Mittelpunkt stelle.

Diese wenigen einführenden Worte betreffen Begriffe wie das Traumatische, die frühe Spaltung, den Mechanismus der Wiederholung, ebenso aber den Begriff des Ich, den seiner Beschaffenheit, seiner Stärke oder seiner Brüchigkeit. Ich werde diese unterschiedlichen Aspekte einen nach dem anderen behandeln.

## Einige Bemerkungen zum Ich

Die Empfindungen des Babys stammen aus verschiedenen Quellen: visuellen, auditiven, olfaktorischen, haptischen oder anderen. Diese müssen miteinander vereinbar sein, damit eine allererste Einheit auf der Grundlage des Seinsgefühls gestaltet wird. Manchmal kompromittieren Triebschicksale diese Einheit, dieses Ich, diesen ersten Identitätssockel. Sie können mit einem ökonomischen Zuviel oder einem Nicht-Genügend verbunden sein, mit einer Unvereinbarkeit heterogener Empfindungen oder einem Mangel an mütterlichem Containment.

Unter dem Ausdruck des Ich verstehe ich das Psychische, die Psyche in ihrer Gesamtheit, das Ich als Container ebenso wie als Inhalt. Das geht deutlich über die Freud'sche Abgrenzung von Ich, Es und Über-Ich der zweiten Topik hinaus. Ich sehe darin das Ergebnis des ganzen Prozesses der subjektiven Aneignung sowie der Entwicklung der Fähigkeit zu symbolisieren. Dies betrifft eine gute Synthese der verschiedenen Elemente des Ich, die Introjektion eines stabilen Containers, die Klärung seiner Grenzen und mithin eine Differenzierung von Ich und Nicht-Ich. Dadurch wird die Wahrnehmung des Objekts ermöglicht und dann, Schritt für Schritt, diejenige des Dritten. Bekanntlich geht die Unterscheidung von Ich und Nicht-Ich derjenigen der Geschlechter und der Differenz zwischen den Generationen voraus. Sie wird parallel zur Fähigkeit aufgebaut, sich abzugrenzen, »Nein« zu sagen, die ein Erwerb der Zeit zwischen dem ersten und dem vierten Lebensjahr ist, der analen Phase gemäß der Freud'schen Nomenklatur. Die Gewalt des Nein ist wesentlicher Teil der Basis der Identität des Subjekts.

Die Konstruktion der Identität setzt sich zusammen aus Triebmischung und Reaktion der Umwelt. Winnicott beschreibt die ausreichend gute Mutter als weder zu präsent noch zu abwesend. Ohne dieses Gleichgewicht in der Beziehung zum Objekt wird die Konstitution eines differenzierten und strukturierten Selbst gefährdet sein.

In dieser Sichtweise entspricht die anale Phase und ihre Ausarbeitung einem entscheidenden Moment in der Entwicklung von Kohärenz und Kraft des Psychischen. Sie ist auch ein Moment, in dem im Nachhinein früher geschehene Verletzungen vernarben können. Ein Seinsgefühl, eine narzisstische Grundlage zu bilden: Darum geht es in der ersten Zeit des Lebens. Nun kann es jedoch geschehen, dass die verschiedenen beteiligten Prozesse gebremst werden oder das Kind verheerende Abwehrmodi mobilisiert, weil das unreife Ich von allzu desorganisierenden Einflüssen überwältigt wird. Abwehrmodi, die eine unvergessbare Spur von Leere, Diskontinuität und Gewalt hinterlassen. Das Subjekt entwickelt in der Folge nicht das Gefühl, kontinuierlich zu existieren. Spiegelbildlich könnte man sagen, dass sein Objekt nicht konstant existiert. Das Kontinuitätsgefühl ist aber unverzichtbar, um bis drei zu zählen, mit anderen Worten, um zur Subjekt-Objekt-Beziehung zu gelangen und sich in der Folge für den Dritten zu öffnen. Bei den Grenzfällen ist diese fundamentale Schicht, diese Hülle des Ich häufig schlecht aufgebaut.

## Anmerkungen zum Trauma, um das »Unvergessbare« besser zu erfassen

Traumatisch ist das, was das Ich überwältigt – genau das ist die Definition des Traumas. Das Unvergessbare, von dem im Titel dieser Arbeit die Rede ist, scheint mir in direkter Verbindung damit zu stehen. In einem kürzlich erschienenen

Artikel vertieft Jacques Press in fruchtbarer Weise den Terminus des Unvergessbaren (Press, 2011). Er verbindet diesen Begriff mit den primitiven, nicht-symbolisierten, nicht repräsentierbaren Spuren, die im Psychischen spuken und der Integration im Wege stehen – bewegungslose, beklemmende Wahrnehmungen. Diese nicht symbolisierbaren Zonen werden – so Press – vom Subjekt als ein Zuviel erlebt und als zu erregend, solange sie nicht mit Sinn verbunden sind. Aus diesem Grund werden sie fortwährend ausgestoßen. Paradoxerweise persistieren diese traumatischen Einschreibungen, ohne sich zu verändern; insofern sind sie unvergessbar und es ist dieser erstarrte Aspekt, der jegliche Transformation blockiert (ebd.).

Das Unvergessbare hat eindeutig eine Verwurzelung, eine körperliche Spur, die vielleicht ebenso genussvoll wie terrorisierend ist. Ich habe das zum Beispiel in plötzlich auftauchenden Gerüchen, unverhofft einsetzendem Schwitzen, Zittern oder bizarren, nicht zu unterdrückenden, unkontrollierbaren Gesten beobachten können. Im Großen und Ganzen ist das Trauma umso mehr an den Körper gebunden, je früher es ist. Nancy Huston beschreibt dies in ihrem letzten Roman sehr gut:

> »Das Trauma bewirkt eine Erstarrung. Es ist keine schwere Zeit, es ist eine Sackgasse, etwas, das nicht geht. In ihm erstarrt die Zeit […] das Trauma verbleibt für immer in der Gegenwart. Es zieht sich nicht in die Vergangenheit zurück und normalisiert sich nicht, um nach und nach in die Lebensgeschichte integriert zu werden. Das Trauma hat eine unmittelbare, überwältigende, halluzinatorische Qualität. Sein Schmerz bleibt lebhaft, lebendig. Es hält die Zeit an« (Huston, 2014).

Das Subjekt organisiert sich, um zu überleben – allerdings um den Preis von Spaltungen, Zerstückelung oder Verzerrungen, das heißt von Brüchen in der Kontinuität seines Seins. Man könnte sagen, der Patient gerät bei der Vorstellung in Panik, die beiden Seiten der Spaltung könnten sich berühren. Es ist eindeutig Todesangst, die diese Deformationen bewirkt hat und schlussendlich ist es auch sie, die den Prozess der Transformation blockiert.

Das Trauma hat das Ich also dazu gebracht, einen Teil von sich »zu amputieren«, damit es nicht das Zuviel, die Überwältigung, Ohnmacht, Leere und Einsamkeit erleben muss, die mit ihm verbunden waren. In der Kur wird die Regression den Patienten dazu führen, sich der ursprünglichen Wunde anzunähern, im Versuch, zu erfassen, was die Konstruktion seines Ichs durcheinandergebracht hatte. An die Stelle des Schreckens könnte eine Arbeit der Symbolisierung treten, die verbindet, was von der Außenwelt und der inneren psychischen Realität her kommt. Antonino Ferro legt nahe, dass es für die Vergeschichtlichung nicht so sehr darum geht, Inhaltsdeutungen zu geben, sondern eine Arbeit der »Hydrierung« zu versuchen. Der Analytiker soll die Dichte »verflüssigen«, mit seinem eigenen psychischen Apparat, seinen Metaphern und seinen Bildern zu einer in Gang kommenden Bewegung beitragen. Hydrieren als Verflüssigung, Wasser zum Fließen bringen – die Verzerrungen geschmeidig machen, damit der Strom des Lebens ins Ich zurückkehren kann. Wenn diese Bewegung entsteht, kehrt die Zeitlichkeit zurück und psychisches Wachstum kann einsetzen. Genau dies ist die schwierige Aufgabe der Kur: die Aneignung dieses Unvergessbaren, das einzig erlaubt, »zu etwas anderem überzugehen« und möglicherweise zu vergessen, um eines Tages vielleicht eine Spur davon zum Sprechen zu bringen. Es handelt sich hier um eine andersartige Transformation als die Aufhebung der Verdrängung; beides sind parallele und unerlässliche Wege.

## Zwei Anmerkungen zur Spaltung

Die Amputation des Ichs scheint unter dem Druck einer lebenserhaltenden Notwendigkeit zu entstehen. Paradoxerweise ist die Spaltung umso verheerender, je früher sie stattfindet, umso mehr erfordert sie Energie und Kontrolle. Ich denke an einen Artikel aus der Zeit des Kosovokrieges. Er berichtete von dem Erleben eines Kindes, das einem Zuviel an Gewalt ausgeliefert war, zu hart, zu früh. In einem ergreifenden Gespräch konnte man lesen, wie dieses kleine Kind seine Umgebung anflehte, es ins Krankenhaus zu bringen, weil es wollte, dass man ihm seine Träume entferne. Es sagte: »Tagsüber mache ich etwas, ich treffe meine Freunde, aber in der Nacht kommt es wieder, ich sehe alles wieder, die Massaker, die Hinrichtungen, meinen gesteinigten Vater ... Ich kann nicht mehr, ich kann so nicht leben.« Als man dem Kind erklärte, man könne ihm seine Träume nicht entfernen, weil sie in seinem Kopf, in seinem Gehirn seien, schrie es wie von Sinnen, man solle ihm diesen Teil seines Gehirns herausschneiden. Es zeigte damit bildhaft das Drama seiner Traumatisierung und seinen Abwehr-Amputationswunsch. Es ist klar, dass solche traumatische Wahrnehmungen im Rohzustand zum Unvergessbaren gehören. Spaltung scheint die einzig mögliche Abwehr zu sein, um eine derart unendliche Verzweiflung zu überleben. Die Unreife des Ichs erlaubt auch hier weder Trauer noch ausreichende Mentalisierung.

Die Spaltung hat ein »Leben auf Sparflamme« oder vielmehr ein »Überleben« zur Folge. Etwas bewohnt den Patienten, aber er sieht weder, was es ist, noch erkennt er es als etwas ihm Zugehöriges. Gefangen im »Überlebensmodus«

kann er nicht in einem psychischen Raum spielen. Mit dieser Blockade muss es die Kur aufnehmen.

## Zum Wiederholungszwang

Das Subjekt flieht vor dem Unvergessbaren und dem allzu Schmerzhaften, das darin verborgen ist. Dennoch und paradoxerweise könnte man sagen, dass die entsprechenden Empfindungen und Wahrnehmungen den Wiederholungszwang nähren, dass sie an die Tür klopfen, um gesehen und integriert zu werden, als wäre eines der Anliegen der Wiederholung die Reintegration, die Beherrschung dessen, was überwältigend war, woran man sich nicht erinnern kann, was jedoch unvergessbar bleibt. In der gleichen Richtung beschreibt Ogden, dass die Kraft, die den Patienten dazu treibt, die Quelle seiner Ängste zu suchen, gerade in dem Gefühl liegt, durch eine frühe Spaltung von Teilen seiner selbst abgetrennt zu sein (Ogden, 2008). Ähnlich sprechen Jean-Claude Rolland und René Roussillon von einer Art Zwang zur Repräsentation, von einem Drang zur Integration, den man als positive Seite des Wiederholungszwanges wahrnehmen kann. Es erscheint mir in der Tat so, dass, was sich unaufhörlich wiederholt, nicht nur eine zerstörerische Bewegung ist, sondern auch ein lebenstragendes Element enthält, etwas Vitales aus der Realität des Patienten, das danach strebt, sich vernehmbar zu machen, ein Zuviel an archaischem Material, das nach Anerkennung sucht und aufgenommen, contained werden will, da wo es in der Vergangenheit kein Echo empfangen hat. Es wäre eine Art unbewusste Intentionalität im Spiel. Diese Art Sprache sollte unserem Verständnis dessen, was reaktiviert wird, Nahrung geben und uns ermöglichen, die Wiederholungen in Symbole, Metaphern oder Worte zu transformieren.

Einige Patienten kommunizieren mittels besonderer und verwirrender Sprachen, jenseits von Worten. Ich denke an die Sprachen des Aktes oder der Somatisierung. Die Wucht des Wiederholungszwanges, den wir in der Kur wachgerufen haben, nimmt häufig diesen Weg. Könnte man in gewissen Fällen ein körperliches Symptom oder ein Agieren wie Hilfsmittel verstehen, die Unvergessbares zu symbolisieren und Vorsprachliches zu repräsentieren suchen? René Roussillon geht so weit zu behaupten, dass die Somatisierung eine »halluzinatorische« Aktivierung von Gedächtnisspuren vergangener Erfahrungen sei, die empfunden und bewahrt, aber nicht psychisch integriert worden sind. Er meint, ein psychosomatisches Symptom könnte eine biologische Lösung darstellen, um das psychische Gewahrwerden eines Traumas zu vermeiden, das so unvergessbar wie nicht symbolisiert ist. Ich denke an eine Patientin, die in den Sitzungen regelmäßig am ganzen Körper in zwanghafter und entsetzter Weise zitterte. Was schrie sie dabei heraus? Sie schien eine Art Memorial aufzurichten, die unvergessbare Spur einer Beziehungskatastrophe der Vergangenheit, einer nicht zustande gekommenen Begegnung, die zugleich Quelle von heftiger Gewalt ist.

Manchmal taucht im Laufe der Kur eine Somatisierung auf. Mir ist aufgefallen, dass ein solcher Angriff auf den Körper oftmals auf eine intensive psychische Arbeit am Affekt folgt – als ob diese nicht ausreichte, selbst wenn vieles in Worte oder in Bilder gefasst werden konnte, als ob es dieser Somatisierung bedürfte, damit sich die traumatischen Spuren schließlich in Gedanken umformen können. Es ist gut möglich, dass es vor allem dem analytischen Rahmen zu verdanken ist, wenn all dies aufgenommen werden kann. Dort, wo es nur Leere gegeben hat, gibt es nun – hinter der Couch – einen Blick, der Sinn zu geben versucht.

Ob die physische Gesundheit teilweise auf der Qualität, der Organisation, aber auch auf der psychischen Ökonomie des Subjekts beruht? Heutzutage scheint eine Verbindung zwischen Somatisierung und der Qualität der Mentalisierungsprozesse klar zu sein – das heißt der Entwicklung des Ichs, von der soeben die Rede war.

Um eine andere Sprache zu verwenden, könnte man mit Bion von einer guten Alpha-Funktion sprechen, die als ein integrierender Container der primären traumatischen Elemente fungiert und die Quantität, das Zuviel der Beta-Elemente, in Qualität transformiert. Der Trieb stammt aus dem Inneren, während die Beta-Elemente den psychischen Raum zugleich von innen und außen her bombardieren. Die Katastrophe, der Rückgriff auf andere Sprachen passiert, wenn die Beta-Elemente keinen Container, keinen Transformationsapparat finden.

Könnte in manchen Situationen ein gestärktes Ich, eine »ausreichend gut« gewordene psychische Ökonomie, bestimmte Somatisierungen verhindern? Könnte die progressive Aneignung eines solideren Ichs im Verlauf der Kur wie ein wirksameres Immunsystem funktionieren?

Kehren wir zum Optimismus oder zum Pessimismus zurück. Der Titel meiner Arbeit enthält die Hoffnung auf Transformation, aber die drei Auslassungspunkte, die ihn abschließen, setzen ihn in Moll.

Ich möchte einen meiner Patienten zu Wort kommen lassen, der eine lange Analyse hinter sich hat. Er sagte zu mir: »Gefühle überwältigen mich. Aber trotzdem ist es ein Glück, ein sehr schönes, menschliches und persönliches Abenteuer bestanden zu haben.«

Wie sind diese Worte zu verstehen? Lassen wir uns blenden vom Hinweis auf das schöne, menschliche und persönliche Abenteuer oder vom Hinweis auf

Gefühle, die eine offensichtliche subjektive Aneignung zeigen, ein Auftauen, eine Integration der Affekte, der Empfindungen, von neuem Erleben? Bleiben wir bei der Idee des Abenteuers stehen, das ebenso das »Vitale« illustriert, die Triebintegration, wie auch den Weg »zu zweit«, Analytikerin und Patient? Gewiss. Das, was mich aber in den Worten meines Patienten besonders berührt, ist das Wort »trotzdem«, diese Art des »trotz allem«, trotz der Enttäuschung über all das, was nicht gelebt werden kann und sich in der Kur nicht heilen ließ.

Mir scheint, dass diese Enttäuschung verbunden ist mit der Tatsache, dass Patienten oftmals mit einer Art von Geheimnis in die Kur kommen, wahrscheinlich unbewusst, mit einer Versteinerung magischer und wiedergutmachender Szenarien. Es sind immer dieselben, unverändert seit der Kindheit, eine Art von »privater Verrücktheit«, eingeschrieben in eine primäre Logik: eine verrückte, auf den Analytiker projizierte Hoffnung, dass es ihm gelingen könnte, auf magische Weise die traumatische Spur auszulöschen und – in einer völligen Verleugnung der Zeit – das vergangene Erlebte wiedergutzumachen. Diese Szenarien entstammen den infantilen allmächtigen Rêverien, die diesen Patienten häufig erlaubt haben, zu überleben, während ihr Ich durch ein triebhaftes Zuviel überwältigt wurde, dem weder sie noch jemand anderes entgegentreten konnte.

Selbst wenn unsere Rêverien in der Gegenübertragung, unsere Intuitionen und schließlich die Worte, die diese uns zu finden erlauben, passend und spiegelnd wiedergeben, was diese Patienten uns von ihrem vergangenen Entsetzen mitzuteilen versuchen, könnte man sagen, dass es niemals genug ist, dass es niemals genau das ist, was sie erwarten – in anderen Worten: Es ist immer falsch und kann nicht wirksam werden, weil wir ihnen in der Vergangenheit gefehlt haben. Man kann daher nur ein Objekt sein, das nicht gesehen und nicht gehört hat, denn das Kind von gestern, das in ihnen ist, will nicht das Hören im Hier und Jetzt; es will aufgenommen werden, wie es gestern hätte geschehen sollen. Gegenwart und Vergangenheit sind vermischt, erstarrt. Das derart entworfene allmächtige Szenario muss sich in identischer Weise in der Kur abspielen, sonst würden diese Patienten sich im ursprünglichen Zustand von verzweifelter Ohnmacht wiederfinden. Diese »Hilflosigkeit« befeuert den Übertragungshass gegenüber einem treulosen Analytiker, der ihr Entsetzen, wiederum mit der Todesangst konfrontiert zu sein, nicht versteht. Es ist, als ob hinter unserem Zuhören immer auch ein lügnerisches und taubes Objekt verborgen wäre. Je früher der Mangel stattgefunden hat, desto mehr Zeit braucht es, um zu einem Kind in verzweifelter Lage vorzudringen, das einfordert, was nicht gewesen ist. Sicherlich geschieht etwas, aber manchmal geht es nur tröpfchenweise.

In einer Übertragung der Umkehrung erleidet der Analytiker in seiner Gegenübertragung nun angesichts völliger Unbeweglichkeit Hoffnungslosigkeit und Ohnmachtsgefühle. So übernimmt er das unvergessbare Gefühlserleben des Patienten, das dieser sein Leben lang loszuwerden versucht hatte. Dieses Gegenübertragungserleben und vor allem seine anschauliche Formulierung kann Schritt für Schritt eine subjektive Aneignung beim Patienten fördern.

Die Magie ist illusorisch, aber auf sie zu verzichten ist schwierig. Es würde die damals unternommene Anstrengung, eine Situation ohne Sinn zu containen, infrage stellen. Die Regression der Kur entfacht eine primäre Logik. Wie Jean-Bertrand Pontalis es ausdrückt, klammert der Patient sich an die Zeit, »die nicht vergeht« (Pontalis, 1997). Die Spur eines zuverlässigen Objekts in ihm ist so schwach, dass er nicht das Risiko eingehen kann, loszulassen, sich nicht vorstellen kann, die Dinge anders anzugehen, das Risiko, zu vergessen, einzugehen, oder auch, zu einer anderen Logik zu wechseln. Es ist wie im Mythos von Sisyphos: Ohne Unterlass muss das Werk immer wieder angegangen werden, damit sich in ihm die Überzeugung einstellen kann, in seiner kindlichen Verzweiflung gesehen und anerkannt worden zu sein. Der Patient hat häufig Mühe damit, den Analytiker als solidarisch mit dem von ihm eingeschlagenen Weg wahrzunehmen. Er möchte ihn zum Liebesobjekt seiner magischen Fantasie machen. Die unvermeidbare Desillusion und die damit verbundene Welle von Hass verwandeln ihn in ein Raubtier. Der Patient kann weder auf den Hass, noch auf die Hoffnung verzichten. Beide Elemente sind fest verankert. All dies ist auf einen primären Abstimmungsmangel zwischen der Mutter und dem Kind zurückzuführen, auf etwas, das zu viel oder nicht genug war, und das unaufhörlich im Vordergrund der Szene wiederkehrt.

Mir scheint, dass die Arbeit an dieser ersten wiedergutmachenden Illusion vielleicht die größtmögliche aller Transformationen der Kur wäre. Das ist bei dem Patienten, von dem vorhin die Rede war, gelungen. Aber wir müssen auch eine »gesunde« Ohnmacht integrieren, denn man kann nicht alles transformieren. Es ist, als bliebe immer eine Art von Nachgeschmack, den mir das »trotzdem« zu illustrieren scheint, das mein Patient ausdrückte. In einem bestimmten Moment beschrieb er seinen Zustand als einen Virus, der kein Fieber mehr macht, aber dessen Spur im Blut bleibt. Er hat jetzt die Werkzeuge, um mit der Spur dieser psychischen Malaria umzugehen. Ist der Abgrund geschlossen? Je mehr die traumatische Spur körperlich ist, desto schwieriger ist die Arbeit – als wenn beim Patienten eine Art von »reflexhaftem« Widerstand auftauchte, der sich der Repräsentation und dem Denken entgegenstellt. Ich denke an das Bild des einsamen Wolfes von Luc Magnenat (Magnenat, 2016). Die Transformationsarbeit erlaubt dem Patienten, in seinem psychischen Raum zu spielen, sich nicht mehr von den furchtbaren Wolfsmeuten kolonisieren zu lassen, die alle Macht über ihn hatten.

Aber es wird ein einsamer Wolf in ihm bleiben, der ihn daran erinnert: Ja, es hat Bedrohung gegeben, das kann man nicht auslöschen.

In bestimmten Momenten sagte mein Patient: »Es ist merkwürdig, aber plötzlich gibt es so etwas wie einen neuen Vertrag zwischen meinem Kopf und meinem Körper, ich empfinde eine tiefe Entspannung, ein Wohlbehagen.« So verknüpfte sich die Destruktivität, trat in ein dynamisches Spiel mit einer anderen Logik ein, die Kopf und Körper zusammenbringt. Gibt das »trotzdem«, das subtil aus seinen dankbaren Äußerungen aufschien, nicht die milde Enttäuschung wieder, die vielleicht jeglicher psychischen Transformation innewohnt, die unverzichtbare Trauer um die kindliche Allmacht, die eine Art von – allerdings unechter – psychischer Wirbelsäule dargestellt hatte?

Dieser Verzicht zieht glücklicherweise in seinem Kielwasser andere Transformationen nach sich. Ich denke dabei an die Veränderung der Wahrnehmung selbst des Traumatischen, an die Veränderungen der Objekt-Imagos. Das Unvergessbare verwandelt sich in eine Geschichte, eine Zeitlichkeit und eine viel vollständigere Aneignung der triebhaften Welt werden möglich.

Manchmal dauert es unheimlich lange, bis sich dieses heilsame »trotzdem« einstellen kann. Die Zeitlichkeit bleibt blockiert und der Pessimismus hält uns im Griff. Der narzisstische Missbrauch bringt eine eingefrorene Zeitlichkeit mit sich und die omnipotente Beziehung zu einem idealisierten Objekt scheint dem Patienten eine betonierte Zuflucht vor seinen Ängsten vor Zerstückelung und Zusammenbruch zu bieten.

Ich denke an eine der primärprozesshaften und allmächtigen Logik verhaftete Patientin, die sehnlichst einen Akt der Rettung erwartete, eine Fortführung des magischen Aktes, den sie in der Kindheit erwartet hatte. Der Verzicht darauf, an meine Fähigkeit zu glauben, diesen Rettungsakt vollbringen zu können, gestaltete sich schwierig – sie wollte die Hoffnung nicht aufgeben. Sie war überzeugt davon, dass – wenn ich sie nur richtig verstanden hätte – ich all meine Macht entfalten könnte, um alles zu beheben, worunter sie gelitten hatte. Wenn ich aber die Macht gehabt hätte, sie lebendig zu machen, wäre ich dann nicht gleichzeitig die archaische Figur, die ihren Tod gewollt hätte – und die eine andere ihrer hartnäckigen kindlichen Überzeugungen genährt hätte: »Sie hatte nicht das Recht zu leben«? Ihre paradoxe Logik nahm allen Raum ein, wechselte von unsinnigem Agieren zu gefährlichen Somatisierungen und konnte nur schwer in ein Übertragungs-Gegenübertragungs-Spiel eingebracht werden. Diese Art der Logik war eindeutig eine Abwehr in Verbindung mit ihrem fragmentierten Ich. Aber was für eine behindernde Abwehr – die verhinderte, dass sie wirkliche Bindungen eingehen konnte.

Diese Logik kann heute »gesagt« werden. Sie ist in eine umschriebene »private Verrücktheit« eingedämmt worden. Meine Patientin kann damit spielen, in einem psychischen Raum und einem konsolidierten Ich. Es gelingt ihr heute, sich zu sehen und sich ihre Geschichte zu erzählen, ohne sie agieren zu müssen. In einem Auf und Ab kehren aber plötzlich Augenblicke der Angst wieder, und dann ist es so, als ob nichts erreicht worden wäre. Das Gewebe, das wir miteinander gewoben haben und der Faden des Sinns, der ihm entspringt, ist immens. Er ist da, bereit, sie zu wärmen, in ihren Adern zu fließen, aber manchmal ist es nicht erlaubt, dass sie sich gestattet, an diese Realität zu glauben. Es bleibt eine schreckliche Angst, dass man ihr alles wegnimmt, dass man ihr das Recht auf diesen neuen Lebensfluss entzieht. »Wenn ich etwas habe, wird man es mir wegnehmen«, wiederholt sie unablässig. Sie klammert sich an den Umstand, dass, wenn die Analyse eines Tages beendet sein wird, all dies nur eine Illusion ist. Sie weiß sehr genau, dass es anders ist, aber sie klammert sich verzweifelt an diese Verleugnung der Realität. Man könnte sagen, dass dies ganz entfernt in Verbindung steht mit den Abtreibungswünschen ihrer Mutter und mit den damit verbundenen unvergessbaren Spuren davon, dass man ihren Tod wollte. Sie klammert sich an ihre wahnhafte Übertragung. Als Kind war es, als ob ihr Hass auf ihre Objekte diese zum Verschwinden gebracht, als ob sie jene getötet hätte. Also existiere auch ich nicht. Im Übrigen aber kann sie mich nicht als lebendig wahrnehmen, weil ich dann wirklich eine andere wäre und ihre fusionierende Fantasie damit zerstört wäre. Sie hat Angst zu sterben, falls sie von ihren Überzeugungen lässt, obwohl der Zusammenbruch, den sie erwartet, bereits stattgefunden hat. Sie weiß es, aber ihr Körper holt sie wieder ein. Der Körper verlangt eine schützende Haut, meine magische Haut, eine echte Haut, die sie vor den vergangenen Aggressionen schützt. Sie will keine Metapher, nur mich hier und jetzt. Die Transformationen der Kur können sie nicht zufriedenstellen, als würde die Befriedigung zu einer Drohung von Abhängigkeit und von Verlust. Es ist in der Tat, als ob sie zum Objekt sagen würde: »Wenn Du heute da bist, so wirst Du morgen verschwinden und mich verlassen«, als ob es nicht anders sein könnte, als dass sich das Lebendige zum Agenten des Toten verwandelt. So macht sie in ihrem Kopf aus mir ein formbares Objekt, mit dem sie pausenlos nach ihrem Gusto spielen kann, und kämpft so gegen die Einsicht, gegen jede psychische Bindung, die Sinn machen könnte und ihr ermöglichen würde, Unbekanntes zu fühlen.

Da sie nicht auf die Hoffnung einer besseren Vergangenheit verzichten kann, befällt mich Ohnmacht: So sehr fühle ich mich herausgefordert, eine gepanzerte Tür aufzubrechen oder ein Marmordenkmal bewegen zu müssen. Sie erwartet unablässig den magischen Auslöser, der sie ins wahre Leben eintreten lassen würde.

Deutungen greifen nicht. Nichts hinterlässt Eindruck und ich erleide die Abweisung, als deren Objekt sie sich fühlt. Sie kann sich nicht erlauben, zu vergessen. Um zu vergessen und sich danach aufs Neue zu erinnern, muss man sicher geworden sein, dass das Objekt nicht verschwindet, sondern durchaus woanders existiert. Für sie aber besteht für das äußere Objekt keine Konstanz. Manchmal muss sie es wiedersehen, um an seine Existenz zu glauben. Es ist quälend, das Objekt nicht »abwesend« machen zu können – umso mehr, als die Fähigkeit zu denken ihre Quelle in ebendieser Fähigkeit des Ertragens seiner Abwesenheit hat. Für meine Patientin ist die Abwesenheit ein Abgrund, der alles mit sich fortgerissen hat und wenn ich weggehe, lasse ich sie fallen und bewahre nichts mehr. Auf einen Schlag ist sie selbst nichts mehr. Die Fähigkeit, allein zu sein, baut auf der Möglichkeit auf, die Besetzung der Wahrnehmung und der Repräsentation vom Objekt abzulösen, sich in gewisser Weise vom Objekt freizumachen, es loszulassen, um es anders zu ergreifen, wie Roussillon vorschlägt. Aber die Freiheit des Objekts ist unerträglich. Paradoxerweise sucht uns der Patient als einen anderen, aber er will die Fusion, erträgt die Differenz nicht, die Andersheit, mithin die Freiheit, seine eigene Freiheit wie auch diejenige des Analytikers.

Glücklicherweise lässt diese Patientin mich andere Male sehen, dass sie sehr lebendig ist und dass Integration geschafft, eine Geschichte gebildet wurde. Nach wie vor ist die Analyse manchmal noch immer der Ort ihrer geheimen Verrücktheit, während der andere Teil ihres Lebens Schritt für Schritt »ins Leben und zu Wohlbefinden« führt. Viele Dinge sind wirklich verändert worden. Manchmal aber habe ich die Fantasie, eine Woge von Destruktivität könnte meine Patientin noch einmal und für immer fortreißen. Ich habe mich unaufhörlich gefragt, ob andere Wege als die Kur dieser Patientin, der es so schlecht ging, mehr hätten helfen können, aber ich kann es mir nicht wirklich vorstellen ...

Green nannte »geheime Verrücktheit« jene primäre Logik, die von Allmacht eingefärbt ist, Erbin der archaischen Geschichte des Patienten, die zu einer Sorte von »Überzeugungen« führt, die schwer loszuwerden sind (Green, 1990). Es braucht unglaublich viel Zeit, bis diese Logik sich mildert, dem Patienten eine sekundärprozesshaftere Logik zugänglich wird, die das Ergebnis einer Arbeit der Konstruktion sein kann. Es scheint mir klar zu sein, dass dies nur zusammen mit dem Erwerb eines solideren Ichs geschehen kann, das ebenso das Gefühl, kontinuierlich im Kopf des anderen zu existieren, begünstigt wie auch die Objektkonstanz.

Die primären Überzeugungen sind nachträglich entstanden, als Abwehr gegen das Unvergessbare, von dem wir gesprochen haben. Unsere Aufgabe besteht darin, diese primären Überzeugungen zu kontextualisieren, zu historisieren und vor allem ihre vergangene Funktion anzuerkennen. Das wird sie weniger schädlich und weniger wirksam machen. Wie in der Geschichte des Wolfes wird sich die Spur dieser Logik manchmal erneut beleben, aber sie sollte nicht mehr den ganzen Platz einnehmen. Das dauert lange, denn bei den Grenzfall-Patienten scheint das Reale Betrug zu sein.

Manche Babys haben empfunden, dass sie sterben werden und diese Spuren des Todes bleiben in ihnen. Durch die Übertragung löst sich dieses Etwas, in dem Leben und Tod ineinander verdichtet sind. Kinder, die Deprivationserlebnissen ausgesetzt waren, haben tote Geschichten erlebt, »Nicht-Geschichten«. Paradoxerweise ist auch dies das Unvergessbare. In der Kur wiederholt sich die Gewalt eines Anspruchs an ein Objekt, das nicht da gewesen ist; das schreit das Trauma heraus, aber es ist wie in einem Teufelskreis, denn genau das verhindert, es zu denken, in die Geschichte einzusetzen und zu betrauern.

An dieser Stelle möchte ich noch einige Gedanken zur Transformation von Träumen einbringen, denn bei den Grenzfall-Patienten beobachten wir geradezu eine Evolution der Träume im Verlauf der Kur. Zu Beginn sind sie häufig übermäßig verdichtet, mit Spuren infantiler Erfahrungen von psychischem Tod oder Bildern wie dasjenige einer Patientin, die wiederholt von einem Babyfläschchen ohne Sauger träumte, ohne dazu assoziieren zu können. Diese statischen Traumbilder sind paradox, denn es ist, als wenn sie etwas sagen, aber gleichzeitig dürfen sie es nicht sagen; als wenn der Patient die Spuren verwischen würde, so sehr ist er gefangen zwischen der Lust und der Unlust, dass man sich ihm nähere. Da der Traum die Erfahrung des Leids wieder aufbringt, ermöglicht er, ebenso den Wunsch wie auch die Repräsentationen des Traumatischen zu berühren.

Zum Schluss noch einige Anmerkungen über das, was Transformation bewirkt, sowie zur Gegenübertragung. Grenzfall-Patienten wollen, dass sich nichts bewegt und dass Magie geschieht. Sie klammern sich an den undenkbaren Schmerz und haben Mühe, zu einer Traurigkeit zu gelangen, die in Verbindung mit den Erinnerungen, den repräsentierbaren Elementen stünde. Würde Transformieren bedeuten, diesen Übergang vom Schmerz zur Traurigkeit zu ermöglichen?

Eines der uns zur Verfügung stehenden Werkzeuge ist unser Vermögen zuzuhören. Es öffnet in Richtung auf ein Jenseits, zum Latenten, zum Außergewöhnlichen und schafft möglicherweise die Überraschung. Ein anderes Werkzeug wären die Bilder, Rêverien und träumerischen Gedankenfetzen, die in uns auftauchen und uns bei der Formulierung unserer Hypothesen leiten. Sie bieten eine Möglichkeit, sich dem Nicht-Symbolisierten des Patienten anzunähern und das konkrete Material zu verlassen, das nur ein defensiver Schutz gegen das Aufkommen von schmerzhaften Affekten ist. Diese Rêverien öffnen in Richtung auf ein Anderswo, ein Unbekanntes.

Das, was transformiert, ist aber auch die Ausdauer und Standhaftigkeit des Analytikers, seine Toleranz gegenüber der Leere, dem Negativen, seine Möglichkeit, das, was in der primären Beziehung so grausam Mangel hinterlassen hat, zu containen, sowie seine Fähigkeit, die Rolle des Spiegels zu spielen, fortdauernde Leidenszustände zu teilen und dabei zu vermeiden, abwehrend oder in verfrühter Weise zu deuten. Die Arbeit der Symbolisierung, die er initiiert, kann das Erleben des Patienten transformieren. Die unvergessbaren, in den Körper eingeschriebenen Spuren, die Empfindungen, die nach Repräsentation suchen, werden im Erleben der Gegenübertragung des Analytikers zu einer ersten Stufe der Übersetzung von archaischem Erleben. Die Traumfunktion des Patienten ebenso wie des Analytikers wären dann eine zweite Stufe vor einer dritten, nämlich der Wort-Repräsentation mit ihrer Verankerung im Vorbewussten. Die Transformationsarbeit ginge von den unvergessbaren endoperzeptiven Spuren aus, um sie mittels einer Arbeit der Kontextualisierung zu Bildern, in Träume und schließlich in Worte umzuarbeiten. Es ist, als wenn wir die »Lebendigkeit der Wörter« aus ihrer Verwurzelung im Körper aufsteigen lassen müssten.

Mithilfe eines »geteilten Affektes«, wie es Catherine Parat formulierte (Parat, 1995), müssen wir den Patienten dahin bringen, das Wagnis einzugehen, zu wissen, sich zu befragen, seine Angst vor dem Zusammenbruch zu überwinden und sich vorstellen zu können, dass das Trauma in der Tat in der Vergangenheit geschehen ist. Das Wagnis, sich mit einer unvergessbaren Verzweiflung zu konfrontieren angesichts dessen, was hätte sein müssen oder was nicht hätte sein dürfen, wird Hypothesen und Konstruktionen hervorrufen. Wenn sie beim Patienten zur Überzeugung führen, können sie den Weg einer subjektiven Aneignung nehmen. Roussillon macht auf die Notwendigkeit aufmerksam, dass der Analytiker in einen guten Rhythmus mit seinem Patienten findet, ähnlich dem ausreichend guten körperlichen Mutter-Säugling-Rhythmus, der die Grundlage für dessen Subjektivität legt.

Aber es braucht viel Zeit, bis der Patient fühlt, dass er in seiner Ganzheit vom Analytiker angenommen worden ist. Dieser Blick ist es, der die Konturen seines Ich, seinen eigenen Inhalt begründen wird. Dieser Blick ist es auch, in dem der in der Sitzung erlebte Schmerz manchmal zum ersten Mal Sinn bekommt, wenn er sich mit Bildern und Erlebtem verbindet und in die Zeit eingeschrieben wird. Das war so für die Patientin, von der ich berichtete: Sie hatte in der Kur zum ersten Mal die Agonie angesichts einer unerreichbaren Mutter erlebt. Wird das Unvergessbare im Laufe dieser Historisierung Stück für Stück humanisiert?

Mit Patienten, die perzeptiv bombardiert worden sind, wie der kleine Patient während des Kosovokrieges, stellt das Hören des Analytikers durch seine

Rêverie und das Halluzinatorische ein drittes Element im Sinne des Übergangsraumes von Winnicott dar. Dieser wird für den Patienten sicherlich eine Etappe in Richtung Mentalisierung und subjektiver Aneignung bilden. In einem kürzlich erschienenen Artikel schlägt Dana Birksted-Breen vor, dass diese Rêverien im weiten Sinne in der Tat ein Drittes seien, ein Raum des Nicht-Ich und Nicht-Du auf dem Wege der Symbolisierung, eine Hoffnung, um aus einer blockierten Situation herauszufinden (Birksted-Breen, 2016). Sie seien, besonders mit den Patienten, die an einer dualen oder fusionären Beziehung kleben, ein kostbares Werkzeug. Dieser Gedanke des Dritten in diesem Rahmen erscheint mir grundlegend.

Im Übrigen lädt Bion uns dazu ein, auf kreative Weise zu träumen, unseren Geist frei schweifen zu lassen. Er legt Nachdruck darauf, dass sich die Imagination und die Intuition des Analytikers an der Grenze zur Halluzination entfalten sollen, auf einer Art Grat zwischen Bewusstem und Unbewusstem: kreativ sein, spielen, anpassungsfähig sein und dabei doch den Kurs halten.

Die zeitgenössische Psychoanalyse betont die intersubjektive Natur der Gegenübertragung. Luc Magnenat spricht von ihr als einem Kompass, um die Beta-Elemente, die Druck auf uns ausüben, zu erfassen und schließlich durchzuarbeiten (Magnenat, 2016). Mir gefällt diese Idee sehr. Übertragung und Gegenübertragung sind demnach untrennbar miteinander verbunden: Es handelt sich um die Arbeit von zwei Unbewussten in einer Zirkularität. Das kann den Analytiker in das Unbehagen einer psychotisch verwirrend scheinenden Situation bringen, zumindest in die Nähe von etwas, wo die Unterscheidung zwischen Ich und Nicht-Ich nicht mehr klar ist. Er ist dort berührt, wo es gefährlich ist, so wie er auch Angst hat, an die Katastrophe des Patienten zu rühren. Nun hapert es, wie wir wissen, bei den Grenzfall-Patienten gerade an der Abgrenzung von Ich und Nicht-Ich. Der Analytiker kann daher Angst vor dieser Regression haben, sich an die Realität klammern und derart dem Ort des Schmerzes des Patienten ausweichen, womit er das Wesentliche verfehlt. Die Tatsache, dass diese Patienten häufig im Kontrollmodus funktionieren, macht es schwierig, all dies auszuhalten. Abgesehen davon, dass sie in diesen Phasen der Regression blind sind gegenüber jeglicher Realität wie auch gegenüber unserer Existenz als eines Objekts, das außerhalb ihrer Projektionen existiert. Manchmal ist es eine wechselseitige Identitätserschütterung nötig, damit eine Transformation entstehen kann.

Der Analytiker gibt also auf dem Weg der Gegenübertragung Form, setzt Bilder und dann Worte ein. So trägt er zur Konstruktion der infantilen Erinnerung des Patienten bei, er trägt zusammen, was zerstückelt war, und fördert die Verbindung zwischen verschiedenen Sprachen: den Worten, den Handlungen, bestimmten physischen Symptomen. Derart nährt er die psychische Realität des Patienten, hilft ihm, zu fühlen, wie seine eigenen Erfahrungen sich repräsentieren lassen. Hierin besteht das, was unter Umständen zur Transformation führen wird, denn das, was wirklich Holding gibt, ist der Sinn, nicht das Objekt. Dennoch ist das Objekt dessen Vermittler. Jede Konstruktion, jedes In-Sinn-Setzen dieser Spuren ist eine neue Kreation, eine Historisierung eines Vergangenen und ein Ausweg aus der Zeitlosigkeit.

Zur Schlussforderung kommend, möchte ich ein Bild vom Anfang wieder aufnehmen: Die Psychoanalyse wäre die Repräsentation zweier Personen, die im Begriff sind, miteinander zu spielen, wie im psychischen Spiel von Mutter und Kind. Im Maße der Transformation dieses Spiels können das Kind oder der Patient aus einer erzwungenen Einsamkeit zu einem erwünschten Alleinsein übergehen, vor allem aber vom Bedürfnis zum Begehren. Wenn auf das vitale Bedürfnis nach dem Objekt verzichtet werden kann, wird es möglich, es zu begehren oder mit dem Begehren zu spielen. So würde die Fähigkeit, in der Gegenwart des Objekts allein sein zu können gleichzeitig mit der Fähigkeit zu begehren entstehen – und würde ermöglichen, einen Abstand zum Bedürfnis einzunehmen. Wären wir am Beginn eines Lebensprozesses versus eines Überlebensprozesses? Wir kommen damit auf das folgende, von Roussillon und Press häufig erwähnte Paradox zurück: Nur wenn es einem gelingt, das Wagnis Objekt einzugehen, kann man auch Lust am Alleinsein entwickeln. Dennoch gelingt es dem Kind nur aufgrund von ausreichend versichernden Erfahrungen, zu fühlen, dass dem Verschwinden des Objekts ein Wiederfinden folgen wird. Dies ist eine der Achsen der Kur sowie eine Hoffnung für die Transformation.

Und der Analytiker? In den Grenzfall-Situationen ist er in der schwierigen Position, in der er zugleich verzichten muss, nichts erwarten darf, aber offen bleiben muss, ohne aus dem Blick zu verlieren, dass die Kur ihn in ein Außerhalb der Zeit und in eine andere Logik versetzt. Auch wir können diese primäre Überzeugung nur aufnehmen, sie erleiden, so lange, bis der Patient fühlt, dass er »verstanden« worden ist und den Grund seiner Agonie erfasst. Es ist vielleicht notwendig, dass wir hoffnungslos werden, aber gleichwohl weitermachen – und diese Leblosigkeit akzeptieren. Kann nur auf diese Weise eine Veränderung eintreten? Auf jeden Fall müssen wir unsere Ohnmacht ertragen und loslassen, selbst wenn diese Patienten uns in der Übertragung idealisieren und allmächtig machen. Die Kur zielt aber auch darauf ab, in Bewegung zu versetzen, aufzutauen, aufzuschnüren; alle diese Bilder sind triebhaft, kinetisch und die Deutung zielt darauf ab, die gestrandeten Patienten wieder in Bewegung zu bringen. Auch hier sind wir auf einem schwierigen Grat zwischen Aktivität und Passivität.

Abschließend möchte ich gern auf das zurückkommen, was ich meinen relativen Optimismus und meinen lebendigen Pessimismus genannt habe, denn ich denke, dass beides diese Arbeit gut charakterisiert. Unser analytisches Werkzeug vermag nicht alles. Ich denke an das Bild eines Kaleidoskops, das man bewegen kann, damit das neu hervortretende Bild harmonischer werde. Diese Arbeit braucht enorme Energie; oftmals fühlt man sich in einer Sackgasse. Gleichwohl sollte uns die Lust an Momenten geteilter Erkenntnis und Überzeugung, die Freude über das Verblassen des Unvergessbaren und die parallel dazu stattfindende subjektive Aneignung der Geschichte und eines reicheren psychischen Raumes unserer Patienten optimistisch für den Wert unseres Berufes stimmen. Wir sind keine Händler mit Illusionen, unsere Fähigkeit, Transformationen zu bewirken ist relativ, aber das verhindert nicht, dass diese häufig sehr fruchtbar und lebenswichtig wirken können.

*Übersetzt aus dem Französischen von Johanna Naumann, Hamburg*

## Literatur


Aisenstein, M., (2010). Les exigences de la représentation. *Revue française de psychanalyse, 2010/5(74)*, 1367–1392.

Anzieu, D., Doron, J., Houzel, D., Missenard, A., Enriquez, M., Anzieu, A., Guillaumin, J., Lecourt, E. & Nathan, T. (1987). Les signifiants formels et le Moi-peau (S. 19–41). In Dies. (Hrsg.), *Les enveloppes psychiques*. Paris: Dunod.

Birksted-Breen, D. (2016). Bi-ocularité, disposition psychique nécessaire de l'analyste. Vortrag, gehalten am Centre Raymond de Saussure in Genf, am 12. März 2016.

Freud, S. (1937d) *Konstruktionen in der Analyse. GW XVI* (S. 41–56).

Golse, B. & Roussillon, R. (2010). *La naissance de l'objet*. Paris: PUF.

Green, A. (1990). *La folie privée. La psychanalyse des états limites*. Paris: Gallimard.

Green A. (1993). L'analité primaire dans la relation anale. In B. Brusset & C. Couvreur (Hrsg.), *La névrose obsessionnelle* (S. 61–86). Paris: PUF.

Huston, N. (2014). *Bad girl*. Arles: Collection Acte Sud.

Magnenat, L. (2016). Du sein alexithymique au sein psychosomatique. In J. Press & I. Nigolian (Hrsg.), *Corps parlant, corps parlé, corps muet*. Voies nouvelles en psychosomatique (S. 131–147). Paris: Editions In Press.

Ogden T. H. (2008). Parler-rêver. *Année psychanalytique internationale, 2008/1*, 117–131.

Parat C. (1995). *L'Affect partagé*. Paris: PUF.

Pontalis, J. B. (1997). *Ce temps qui ne passe pas*. Paris: Gallimard.

Press, J. (2011). L'inoubliable, limite de l'analysable. In J. Manzano & A. Abella (Hrsg.), *Construction en psychanalyse. Récupérer le passé ou le réinventer?* (S. 172–193). Paris: PUF.

Rolland, J. C. (1998). *Guérir du mal d'aimer*. Paris: Gallimard.

Roussillon, R. (1999) *Agonie, clivage et symbolisation*. Paris: PUF.
Roussillon, R. (2005). *Paradoxes et situations limites de la psychanalyse*. Paris: PUF.
Roussillon, R. (2012). On souffre du non approprié de l'histoire:on guérit en l'intégrant. *Le Carnet psy., 2012/9*(167), 36–41.
Winnicott D.W. (1991). Die Angst vor dem Zusammenbruch. *Psyche, 45*(12), 1116–1126.

# Unterschiedliche Ausbildungsmodelle – unterschiedlicher Einfluss auf die Lehranalyse?

*Eva Schmid-Gloor*

Ich möchte mich in dieser Arbeit dem Thema Lehranalyse oder persönliche Analyse der Analytiker in Ausbildung widmen. Diese zweifache Formulierung enthält bereits die wesentliche Unterscheidung, die Eitingon- und französisches Modell für die Analyse von Analytikern in Ausbildung treffen. Das Eitingon-Modell verlangt, dass die Lehranalyse die gesamte Dauer der Ausbildung und der Supervisionen umfasst, und versteht sie als zentralen Teil der psychoanalytischen Ausbildung. Ausschließlich anerkannte Lehranalytiker dürfen die Lehranalysen ausführen. »Lehranalyse« – so wird die persönliche Analyse des Analytikers in Ausbildung nur im Eitingon-Modell genannt. Das französische Modell kennt den Ausdruck »Lehranalyse« nicht, sondern versteht die Analyse der Analytiker in Ausbildung »extraterritorial« zur theoretischen und klinischen Ausbildung, als ganz persönliche Angelegenheit außerhalb von institutioneller Einbindung. Kandidaten der SPP (Société Psychanalytique de Paris) können sich also von jedem Mitglied der SPP oder IPA (International Psychoanalytic Association) analysieren lassen und Kandidaten der APF (Association Psychanalytique de France) können ihrerseits von einer APF-, SPP- oder gar irgendeiner Couch kommen.

Beide Modelle beziehen sich auf die Intensität des Eintauchens, der Involviertheit *(immersion)* des Analytikers in seine persönliche Analyse, gehen aber von unterschiedlichen Prämissen aus. Im französischen Modell geht es um die Vorstellung eines ganz persönlichen Eintauchens außerhalb aller Ausbildungsansprüche. Im Eitingon-Modell betrifft die Vorstellung des Eintauchens die Ausbildung selbst: Die Lehranalyse soll als wichtigster Pfeiler im Zentrum der psychoanalytischen Ausbildung stehen, so auch während der gesamten Arbeit mit Analysanden unter Supervision.

Lassen Sie mich die Entwicklung der beiden von der IPA seit 2007 anerkannten Modelle und ihrer Rahmenbedingungen für die persönliche Analyse des Analytikers in Ausbildung in Erinnerung rufen.

Das Eitingon-Modell war das ursprüngliche, während eines Jahrhunderts zunächst einzige von der IPA anerkannte Ausbildungsmodell. Seit den fünfziger Jahren haben sich die französischen Gesellschaften, die Association Psychanalytique de France, die Société Psychanalytique de Paris sowie später auch die Société Belge de Psychanalyse mit dem Wunsch nach mehr Freiheit in kleinen Schritten vom Eitingon-Modell entfernt. Zu den kleinen Schritten gehörte die Aufhebung der Pflicht von vier oder fünf Wochenstunden für die persönliche Analyse des Kandidaten sowie das Fallenlassen der ausschließlichen Anerkennung von Ausbildungsanalysen, die von institutionell anerkannten Lehranalytikern durchgeführt worden waren.

Im Eitingon-Modell ist die Lehranalyse wie bereits erwähnt ein wesentlicher integrierter Pfeiler der psychoanalytischen Ausbildung. Sie sollte vorzugsweise eine Weile vor Beginn der theoretischen Ausbildung und vor Seminarbesuchen beginnen. Vom ursprünglichen Reporting-System ist in der British Society aktuell nur noch die Zusage des Lehranalytikers nach frühestens zwölf Monaten Analyse gefordert, wenn der Kandidat Zugang zu den theoretischen Seminaren haben möchte. Der Kandidat muss mit dem Lehranalytiker für eine substanzielle Zeit in Analyse sein, die die Supervisionen überlappt. Die persönliche Analyse eines Kandidaten muss während ihrer ganzen Dauer minimal viermal pro Woche stattfinden.

Zum französischen Modell: Die persönliche Analyse, die ganz oder zu einem großen Teil vor der Zulassung zur Ausbildung stattfindet, muss – wie bereits erwähnt – nicht von einem Ausbildungsanalytiker ausgeführt werden und als Frequenz werden drei oder mehr wöchentliche Sitzungen anerkannt. Die Dauer wird ausschließlich vom analytischen Paar bestimmt.

Shmuel Ehrlich, ehemaliger Chair und später Berater des Education and Oversight Committees der IPA, machte anlässlich eines Vortrages vor der Schweizerischen Gesellschaft für Psychoanalyse auf ein interessantes Paradox aufmerksam: Im Eitingon-Modell versteht sich der Lehranalytiker als mitverantwortlich für die Ausbildung seines Kandidaten; innerhalb des offiziellen Ausbildungsbetriebes wird jedoch über die Lehranalyse des Kandidaten während dessen ganzer Ausbildungsdauer nach Beginn der Seminare nicht mehr gesprochen, sie wird als seine ganz persönliche Angelegenheit betrachtet. Im französischen Modell versteht sich der Analytiker als ausschließlich für die Analyse seines Kandidaten verantwortlich und redet in Belangen der Ausbildung nicht mit; im offiziellen

Ausbildungsbetrieb spricht man aber (beispielsweise bei der Zulassung zur Ausbildung) intensiv und ausführlich über die persönliche Analyse des zukünftigen Analytikers.

Als Beispiel: Bei Zulassungsgesprächen zur Ausbildung wird häufig die Frage diskutiert, ob der Wunsch des Auszubildenden, Analytiker zu werden, ausreichend analysiert worden und dadurch mehr oder minder frei von determinierenden Identifizierungen und »authentisch« sei.

Die beiden unterschiedlichen Rahmenbedingungen für die Lehranalyse oder persönliche Analyse müssen ihren je eigenen Einfluss auf die Analysen der zukünftigen Analytiker nehmen. Es lohnt sich, darüber zu forschen und nachzudenken. Interessant wäre zum Beispiel, der Frage nachzugehen, in welcher Art und Weise das jeweilige Modell auf die Gegenübertragung des Analytikers und damit möglicherweise indirekt auf den Verlauf der betreffenden Analyse einwirkt.

Ob der Analytiker – wie im Eitingon-Modell – aufkommende Fragen aus den Supervisionen innerhalb der Analyse bearbeitet oder ob die Analyse vor Beginn der Supervisionen abgeschlossen ist, muss einen Einfluss auf die analytische Situation haben. Interessant wäre auch eine Erforschung der Frage, wie Analytiker in den beiden Modellen mit dem Wunsch des Analysanden, Analytiker zu werden, umgehen. Wie erwähnt, soll dieser Wunsch im französischen Modell möglichst analysiert sein, bevor der Analysand die Ausbildung beginnt. Im Eitingon-Modell wird er jedoch erst während der Ausbildung des Analytikers zugänglich, also während seiner Arbeit mit Analysanden. Im Eitingon-Modell kann der Lehranalytiker mit der Vorstellung arbeiten, die Analyse könne im Verlauf der Ausbildung noch vieles an der psychischen Struktur seines Analysanden ändern, während im französischen Modell die Analyse ein psychisches Funktionieren erreichen soll, das dem Analytiker den Zugang zur Ausbildung erlaubt. Im französischen Modell glaubt man zu Beginn der Ausbildung mehr oder weniger zu wissen, was man mit einem Kandidaten bekommt, während im Eitingon-Modell bei der Zulassung lediglich ein Entwicklungspotenzial erfasst wird. Diese Unterscheidung verleiht der Supervision in beiden Modellen einen unterschiedlichen Stellenwert: Im Eitingon-Modell können auftauchende Schwierigkeiten in der Supervision in die persönliche Analyse des Analytikers in Ausbildung zurückgeschickt werden, im französischen Modell werden sie in der Supervision aufgefangen, was die Supervision der persönlichen Analyse näherrückt.

Wie beeinflussen die Modelle die Gegenübertragung der Analytiker vis-à-vis dem Wunsch ihrer Analysanden, Analytiker zu werden? Oder: Wie beeinflusst die nach wie vor bestehende Mitverantwortung des Lehranalytikers für die Ausbildung des Kandidaten in der British Psychoanalytical Society, der seine Zusage zum Eintritt in die Seminare für seinen Kandidaten gibt, die Entwicklung der Übertragung? Wie gehen die Eitingon-Lehranalytiker damit um? Hält die angestrebte »Extraterritorialität« des französischen Modells, was sie verspricht, nämlich völlige Unabhängigkeit der persönlichen Analyse der Analytiker in Ausbildung vom Ausbildungsbetrieb? Existiert diese »Extraterritorialität« in der Realität oder entspricht sie eher einer idealen Vorstellung?

Ich möchte mich im Folgenden mit Problemen der institutionellen Einbettung von Ausbildungsanalysen befassen. Ich werde über Probleme sprechen, die vordergründig Lehranalysen des Eitingon-Modelles betreffen, gehe jedoch davon aus, dass es auch innerhalb des französischen Modells institutionelle Realitäten gibt, die in Analysen zukünftiger Analytiker hineinspielen – wie zum Beispiel, wenn Analytiker in Ausbildung eine zweite Tranche unternehmen, oder in der Variante des französischen Modells der Schweizerischen Gesellschaft, wo zukünftige Analytiker ihre Ausbildung in gewissen Fällen bereits nach einem Jahr nach Beginn der Ausbildung einleiten können und damit während eines Großteils ihrer Ausbildungszeit in Analyse sind, was eigentlich dem ursprünglichen französischen Modell widerspricht.

In solchen Ausbildungsanalysen sind wir in unserer Gegenübertragung anders herausgefordert als in »gewöhnlichen« Analysen; zum Beispiel dann, wenn – aus unvermeidbaren bestehenden beruflichen Verbindungen – so viel Realität in den analytischen Raum hereinspielt wie niemals in anderen Analysen.

Wenn wir Kandidaten analysieren, stehen wir vor der Aufgabe, die eindringende Realität in einem andauernden inneren Transformationsprozess in analytisches Material zu verwandeln, um dieses in seiner Bedeutung für die Übertragung zu erfassen. Wir sollten uns zugestehen, wie schwierig es in gewissen Momenten sein kann, dieser Aufgabe gerecht zu werden. Das ist beispielsweise der Fall, wenn äußere Schwierigkeiten wie institutionelle Machtkämpfe oder politische Konstellationen an unserem lokalen Institut, in die wir hineingezogen und vielleicht momentan verstrickt sind, in die Analyse eindringen und affektgeladene Momente auch für uns entstehen, die uns vorübergehend überwältigen können.

Das Problem der in Ausbildungsanalysen eindringenden Realität hat Autoren diverser Schulen und durch alle Zeiten hindurch immer wieder beschäftigt. So schrieb zum Beispiel Anna Freud zu ihrer Zeit (A. Freud 1970) darüber, wie Lehranalytiker und Ausbildungskandidaten in lebenspraktischen Beziehungen miteinander stehen und der Lehranalytiker dadurch immer mehr als eine nur schattenhafte Figur, ein Spiegel zur Projektion infantiler Konflikte darstelle. Das sei für die Deutung der Übertragungsphänomene eine besondere Herausforderung.

Kandidaten waren oder sind oft oder meistens über die berufliche Orientierung, Lehrmeinungen, theoretische Präferenzen und Familienumstände ihrer Analytiker informiert. Dieses reale Wissen und dessen Bedeutung im unbewussten Kontext zu eruieren stellt den Lehranalytiker vor eine besondere Aufgabe, die ihn in anderen Analysen nicht oder kaum herausfordert.

In der analytischen Bewegung ist immer wieder die Klage aufgetaucht, dass die Analyse der zukünftigen Analytiker ihren therapeutischen Zweck weniger gut erfülle als gewöhnliche Analysen. Anna Freud meinte, dass viele Analytiker an ungelösten infantilen Einstellungen leiden, durch die sie in ihren affektiven Beziehungen zur Umwelt gestört seien oder an unaufgelösten Übertragungsbindungen an ihre Lehranalytiker, die ihre wissenschaftliche Einstellung beeinflussen (A. Freud, 1970).

Die internationalen Diskussionsgruppen des Forums der Europäischen Psychoanalytischen Föderation scheinen mir für die dringend notwendige Diskussion über Ausbildungsanalysen einen besonders geeigneten Rahmen zu bieten. Aus Gründen der Vertraulichkeit können sich Ausbildungsanalytiker mit ihren lokalen Kollegen nicht über die Ausbildungsanalysen austauschen – die meisten Institutsmitglieder kennen die Analytiker in Ausbildung, die auf ihrer Couch liegen. Ich bin der Ansicht, dass die Teilnahme an Intervisionsgruppen oder Seminaren über Ausbildungsanalysen auf internationaler Ebene ein selbstverständlicher Bestandteil der Aus- und Weiterbildung von Ausbildungsanalytikern sein sollte.

Der Berliner Psychoanalytiker Hermann Beland meint, wir würden Übersetzungsregeln für das Wiedererkennen der inneren Partialobjektbeziehungen in den realen Gruppen- und Machtprozessen brauchen, die an unseren Instituten eine Rolle spielen und als äußere Realität zeitweise massiv in die Lehranalysen eindringen können (Beland, 2011). So könne es beispielsweise vorkommen, dass die Assoziationen manifest die Ausbildungsverhältnisse betreffen und sich dadurch bei Analysand sowie Analytiker ein Druck einstellen kann, die Außenbeziehungen zur Verleugnung der inneren Beziehungen zu verwenden. Dadurch bleibe der Zugang zu den unbewussten Bedeutungen versperrt.

Beland beschreibt, wie an psychoanalytischen Instituten Konflikte und Schwierigkeiten entstehen können, die ungelösten Übertragungskonflikten aus einzelnen Analysen entstammen und von den entsprechenden Kandidaten ungefiltert mit Mitgliedern des Ausbildungskomitees, Seminarleitern oder Supervisoren ausagiert werden. Erfahrene Lehranalytiker haben ein Wissen davon, dass solche Phasen oft unvermeidbar sind.

Die Erfahrung zeige, dass besondere Schwierigkeiten in den Lehranalysen oft in der Anfangsphase der Seminarbesuche und Supervisionen beginnen. Der

Kandidat könne die drohende negative Übertragung abspalten und in Nebenübertragungen auf Exponenten des Instituts, Seminarleiter etc. einlagern. Möglicherweise übertrage der Kandidat ein paranoides und/oder entwertetes Feindbild auf das Institut und agiere womöglich so lange, bis die Ausbildungsgruppe reagiere. Währenddessen herrsche in der Ausbildungsanalyse eine positive Idealisierung und der Kandidat tue alles, um sich der Aufhebung der Spaltung zu widersetzen. Oft sei das keine leichte Aufgabe für den Lehranalytiker, auch wenn er die Situation erkenne – vor allem dann nicht, wenn seine Kollegen womöglich mit dem Kandidaten mitagieren und sich mit ihm verstricken.

Über eine besondere Verstrickungskonstellation in Lehranalysen schreibt Michael Balint (Balint, 1954). Wenn an Instituten Machtkämpfe und Konflikte zwischen verschiedenen Schulen und Meinungsvertretern herrschen, könne das Anlass dazu geben, den eigenen Analytiker in dauernder potenzieller Gefahr zu erleben, was entsprechende Rettungsfantasien bei dem Analysanden auslösen könne. Wir alle wissen, welche Anziehungskraft kindliche Rettungsfantasien in Bezug auf die Mutter oder den Vater haben können. Der Analytiker werde in der Folge idealisiert, während die volle negative Übertragung mit ihrer intensiven Aggressivität und Verachtung gegen seine bösen »Gegner« am Institut gekehrt werde, die in ihrer Kurzsichtigkeit und Dummheit das Idol nicht sehen und anerkennen wollen.

Michael Balint spricht von der notwendigen Zeit, die zur Entfaltung der negativen Übertragung in Lehranalysen zur Verfügung stehen müsse, und betont, wie wichtig es sei, dass die negative Übertragung »nicht zu früh«, sondern im richtigen Zeitpunkt gedeutet werde. Während sonst zumeist befürchtet wird, dass die negative Übertragung zu spät gedeutet wird, wenn sie für die Umgebung schädlich geworden sei, spricht er von der entgegengesetzten Gefahr: Werde die negative Übertragung zu früh gedeutet, könne der Patient daran gehindert werden, überhaupt einen richtigen, vollblütigen Hass oder Zorn zu empfinden, da die konsequente Interpretation ihn veranlasse, seine Affekte in kleinen Portionen abzureagieren, sodass nicht mehr als ein Gefühl unbestimmten Ärgers oder Verdrusses übrigbleibe.

Wenn der Hass nicht in seiner vollen Wucht erlebt werden könne, werde er schließlich durch das Tabu der Idealisierung unterdrückt.

Nehmen wir Balint ernst, müssen wir akzeptieren, dass sich der »vollblütige Hass« von unseren Kandidaten seinen Weg manchmal zunächst über Nebenübertragungen zusammenbraut und sich in die Beziehungen am lokalen Institut ergießt (also für die Umgebung durchaus schädlich werden kann), um dann erst in der Übertragung in seiner vollen Blüte zugänglich zu werden.

Eine gut funktionierende Lehranalytiker-Gruppe hätte ein Wissen über solche Abläufe und würde sich nicht allzu sehr von Kandidaten verstricken lassen, sondern etwaigem Agierpotenzial gegenüber »Containment« aufbringen, Distanz bewahren und sich nicht in ein Mitagieren verstricken lassen.

Als Lehranalytiker sind wir auf zwei Ebenen herausgefordert: auf derjenigen der individuellen Analysen, die wir mit den Auszubildenden führen, und auf derjenigen unserer Zugehörigkeit zur Lehranalytikergruppe, die fähig sein sollte, einen angemessenen Umgang mit dem »Containment« diverser aus Ausbildungsanalysen stammenden Nebenübertragungen zu finden.

Lokale Verhältnisse in einer Lehranalytikergruppe nehmen vielfältigen Einfluss auf die laufenden Lehranalysen der Analytiker in Ausbildung. Diese nehmen oft minutiös wahr, in welcher Beziehung ihre Lehranalytiker zu ihren Supervisoren und Seminarleitern stehen. Diese Ausbildner stellen dem werdenden Analytiker kostbare Identifikationsmöglichkeiten zur Verfügung und unterstützen ihn darin, aus der Identifizierung mit seinem Analytiker einen schrittweisen Übergang zur Identifizierung mit der analytischen Funktion zu finden. Diese ist unabhängig vom Lehranalytiker, lässt sich auch bei Supervisoren und Seminarleitern beobachten und stellt insofern ein gewichtiges Element für die Entwicklung zu Autonomie und Reife dar.

Die analytische Funktion muss schlussendlich vom Analytiker als Übertragungsobjekt abgelöst werden. Für die Lehranalyse bedeutet dies einen Verzicht sowohl vom Analysanden wie auch vom Analytiker. Die Übertragungsbeziehung in der Lehranalyse kann ganz besondere Schwierigkeiten und Formen annehmen, die hierbei eine entscheidende Rolle spielen. So kann es sein, dass der Analysand eine Fantasie entwickelt, mit der er seinen Analytikers zur idealen Elternfigur machen will, die er nie gehabt, hat und der Analytiker seinerseits kann fantasieren, aus seinem Analysanden das ideale Kind zu machen, das er nicht gehabt hat. Schwierig kann der Verzichts- und Ablösungsprozess werden, wenn Lehranalytiker beispielsweise in begabten Lehranalysanden »Nachfolger« sehen, die diejenigen Ziele erreichen werden, die sie selbst nicht umsetzen konnten; oder wenn alternde Analytiker oder Kollegen, die in ihrer Laufbahn aufgrund von eigenen Schwierigkeiten nicht das erreicht haben, was sie sich gewünscht haben, versucht sind, begabte Lehranalysanden in Konflikten mit Kollegen oder mit dem Institut zu missbrauchen und durch sie Rache zu üben.

Besonders schwierig können Situationen sein, in denen Analytiker die Möglichkeiten des Instituts als störende Einmischung empfinden. Es gibt Umstände, bei denen der Analytiker die Weiterentwicklung seines Kandidaten mit anderen »Lehrern« aus diversen Gründen schwer akzeptieren kann – zum Beispiel, wenn er nicht erträgt, dass diese vollkommen andere theoretische Ideen vertreten als er selbst, oder wenn er mit ihnen in einem politischen Machtkampf verstrickt ist.

Es wäre zu wünschen, dass die psychoanalytische Aus- und Weiterbildung in Zukunft für alle Kollegen einen Bereich einschließen würde, der das Verständnis von Gruppen- und institutionellen Prozessen schult und einbezieht. Die erworbene Grundlage könnte – so können wir nur hoffen – der oft schwierigen Dynamik innerhalb unseres institutionellen Lebens etwas entgegensetzen.

## Literatur


Balint, M. (1954). Analytische Ausbildung und Lehranalyse. *Psyche, 7*(11), 689–699.

Beland, H. (2011). Der Lehranalytiker, der gut genug ist. In Ders., *Unaushaltbarkeit. Psychoanalytische Aufsätze II zu Theorie, Klinik und Gesellschaft* (S. 307–320). Gießen: Psychosozial-Verlag.

Freud, A. (1970). Probleme der Lehranalyse. *Psyche, 24*(8), 565–576.

# Textnachweise

*»Die Schöne und das Biest« vor der Urszene. Zur Transformation einer Spracherregung*
Erstveröffentlichung: E. Schmid-Gloor (2001): »Die Schöne und das Biest« vor der Urszene – zur Transformation einer Spracherregung. *Zeitschrift für psychoanalytische Theorie und Praxis, 16*(1), 13–26.

*»Entliehene Schuld« und »falsches Über-Ich«*
Erstveröffentlichung: E. Schmid-Gloor (2004): Entliehene Schuld und falsches Über-Ich. *Zeitschrift für psychoanalytische Theorie und Praxis, 19*(1), 46–68.

Der Text im vorliegenden Buch ist eine ausführlichere Version, die die Autorin 2003 der Schweizerischen Gesellschaft für Psychoanalyse zur Erlangung des Titels einer Ausbildungsanalytikerin vorlegte.

*Zur Aktualität der Analität bei Grenzfällen*
Erstveröffentlichung: B. de Senarclens (2002): Les avatars de l'analité chez les patients limites et la problématique de la cure. *Revue française de Psychanalyse, 66*(4), 1247–1268.

Deutsche Erstveröffentlichung: B. de Senarclens (2004): Zur Aktualität der Analität bei Grenzfällen. *Zeitschrift für psychoanalytische Theorie und Praxis, 19*(1). 13–45.

Der Text im Buch ist eine ausführlichere Version, die die Autorin der Schweizerischen Gesellschaft für Psychoanalyse 2002 zur Erlangung des Titels einer Ausbildungsanalytikerin vorlegte.

*Patienten in Überlebensökonomie*
Erstveröffentlichung: B. de Senarclens, (2007): Zeit und Zeitlosigkeit: Wie steht es damit bei Patienten in »Überlebensökonomie«? *Bulletin der Europöischen Psychoanalytischen Föderation, 61*, S. 124–135.

Italienische Übersetzung: B. de Senarclens (2008): Time and timelessness: quale destino nei pazienti in economia di »soprevvivenza« ? *Psicoanalisi, 11*(2), 49–61.

*Die Angst vor der Erinnerung – vom Agieren und Wiederholen zur Symbolisierung*
Erstveröffentlichung: E. Schmid-Gloor (2007): Melanie – Erinnerung gegen zeitlose Wiederholung«. *Bulletin der Europäischen Psychoanalytischen Föderation, 61, 135–141.*

Der Text im vorliegenden Buch ist eine überarbeitete Version, die die Autorin 2008 als Vortrag an einem Treffen von Jung'schen und Freud'schen Analytikern in der Psychiatrischen Universitätsklinik Burghölzli, Zürich – anlässlich eines Jahrestages des Besuches von S. Freud bei C. G. Jung – gehalten hat.

*Eine Fantasie mit Fetisch-Funktion*
Erstveröffentlichung: B. de Senarclens (2012): Le scénario fantasmatique utilisé à la manière d'un fétiche. In D. Bouchet-Kervella, J. Bouhsira & M. Janin-Oudinot (Hrsg.), *Le Fétichisme. Études psychanalytiques* (S. 57–72). Paris: PUF.

*Die Fantasie des Kerkers – der Kerker der Fantasie, zur Fetisch-Funktion einer Fantasie*
Erstveröffentlichung: E. Schmid-Gloor (2011): Das Phantasma des Kerkers – der Kerker des Phantasmas. Zur Fetisch-Funktion des Phantasmas. *Zeitschrift für psychoanalytische Theorie und Praxis, 26*(3/4), 297–311.

*Konstruieren rund ums Chaos*
Erstveröffentlichung: B. de Senarclens (2008): Construction: enjeu d'hier, défi d'aujourd'hui. *Revue française de Psychanalyse, 72*(5), 1525–1532

Der Text im vorliegenden Buch ist eine leicht veränderte Version dieser ersten Veröffentlichung.

*Auf der Suche nach Sinn – jenseits der Worte*
Erstveröffentlichung: B. de Senarclens (2016): En quête de sens, en deçà des mots. In J. Press & I. Nigolian (Hrsg.), *Corps parlant, corps parlé, corps muet.* Voies nouvelles en psychosomatique (S. 65–83). Paris: Editions In Press.

*Von Sigmund Freud zu André Green – zur Implementierung des Narzissmus in eine erweiterte Triebtheorie*
Erstveröffentlichung: E. Schmid-Gloor (2015): Von Sigmund Freud zu André Green – zur Implementierung des Narzissmus in eine erweiterte Triebtheorie. *Zeitschrift für psychoanalytische Theorie und Praxis, 30*(3/4), 331–346.

*Zur Aneignung von Unvergessbarem*
Bei diesem Text handelt es sich um die Übersetzung eines im Januar 2017 von Bérengère de Senarclens gehaltenen Vortrags am »Centre du Groupe Lyonnais de Psychanalyse Rhône-Alpes« mit dem Titel *De l'inoubliable à l' »appropriable«. Un chemin hasardeux vers plus de liberté psychique.*

Frz. Erstveröffentlichung 2017 im *Bulletin du Groupe Lyonnais de Psychanalyse Rhône-Alpes, 80*, 163–173.

*Unterschiedliche Ausbildungsmodelle – unterschiedlicher Einfluss auf die Lehranalyse?*
Erstveröffentlichung: E. Schmid-Gloor, E.: »Unterschiedliche Ausbildungsmodelle – unterschiedliche Einflüsse auf Lehranalytiker und Analytiker in Ausbildung? *Bulletin der Europäischen Psychoanalytischen Föderation, 68*, 321–326.

Die Autorin hat diesen Text als einführenden Vortrag am Forum on Education der EPF im Jahr 2012 in Wien gehalten.